医薬品情報学

京都薬科大学教授　　京都薬科大学教授
橋詰　勉　栄田敏之
編　集

東京　廣川書店　発行

執筆者一覧 （五十音順）

荒 川 一 郎	帝京平成大学薬学部教授
大 野 恵 子	明治薬科大学准教授
片 岡 和三郎	武庫川女子大学薬学部教授
岸 野 更 志	明治薬科大学教授
桒 原 晶 子	武庫川女子大学薬学部准教授
栄 田 敏 之	京都薬科大学教授
炭 昌 樹	滋賀医科大学医学部附属病院薬剤部薬品情報室長
寺 田 智 祐	滋賀医科大学医学部附属病院薬剤部教授・薬剤部長
中 村 光 浩	岐阜薬科大学教授
橋 詰 勉	京都薬科大学教授
橋 本 保 彦	神戸学院大学薬学部講師
土 生 康 司	神戸薬科大学講師
名 徳 倫 明	大阪大谷大学薬学部教授

医薬品情報学

編　集　　橋　詰　勉　　　平成 29 年 5 月 15 日　初版発行 ©
　　　　　栄　田　敏　之

発 行 所　株式会社　廣 川 書 店

〒 113-0033　東京都文京区本郷 3 丁目 27 番 14 号
電話 03(3815)3651　FAX 03(3815)3650

発行にあたって

　近年の医療技術の高度化，医薬分業の進展等に伴う医薬品の安全使用や薬害の防止といった社会的ニーズに応えるため，医療現場で職能を発揮し，医薬品の適正使用推進に貢献できる薬剤師の育成が喫緊の課題となっています．

　薬剤師の養成のための薬学教育において，医療薬学を中心とした専門教育及び実務実習の充実を図ることが重要であるという論議を経て，2004 年に学校教育法が一部改正され，薬学教育の修業年限が 6 年に延長されました．この 6 年制薬学教育には計 22 週間の病院・薬局実務実習が含まれており，学生が実際に医療の現場を経験することにより，薬剤師の果たすべき職責の重要性を認識し，医療の担い手，医療人としての職業倫理や責任感を身につけることを目的としています．

　医薬品の適正使用のためには，医薬品には情報が付与されていることを認識した上で，薬物治療に必要なさまざまな情報を適切に収集，評価，加工，管理し，これを医療チームや患者に対して，過不足なく的確に提供することが必要となります．さらには，患者情報の取扱いに細心の注意を払うことや，患者が医薬品を正しく理解することも重要となります．このような観点から，6 年制薬学教育の「薬学教育モデル・コアカリキュラム」において，“薬物治療に役立つ情報”が取り上げられ，医薬品情報学に関する講義が必須化しています．

　私共は，平成 23 年，「薬学教育モデル・コアカリキュラム」に対応した教科書を発行し，6 年制薬学教育に供してきたところですが，今般，「薬学教育モデル・コアカリキュラム」が改訂されるとともに，医療現場での薬剤師の職能に変化が生じてきたことから，旧版を基に，新しい教科書の編集を目指しました．医薬品情報学に造詣の深い先生方に執筆いただき，「薬学教育モデル・コアカリキュラム平成 25 年度改訂版」の E3（薬物治療に役立つ情報：1. 医薬品情報，2. 患者情報，3. 個別化医療）に対応させました．

　本書が，薬学を学ぶ学生にとって，有意義な一冊になれば，この上なく幸いに思います．

　最後に，本書の出版にあたり労をとられた，廣川書店の廣川典子氏，ならびに荻原弘子氏はじめ編集部の諸氏に深謝いたします．

平成 29 年 4 月

編者　橋詰　勉
　　　栄田敏之

目　次

第 1 章　医薬品情報学概論　　　　　　　　（栄田敏之，炭　昌樹，寺田智祐）*1*

1.1　医薬品と医薬品情報 ·· *1*

1.2　医薬品の適正使用 ·· *2*

1.3　医療に必要な情報 ·· *3*

1.4　医薬品の開発過程と収集する情報・法制度 ······················ *4*

　　1.4.1　非臨床試験　*4*

　　1.4.2　臨床試験　*5*

　　1.4.3　製造販売後調査　*6*

1.5　情報の種類 ·· *7*

　　1.5.1　一次情報　*7*

　　1.5.2　二次情報　*8*

　　1.5.3　三次情報　*8*

1.6　製薬企業若しくは厚生労働省から提供される情報 ·············· *9*

1.7　医薬品情報の収集，評価，加工，提供，管理 ·················· *9*

　　1.7.1　情報源　*9*

　　1.7.2　情報の評価　*10*

　　1.7.3　情報の加工，提供，管理　*10*

1.8　EBM ·· *11*

1.9　テーラーメイド薬物療法 ·· *11*

1.10　医薬品情報学に関する最近のトピック ························ *12*

　　1.10.1　ビッグデータ　*12*

　　1.10.2　リアルワールドデータ　*12*

　　1.10.3　トランスレーショナルリサーチ　*13*

　　1.10.4　レギュラトリーサイエンス　*13*

1.11　医薬分業の在り方 ·· *13*

1.12　医療機関における医薬品情報室の業務 ························ *14*

　　1.12.1　能動的情報提供　*14*

　　1.12.2　受動的情報提供　*15*

1.13　章末問題 ·· *16*

第2章　医療用医薬品の添付文書 （土生康司）**19**

2.1　医療用医薬品とは ……………………………………………………… **19**
2.2　医療用医薬品の添付文書とは ……………………………………… **20**
　2.2.1　添付文書の記載要領の改訂　*20*
　2.2.2　記載要領における基本的ルール　*20*
2.3　有効成分の名称 …………………………………………………………… **21**
2.4　添付文書の記載項目 …………………………………………………… **21**
2.5　生物由来製品，特定生物由来製品の添付文書 ……………… **34**
　2.5.1　生物由来製品，特定生物由来製品の添付文書記載における基本的ルール　*34*
　2.5.2　特定生物由来製品の添付文書における追記　*34*
2.6　添付文書の読むときの注意点 ……………………………………… **35**
2.7　章末問題 …………………………………………………………………… **35**

第3章　一般用医薬品及び要指導医薬品の添付文書 （荒川一郎）**37**

3.1.　一般用医薬品等とは …………………………………………………… **37**
　3.1.1　リスクの程度に応じた分類と情報提供　*39*
　3.1.2　環境整備　*40*
　3.1.3　標準的な販売手順　*40*
　3.1.4　スイッチ OTC とダイレクト OTC　*41*
3.2　一般用医薬品等の販売制度の改革 ……………………………… **43**
3.3　一般用医薬品等の添付文書とは …………………………………… **45**
　3.3.1　添付文書の記載要領の改訂　*48*
3.4　添付文書の記載項目 …………………………………………………… **49**
3.5　一般用医薬品等と薬剤師の役割 …………………………………… **53**
3.6　章末問題 …………………………………………………………………… **53**

第4章　製薬企業から提供される情報 （名德倫明）**55**

4.1　医薬品インタビューフォーム ……………………………………… **55**
　4.1.1　医薬品インタビューフォームとは　*55*
　4.1.2　医薬品インタビューフォームの記載項目　*56*
　4.1.3　医薬品インタビューフォームの活用　*59*
　4.1.4　後発医薬品のインタビューフォーム　*62*
　4.1.5　医薬品インタビューフォーム検討会　*63*

4.2 緊急安全性情報・安全性速報 ·· **64**

    4.2.1 緊急安全性情報 *64*

    4.2.2 安全性速報 *67*

4.3 製品情報概要 ·· **69**

4.4 医薬品安全対策情報 ·· **70**

4.5 医薬品リスク管理計画 ·· **71**

4.6 患者向医薬品ガイド・くすりのしおり ···························· **73**

4.7 製薬企業から提供されるその他の情報 ···························· **75**

4.8 章末問題 ·· **77**

第5章　厚生労働省から提供される情報 （橋詰　勉）**79**

5.1 医薬品・医療機器等安全性情報とは ································ **79**

    5.1.1 医薬品・医療機器等安全性情報の内容 *80*

5.2 （独）医薬品医療機器総合機構のホームページ ················ **82**

5.3 新薬の承認審査，新薬の再審査，既承認医薬品の再評価の情報 ···· **87**

    5.3.1 新薬の承認審査 *87*

    5.3.2 新薬の再審査 *88*

    5.3.3 既承認医薬品の再評価 *88*

5.4 厚生労働省が監修または関与する資料，システム ············ **88**

5.5 章末問題 ·· **89**

第6章　医薬品の開発過程で得られる情報 （片岡和三郎）**91**

6.1 医療用医薬品 ·· **91**

    6.1.1 探索研究 *91*

    6.1.2 非臨床試験 *92*

    6.1.3 臨床試験 *93*

    6.1.4 承認申請 *96*

    6.1.5 コモン・テクニカル・ドキュメント *98*

    6.1.6 承認審査，薬価収載，販売 *99*

6.2 後発医薬品 ·· **100**

    6.2.1 後発医薬品の生物学的同等性試験ガイドライン *100*

    6.2.2 後発医薬品の普及に向けて *101*

6.3 要指導・一般用医薬品 ·· **101**

6.4 医療機器 ·· **104**

6.5 章末問題 ·· **106**

第7章 製造販売後調査　　　　　　　　　　　　　　　　　　　　（中村光浩）**109**

7.1 製造販売後調査とは‥‥‥‥‥‥‥‥‥‥‥‥‥‥‥‥‥‥‥‥‥‥‥‥‥‥‥‥‥**109**
7.1.1 製造販売後調査（PMS）とは　*109*
7.1.2 製造販売後調査の制度　*110*

7.2 市販直後調査‥‥‥‥‥‥‥‥‥‥‥‥‥‥‥‥‥‥‥‥‥‥‥‥‥‥‥‥‥‥‥**111**

7.3 副作用・感染症報告‥‥‥‥‥‥‥‥‥‥‥‥‥‥‥‥‥‥‥‥‥‥‥‥‥‥‥**112**
7.3.1 医薬品・医療機器等安全性情報報告制度　*112*
7.3.2 再生医療等製品に関する感染症定期報告　*113*
7.3.3 生物由来製品に関する感染症定期報告　*113*
7.3.4 WHO 国際医薬品モニタリング制度　*113*

7.4 再審査制度‥‥‥‥‥‥‥‥‥‥‥‥‥‥‥‥‥‥‥‥‥‥‥‥‥‥‥‥‥‥‥**114**
7.4.1 新医薬品の再審査制度　*114*
7.4.2 新再生医療等製品の再審査制度　*116*
7.4.3 医療機器及び体外診断用医薬品の使用成績評価　*116*

7.5 再評価制度‥‥‥‥‥‥‥‥‥‥‥‥‥‥‥‥‥‥‥‥‥‥‥‥‥‥‥‥‥‥‥**117**
7.6 医薬品リスク管理計画‥‥‥‥‥‥‥‥‥‥‥‥‥‥‥‥‥‥‥‥‥‥‥‥‥**117**
7.7 一般用医薬品及び要指導医薬品の製造販売後調査‥‥‥‥‥‥‥‥‥‥‥**117**
7.8 PMS と法規制‥‥‥‥‥‥‥‥‥‥‥‥‥‥‥‥‥‥‥‥‥‥‥‥‥‥‥‥‥**118**
7.8.1 医薬品，医薬部外品，化粧品，医療機器及び再生医療等製品の製造販売後安全管
理の基準に関する省令（GVP）　*118*
7.8.2 医薬品の製造販売後の調査及び試験の実施の基準に関する省令（GPSP）　*119*

7.9 章末問題‥‥‥‥‥‥‥‥‥‥‥‥‥‥‥‥‥‥‥‥‥‥‥‥‥‥‥‥‥‥‥‥**120**

第8章 データベース　　　　　　　　　　　　　　　（岸野吏志，大野恵子）**123**

8.1 データベース‥‥‥‥‥‥‥‥‥‥‥‥‥‥‥‥‥‥‥‥‥‥‥‥‥‥‥‥‥**123**
8.1.1 データベースとは　*123*
8.1.2 データベースを検索する際の基本的事項　*124*

8.2 二次資料データベース‥‥‥‥‥‥‥‥‥‥‥‥‥‥‥‥‥‥‥‥‥‥‥‥‥**125**
8.2.1 医中誌データベース/医中誌 Web　*127*
8.2.2 JMEDPlus と JSTPlus/JDream Ⅲ　*128*
8.2.3 MEDLINE/PubMed　*128*
8.2.4 EMBASE　*131*

8.3 三次資料データベース‥‥‥‥‥‥‥‥‥‥‥‥‥‥‥‥‥‥‥‥‥‥‥‥‥**131**
8.3.1 独立行政法人 医薬品医療機器総合機構ホームページ　*132*
8.3.2 iyakuSearch　*132*

8.3.3 コクランライブラリー　*132*

8.3.4 Minds　*133*

8.4 章末問題⋯⋯⋯⋯⋯⋯⋯⋯⋯⋯⋯⋯⋯⋯⋯⋯⋯⋯⋯⋯⋯⋯⋯⋯⋯⋯⋯⋯*134*

第 9 章　EBM　（岸野吏志，大野恵子）*137*

9.1 EBM⋯⋯⋯⋯⋯⋯⋯⋯⋯⋯⋯⋯⋯⋯⋯⋯⋯⋯⋯⋯⋯⋯⋯⋯⋯⋯⋯⋯⋯⋯⋯*137*

9.1.1 EBM の基本概念　*137*

9.1.2 EBM における 3 要素　*137*

9.2 エビデンスレベル⋯⋯⋯⋯⋯⋯⋯⋯⋯⋯⋯⋯⋯⋯⋯⋯⋯⋯⋯⋯⋯⋯⋯⋯⋯*138*

9.3 臨床研究のデザイン⋯⋯⋯⋯⋯⋯⋯⋯⋯⋯⋯⋯⋯⋯⋯⋯⋯⋯⋯⋯⋯⋯⋯⋯*138*

9.3.1 観察研究と介入研究　*139*

9.3.2 前向き研究と後向き研究　*139*

9.3.3 症例報告　*139*

9.3.4 症例集積研究　*139*

9.3.5 症例対照研究　*140*

9.3.6 コホート研究　*141*

9.3.7 ランダム化比較試験　*141*

9.3.8 メタアナリシス　*142*

9.4 バイアス⋯⋯⋯⋯⋯⋯⋯⋯⋯⋯⋯⋯⋯⋯⋯⋯⋯⋯⋯⋯⋯⋯⋯⋯⋯⋯⋯⋯⋯⋯*144*

9.5 リスク因子等の解析⋯⋯⋯⋯⋯⋯⋯⋯⋯⋯⋯⋯⋯⋯⋯⋯⋯⋯⋯⋯⋯⋯⋯⋯*145*

9.5.1 相対危険度・相対リスク減少　*145*

9.5.2 絶対リスク減少，治療必要数　*146*

9.5.3 オッズ比　*146*

9.5.4 ハザード比　*146*

9.5.5 信頼区間　*147*

9.6 EBM 実践の手順⋯⋯⋯⋯⋯⋯⋯⋯⋯⋯⋯⋯⋯⋯⋯⋯⋯⋯⋯⋯⋯⋯⋯⋯⋯⋯*147*

9.7 章末問題⋯⋯⋯⋯⋯⋯⋯⋯⋯⋯⋯⋯⋯⋯⋯⋯⋯⋯⋯⋯⋯⋯⋯⋯⋯⋯⋯⋯⋯⋯*149*

第 10 章　医療に必要な患者に関する情報　（橋本保彦）*153*

10.1 患者に関する情報⋯⋯⋯⋯⋯⋯⋯⋯⋯⋯⋯⋯⋯⋯⋯⋯⋯⋯⋯⋯⋯⋯⋯⋯*153*

10.1.1 主　訴　*153*

10.1.2 診療録　*154*

10.1.3 看護記録　*154*

10.1.4 薬剤管理指導記録　*155*

10.1.5 検査情報　*161*

10.1.6 診療記録の記載方法～問題志向型システム（POS）　*163*

10.2 入院患者に対するファーマシューティカルケア ······· 165

10.2.1 求められるチーム医療 165

10.2.2 チーム医療の実践 165

10.2.3 薬剤管理指導業務 166

10.2.4 病棟薬剤業務 167

10.2.5 診療記録の記載方法を共通化するメリット 168

10.3 保険薬局におけるファーマシューティカルケア ······· 169

10.3.1 保険薬局薬剤師の役割 169

10.3.2 薬剤服用歴管理指導料について 170

10.3.3 お薬手帳 170

10.3.4 かかりつけ薬剤師 170

10.3.5 身体なんでも相談所としての場 171

10.4 患者の権利と薬剤師の守秘義務 ······· 171

10.4.1 リスボン宣言 171

10.4.2 インフォームド・コンセント 172

10.4.3 守秘義務 173

10.5 章末問題 ······· 174

第11章 テーラーメイド薬物療法 （楽原晶子）177

11.1 遺伝的素因 ······· 177

11.1.1 薬物の作用に影響する遺伝的素因 178

11.1.2 薬物動態に影響する遺伝的素因 178

11.1.3 遺伝的素因を考慮した薬物療法 180

11.2 年齢的素因 ······· 183

11.2.1 新生児，乳児，幼児及び小児における薬物療法 183

11.2.2 高齢者における薬物療法 189

11.3 妊娠時，授乳婦における薬物療法 ······· 192

11.3.1 妊娠時における薬物療法 192

11.3.2 授乳婦における薬物療法 195

11.4 腎疾患，肝疾患，心疾患患者における薬物療法 ······· 197

11.4.1 腎疾患を合併した患者における薬物療法 198

11.4.2 肝疾患を合併した患者における薬物療法 199

11.4.3 心疾患を合併した患者における薬物療法 200

11.5 投与計画 ······· 201

11.5.1 薬物血中濃度モニタリング 201

11.5.2 薬物作用の日内変動を考慮した薬物療法 204

11.6 章末問題 ······· 206

第 12 章　医療現場での医薬品情報の活用　　209

12.1　外来担当医からの質疑 ………………………………（桒原晶子）**209**

　12.1.1　基本的な情報　*209*

　12.1.2　収集した医薬品情報　*210*

　12.1.3　情報の評価　*211*

　12.1.4　情報の加工・提供　*213*

　12.1.5　情報の管理　*214*

12.2　入院担当医からの質疑 ………………………………（中村光浩）**214**

　12.2.1　基本的な情報　*214*

　12.2.2　収集した医薬品情報　*216*

　12.2.3　情報の評価　*220*

　12.2.4　情報の加工・提供　*220*

　12.2.5　情報の管理　*220*

12.3　薬局での患者からの相談 ………………………………（荒川一郎）**221**

　12.3.1　基本的な情報　*221*

　12.3.2　収集した患者及び医薬品情報　*222*

　12.3.3　情報の評価　*223*

　12.3.4　情報の加工・提供　*224*

　12.3.5　情報の管理　*225*

12.4　採用医薬品の検討 ……………………………………（片岡和三郎）**226**

　12.4.1　医薬品新規採用の検討事項　*226*

　12.4.2　医薬品の採用を検討するに必要な情報源　*227*

　12.4.3　新医薬品の選定基準　*228*

　12.4.4　後発医薬品の選定基準　*228*

索　引 …………………………………………………………………**229**

第 1 章

医薬品情報学概論

最適な薬物治療を提供するためには，薬物治療に必要なさまざまな情報を適切に収集，評価，加工，管理し，これを医療チームや患者に対して，過不足なく的確に提供することが重要となる．投薬を考えている，あるいは投薬中の医薬品に関する有効性，安全性に関する情報はもちろんのこと，年齢や性別などの患者自身に関する情報，診療記録，看護情報，検査情報なども必要となる．

第 1 章では，医薬品に関する情報の全体像を把握するために，医薬品の適正使用，医療に必要な情報，医薬品の開発過程と収集する情報・法制度，情報の種類，製薬企業若しくは厚生労働省から提供される情報，医薬品情報の収集から管理まで，EBM，テーラーメイド薬物療法について概説する．詳しくは第 2 章以降で解説する．

医薬品情報
  drug information

EBM：
  evidence-based medicine,
  根拠に基づく医療を意味する．

テーラーメイド薬物療法：
  tailor-made medicine,
  オーダーメイド薬物療法,
  個別化薬物療法ともいう．

1.1 医薬品と医薬品情報

医薬品とは，医薬品医療機器等法第 2 条で，次のように定義されている．

1) 日本薬局方に収められている物
2) 人又は動物の疾病の診断，治療又は予防に使用されることが目的とされている物であって，機械器具，歯科材料，医療用品及び衛生用品でないもの（医薬部外品を除く）
3) 人又は動物の身体の構造又は機能に影響を及ぼすことが目的とされている物であって，機械器具，歯科材料，医療用品及び衛生用品でないもの（医薬部外品及び化粧品を除く）

医薬品は薬局医薬品，要指導医薬品，一般医薬品に，更に，薬局医薬品は医療用医薬品，薬局製造販売医薬品（薬局の製剤室で製造する製剤，承認許可が必要）に大別される．要指導医薬品は平成 25 年の法改正により新設されている．

医薬品医療機器等法：正しくは，医薬品，医療機器等の品質，有効性及び安全性の確保等に関する法律であり，医薬品医療機器等法，あるいは薬機法と略す．平成 25 年の法改正により，薬事法から名称変更された．

医療用医薬品であれ，一般用医薬品であれ，医薬品に関する情報がなければ，その医薬品を適正に使用することはできない．このような観点から，「医薬品に関する情報があること」が「医薬品であること」の必要条件である，という考え方もある．医薬品に関する情報は，医薬品の製造販売業者のみならず，厚生労働省などの規制当局からも提供される．原著論文として公開されているものもある．ただし，これらの情報はより一般的な形に整えられたものであり，医療現場の薬剤師には，目前の患者個々について，医薬品が適正に使用されるように，必要な情報を収集，評価，加工して，医療チームや患者に提供することが求められる．医薬品の適正使用に必要な情報に関する事柄を扱う学問領域を医薬品情報学という．

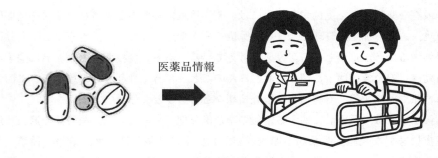

図 1.1　医薬品と医薬品情報

1.2　医薬品の適正使用

病院や診療所，あるいは薬局に勤務する薬剤師が行う業務の全ては医薬品の適正使用を目的としている，といっても大きくは間違っていない．医薬品の適正使用とは，理想的には，患者個々について，

1) 的確に診断すること
2) 患者の状態にかなった最適の薬剤，剤形が決定されること
3) 患者の状態にかなった最適な用法・用量が決定されること
4) 正確に調剤されること
5) 患者に薬剤についての説明が十分理解されること
6) 正確に使用されること
7) その治療効果や副作用が的確に評価されること

"21世紀の医薬品のあり方に関する懇談会"最終報告書，厚生省薬務局，1993.

第1章 医薬品情報学概論

からなる一連の作業を指す．更には，初回投与から最適な薬剤が最も適切な用法・用量で投与されること，患者状態の経日的変化に対応して上記の作業が繰り返されること，が望ましい．しかしながら，現実的には，薬物治療は多くの場合で画一的に実施され，不十分な治療効果若しくは予期しない副作用の発現を経験し，必然的に用法・用量の見直し，場合によっては治療薬剤の変更が行われているのが実状である．医薬品の適正使用のためには，薬物治療に必要なさまざまな情報を，医療チームや患者に対して，適切に提供することが重要となる．

1.3 医療に必要な情報

医療に必要な，患者個々の診療に関わる情報を表 1.1 にまとめた．具体的には，患者自身に関する情報，患者自身から入手する疾病に関する情報，患者背景，診療情報，看護情報，検査情報，医薬品情報，薬歴情報，治療行為の記録，医療事務情報などに大別される．患者との面談による直接の情報収集も重要であるが，一方で，家族や医療従事者，医療機関からの収集も重要である．各々，主観的情報，客観的情報という理解でもよい．詳しくは第 10 章で解説する．

医療は，治療だけでなく，診断あるいは予防目的でも実施される．治療も，大きくは，外科的治療と内科的治療に大別される．入院して治療する場合も，外来で治療する場合もある．よって，全てのケースでこれらの情報が必要というわけではない．しかしながら，医薬品を使用しない治療行為は皆無に等しく，医薬品の適正な使用のため，使用する医薬品に関する情報が必須となる．

表 1.1　医療に必要な情報

種　類	内　容
患者自身に関する情報	住所，氏名，年齢，性別，身長，体重など
患者自身から入手する疾病に関する情報	主訴，受診理由など
患者背景	職業，家族構成など
診療情報	医師による所見，診断名（病名），主要症状など
看護情報	看護記録，病床情報など
検査情報	検体検査結果，生理機能検査，画像診断結果など
医薬品情報	
薬歴情報	これまでの薬物治療の結果
治療行為の記録	処置や手術の有無，内容，経過など
医療事務情報	
その他	診療の年月日など

検体検査には，尿や糞便を用いる一般検査，血液学的検査，生化学的検査，免疫学的検査，微生物学的検査，病理組織検査などが含まれる．生理機能検査には，心電図検査，脳波検査，筋電図検査，超音波検査，呼吸機能検査，心音図検査などが含まれる．画像診断には，エックス線撮影，CT，MRI，SPECT，PET などが含まれる．

1.4 医薬品の開発過程と収集する情報・法制度

　本邦で発生した主な薬害事件を表1.2にまとめた．これらの他，薬害が疑われる事例として，オセルタミビルリン酸塩による異常行動，子宮頸がんワクチンによる重篤な有害事象などがある．薬害事件が起こるたび，医薬品の製造販売の承認許可の厳格化，市販後の安全対策の充実の重要性が再認識され，さまざまな制度改革が繰り返されてきた．医薬品開発の全体の流れを図1.2に示した．製薬企業から提供される情報の多くは，非臨床試験，臨床試験，製造販売後調査等により収集される．以下，これら3段階に分けて，収集される情報の種類と，医薬品情報にかかる法制度を概説する．

1.4.1　非臨床試験

　探索研究により開発候補化合物が決定される．続いて，その候補化合物について，ヒトに投与して開発を進める価値があるか否かを判断する．このために実施される試験を非臨床試験という．一般的には，毒性試験（一般毒性試験，特殊毒性試験），

表 1.2　本邦で発生した主な薬害事件

発生年	事　件	原　因	内　容	被害者数等
1956	ペニシリンショック	ペニシリン	ペニシリン注射によるアナフィラキシーショック死	約100人
1959	クロロキン網膜症	クロロキン	網膜障害	約1000人
1961	サリドマイド	サリドマイド	妊婦に使用し，奇形児の発生	約300人
1965	アンプル入り風邪薬	ピリン系解熱剤	アレルギーによるショック死	約40人
1970	スモン	キノホルム	亜急性の骨髄視神経障害	約10,000人
1975	クロラムフェニコール血液障害	クロラムフェニコール	再生不良性貧血による死	約1000人
1983	薬害エイズ	非加熱血液製剤（HIV）	血友病患者におけるHIV感染	約2000人
1993	ソリブジン事件	ソリブジン／5-FU系抗癌薬	薬物相互作用による5-FUの副作用による死	15人
1996	薬害クロイツフェルト・ヤコブ病	ヒト乾燥硬膜（プリオン）	硬膜移植患者において発症の事例がある	約50人
2002	薬害肝炎	血液凝固因子製剤（C型肝炎ウイルス）	血液凝固因子製剤投与によるC型肝炎の感染，発症	約10,000人

（栄田敏之，他編（2010）医薬品開発論，p.139，廣川書店）

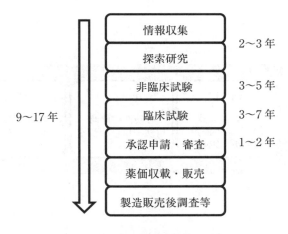

図1.2 医薬品開発の全体の流れ

薬理試験（薬効薬理試験，安全性薬理試験），薬物動態試験，製剤学的試験からなり，これらに関する情報が収集される．詳しくは第6章で解説する．

　非臨床試験は，GLP省令，あるいは医薬品医療機器等法施行規則第43条「申請資料の信頼性の基準」に準拠して実施される．GLPとは「医薬品の安全性に関する非臨床試験の実施の基準」のことであり，英文表記の頭文字をとってGLPと略す．なお，昭和57年から非臨床試験の信頼性を確保するための実施基準は適用されていたが，申請資料の信頼性の一層の確保のために，平成9年に省令化されている．

GLP：good laboratory practice の略である．

1.4.2　臨床試験

　新たに開発される医薬品の有効性，安全性を立証し，効能・効果，用法・用量，医療上の有用性を決定するために，ヒトを対象として，臨床試験（第Ⅰ相，第Ⅱ相，第Ⅲ相）が実施される．臨床試験の流れと主な目的を図1.3に示した．なお，第Ⅲ相までは，国の製造販売承認を得るための試験，つまり治験であるが，第Ⅳ相は，製造販売後に行う試験のことである．詳しくは第6章で解説する．

　臨床試験の実施基準は平成2年より適用されていたが，平成5年のソリブジン事件がきっかけとなり，また，平成8年，医薬品の承認申請にかかる日米EU医薬品規制調和国際会議での合意もあって，平成9年より新GCPに関する省令として施行されている．なお，GCPは「医薬品の臨床試験の実施の基準」である．GLPと同様に，英文表記の頭文字をとってGCPと略す．

　なお，医薬品の製造管理あるいは品質管理に関する実施基準の歴史は比較的古い．米国が最初であり，本邦では，昭和49年，医薬品に関するGMPが通知され，昭和55年に省令化されている．その後，平成6年の省令改正により，製造所のGMP体制が整っていることが製造業許可を取得するための必要要件となっている．

日米EU医薬品規制調和国際会議 The International Conference on Harmonisation of Technical Requirements for Registration of Pharmaceuticals for Human Use：ICHと略す．

GCP：
good clinical practice の略である．

GMP：
good manufacturing practice の略である．

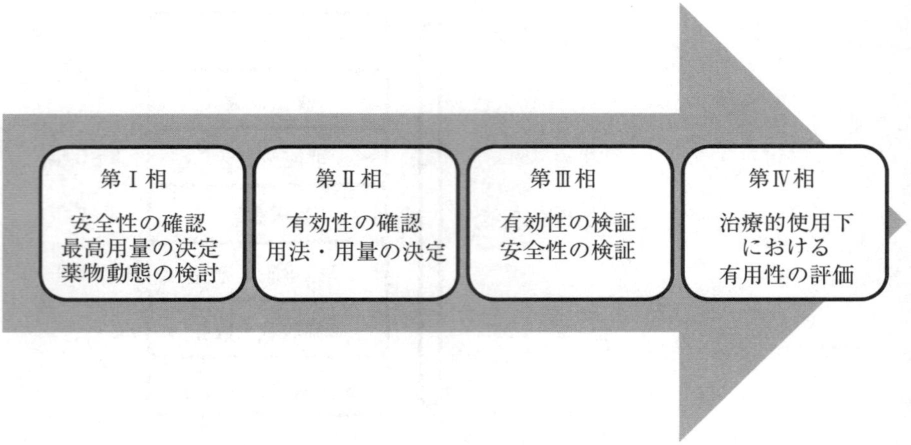

第Ⅰ相	第Ⅱ相	第Ⅲ相	第Ⅳ相
安全性の確認 最高用量の決定 薬物動態の検討	有効性の確認 用法・用量の決定	有効性の検証 安全性の検証	治療的使用下 における 有用性の評価

図 1.3　臨床試験の流れと主な目的

なお，GMP は「医薬品の製造管理及び品質管理規則」である．GLP や GCP と同様に，英文表記の頭文字をとって GMP と略す．また，治験薬製造に関しては，別途，治験薬 GMP が制定されている．

1.4.3　製造販売後調査

治験においては，通常，対象患者数は数百人程度，用法・用量は画一的であり，投与期間も短い．例外を除いて，高齢者や小児，妊産婦に投与することはない．また，合併症や併用薬が制限されている状況下にあり，専門施設で実施される．一方，製造販売後では，相対的に，対象患者数は多く，用法・用量も画一的でなく，投与期間も長い．多様な患者に投与され，専門施設以外の医療機関で広く使用される．治験期間中に収集した情報では不十分であり，製造販売後も，継続して，有効性，安全性，有用性などに関する情報を収集することが重要となる．これを製造販売後調査 post-marketing surveillance（PMS）という．市販後調査ともいう．

製造販売後調査に関しては，新医薬品の副作用報告の義務付け（昭和 42 年），再評価制度導入（昭和 46 年），新医薬品の再審査制度導入（昭和 54 年）などが背景にある．平成 3 年に実施基準が制定されており，その後改定を経て，平成 9 年より「医薬品の市販後調査の基準」として省令化されていた．本基準は，平成 14 年の改正により，「医薬品等の製造販売後安全管理の基準」と，「医薬品の製造販売後の調査及び試験の実施の基準」に引き継がれ，平成 17 年より，省令として全面施行されている．各々，GVP，GPSP と略す．制度としては，副作用・感染症報告制度，市販直後調査制度，再審査制度，安全性定期報告制度，再評価制度がある．なお，これらの省令は，その他の関連法規等と同様に，その時代の背景を考慮して繰り返し改正される．詳しくは第 7 章で解説する．

GVP：
good vigilance practice の略である．

GPSP：
good post-marketing study practice の略である．

表 1.3 主な GXPs

GLP	good laboratory practice	医薬品の安全性に関する非臨床試験の実施の基準
GCP	good clinical practice	医薬品の臨床試験の実施の基準
GMP	good manufacturing practice	医薬品の製造管理及び品質管理規則
GVP	good vigilance practice	医薬品等の製造販売後安全管理の基準
GPSP	good post-marketing study practice	医薬品の製造販売後の調査及び試験の実施の基準
GQP	good quality practice	医薬品等の品質管理の基準

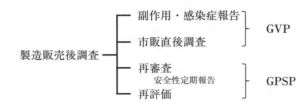

図 1.4 製造販売後調査の概要と規範

なお，製造販売業者は，最終製品の品質管理体制および安全管理体制が整っていることが必要であり，安全管理では GVP の順守が製造販売業を行う者の許可要件となっている．なお，品質管理では GQP の順守が許可要件となっている．GQP は「医薬品等の品質管理の基準」である．医薬品の開発にかかる主な規範を表 1.3 にまとめた．また，製造販売後調査の概要と規範との関係を図 1.4 に示した．

GQP：
good quality practice の略である．

1.5 情報の種類

情報は，内容の独自性あるいは加工度により，一次資料，二次資料，三次資料に分類される．一次資料が最も独自性が高く，一方，加工度は低い．代表的なものを表 1.4 にまとめた．

1.5.1 一次資料

原著論文，学会講演要旨，特許公報などが該当する．原著論文とは，定期的に発行される雑誌（学会誌や専門誌などを指す）に研究者が投稿するもので，専門家による査読を受け，掲載許可を受けて公表される．なお，査読システムがない雑誌も多数あり，論文，解説，総説などが掲載されている．査読を受けていない論文は原

原著論文 original article：
一般的には，要旨 abstract, 緒言 introduction, 方法 methods, 結果 results, 考察 discussion, 引用文献 references から構成される．研究タイトル title があり，著者 authors が明記される．一般的には，貢献度が最も高い著者が筆頭著者 1st author となる．

学会講演要旨 proceed-
ings：特定のテーマにつ
いて研究及び討議を行う
任意団体を学会という．
一般的には，定期的に集
会を開催し，研究成果を
発表する．発表内容をま
とめたものを要旨集とい
う．また，集会とは別に，
定期的に刊行物を発行す
る．刊行物には，原著論
文などが掲載される．

総説 review article：一般
的には，その分野の専門
家が，多くの原著論文を
まとめて作成する．査読
を受けているものも，受
けてないものもある．

査読 peer review：投稿さ
れてきた原著論文（候
補）について，新規性，
方法の妥当性，結果解釈
の妥当性などを審査する
ことを査読という．一般
的には，その分野の専門
家2名以上により査読が
行われる．判定結果は，
掲載許可，修正の上で掲
載許可，掲載不可などの
いずれかである．

（独）医薬品医療機器総
合機構 Pharmaceuticals
and Medical Devices
Agency：PMDA と略す．

医薬品副作用被害救済：医
薬品を適正に使用したに
もかかわらず副作用によ
る一定の健康被害が生じ
た場合に，医療費などの
給付を行い，これにより
被害者の救済を図る．

添付文書 package insert

医薬品インタビューフォー
ム：簡単にインタビュー
フォームともいう．IF
と略す．

表 1.4　代表的な一次資料，二次資料，三次資料

一次資料	原著論文 学会講演要旨 特許公報
二次資料	MEDLINE（Index Medicus） EMBASE（Excerpta Medica） CA ファイル（Chemical Abstracts） 医中誌データベース JMEDPlus
三次資料	専門書 教科書 医薬品集 医薬品添付文書 医薬品インタビューフォーム コクランライブラリー

著論文とはいわない．また，学会講演要旨の多くは査読を受けてないが，一部，査読を受けているものもある．

1.5.2　二次資料

　二次資料とは，多くの一次資料を，要約，再編集したもので，一次資料を検索するために使用されることが多い．例えば，MEDLINE（米国国立医学図書館），医中誌データベース（医学中央雑誌刊行会），JMEDPlus（科学技術振興機構）などのデータベースが二次資料に該当する．各々，これらのデータベースを使用できるシステム（Web）として，PubMed，医中誌 Web，JDreamⅢが汎用されている．詳しくは第8章で解説する．

PubMed	http://www.ncbi.nlm.nih.gov/pubmed
医中誌 Web	http://www.jamas.or.jp/
JDream Ⅲ	http://jdream3.com/

1.5.3　三次資料

　三次資料とは，多くの一次資料を，特定の観点から整理・集大成したもので，医学・薬学の各種の専門書，教科書，医薬品集などが三次資料に該当する．医薬品医療機器等法で規定された公的文書である医薬品添付文書，それを補う医薬品インタビューフォームも三次資料に該当する．ところで，（独）医薬品医療機器総合機構の主たる業務は，新医薬品の承認審査，医薬品副作用被害救済などの健康被害救済，安全対策であるが，（独）医薬品医療機器総合機構 PMDA のホームページにて公開されている医療用医薬品若しくは一般用医薬品の添付文書，医薬品インタビュー

フォームは，三次資料データベースであり，非常に汎用されている．詳しくは第8章で解説する．

（独）医薬品医療機器総合機構　　http://www.info.pmda.go.jp/

1.6　製薬企業若しくは厚生労働省から提供される情報

　製薬企業からは，医薬品の添付文書，医薬品インタビューフォームのほか，緊急安全性情報，安全性速報，製品情報概要などの情報が，日本製薬団体連合会からは，医薬品安全対策情報 drug safety update（DSU）などの情報が提供される．詳しくは第2〜4章で解説する．一方，厚生労働省からは，医薬品・医療機器等安全性情報などの情報が提供される．詳しくは第5章で解説する．

1.7　医薬品情報の収集，評価，加工，提供，管理

　最適な薬物治療を提供するためには，薬物治療に必要なさまざまな情報を適切に収集，評価，加工，管理し，これを医療チームや患者に対して，過不足なく的確に提供することが重要となる．全体のプロセスを図1.5に示した．

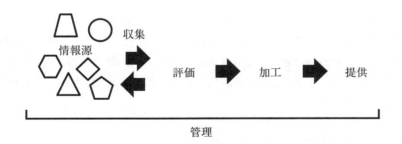

図1.5　医薬品情報の収集，評価，加工，提供，管理

1.7.1　情報源

　製薬企業，厚生労働省から提供される資料は重要な情報源の1つである．特に，医薬品の添付文書は，良質な薬物治療を提供するための基準となる情報であり，探索研究，非臨床試験，臨床試験，製造販売後調査等で収集した情報の要点が記載さ

れている．一方で，原著論文や学会講演要旨などについては，限定した条件下における特定の著者による情報であるものの，その分野の専門家により収集された最新の情報であり，実地医療現場で有用であることが少なくない．なお，査読システムがない雑誌に掲載されている論文，解説，総説や，業界紙類も情報源となりうる．また，医薬品に関する成書，これは，大学等で使用する参考書や教科書から，日本薬局方などの公定書，薬事衛生六法などの法規に関する書物，医薬品集，治療ガイドラインや治療指針をまとめた書物など，非常に広範囲にわたる．例えば，配合変化，薬物相互作用，OTC薬など，特定のテーマでまとめた書物も含めて，汎用性が高い．このように，情報源は非常に多岐にわたっているが，情報の量も質もまちまちであり，情報の質を正しく評価することが重要である．

OTC：over-the-counter の略である．

1.7.2 情報の評価

論文や学会講演要旨などについては，情報の質の評価が重要となる．査読システムの有無やインパクトファクターが指標になることも少なくない．

インパクトファクターとは，査読システムがある雑誌に対して付される値であり，一般的には，その雑誌の影響力の指標になる．その雑誌に掲載された原著論文がその他の原著論文に引用された回数を基準に算出する．例えば，LANCETという雑誌のインパクトファクターは44.002（2015年の値）である．これは，LANCETに掲載されている原著論文1つが，平均して，他の原著論文に44.002回引用されていることを意味する．引用が多いということは，それだけ，科学の発展に貢献しているということであり，したがって，インパクトファクターが高い雑誌は影響力が強いといえるのである．

インパクトファクター
impact factor

なお，査読を受けていない論文，解説，総説や学会講演要旨は，査読を受けていないという点で，インターネット上で氾濫している情報と同等との考え方もある．一方で，その分野の専門家による情報であり，特に学会講演要旨については，近い将来，原著論文として公表される可能性が少なくないので，最新で重要な情報であるとの考え方もある．

1.7.3 情報の加工，提供，管理

観察研究と介入研究
observational trial and invention trial：調査対象者の原因や結果などに介入できない（しない）で，現状をそのまま分析する研究を観察研究という．疫学調査が該当する．一方，調査対象の治療内容などに積極的に介入を行い，その介入の結果を確認する研究を介入研究という．

情報を提供する対象は，医師，看護師，臨床検査技師などの医療従事者，患者，患者の家族など，さまざまである．医薬品に関する基礎知識レベルが異なるので，同じ情報であっても，相手に合わせて情報を加工し提供しなければならない．

提供の手段もさまざまである．口頭による通知，文書による通知，郵便・メールの送信など，提供の手段も相手と状況に合わせて選択する．

医薬品に限らず，情報は，新たに収集された情報を加味して，常に更新される．最新の情報の入手に努め，過不足なく的確に提供するために，情報の管理システム

第1章 医薬品情報学概論 *11*

を構築しておくことが重要である.

1.8 EBM

EBM とは"根拠（エビデンス）に基づく医療"を意味する．英文表記の頭文字をとって EBM と略す．定められた法制度を遵守して情報を収集する製造販売後調査とは別に，多くの臨床試験，臨床研究が実施されている．研究デザインもまちまちである．研究方法から観察研究と介入研究に，また，データ収集方法から前向き研究と後向き研究に大別される．デザインから，症例対照研究，コホート研究，ランダム化比較試験などに分類される．試験結果，研究結果をエビデンスともいうが，エビデンスの信頼性は，研究デザインに依存する．アメリカ医療政策研究局から，エビデンスレベル分類が示されているが，それによると，複数のランダム化比較試験のメタ分析の結果が，最もエビデンスレベルが高いとされている．詳しくは第9章で解説する．

1.9 テーラーメイド薬物療法

少し古いデータであるが，1998年米国の報告によると，1年間，発行された処方せん約30億枚に対して，約200万人が副作用で入院，約10万人が死亡し，これは全米の死因の第4位に相当，副作用により派生した医療費は約8.4兆円に達するという．これは，医薬品開発において"平均"のみを科学し，平均的な患者に対して最適な医薬品を創出し，それを多様性に富む個人に適用した結果であり，医薬品の開発と適用に関する基本的方法がこの10年大きく変化していないことを考慮すると，残念ながら，現在もなお，同様の比率で副作用が発現していると推定できる．

しかしながら一方で，"個"を科学し，"平均"と"個"の違いを鑑別診断できる方法が確立できれば，医薬品の適正使用を理想に近い形で実施することが可能であり，その結果，医薬品適用に伴う副作用の発現頻度も死亡者数も激減することが推察できる．これまでは"個"を科学するための情報と方法がなかったのであるが，ゲノムシークエンスが明らかとなり，ポストゲノム時代に突入，医療を取り巻く環境が大きく変化しようとしている．

テーラーメイド療法は，オーダーメイド療法，個別化医療ともいわれ，患者の遺伝的素因の診断に基づいて，患者個々について，最適な医療を提供する概念を指す．薬物治療を対象とする場合，厳密には，テーラーメイド薬物療法という．もっとも，現在，情報が薬物治療に集中しているので，テーラーメイド療法という表現で

前向き研究と後向き研究 prospective trial and retrospective trial：研究開始時から将来に向かって経時的にデータを収集するスタイルの研究を前向き研究という．一方，診療記録など現存する情報などを用いて，過去にさかのぼってデータを収集するスタイルの研究を後向き研究という．

症例対照研究 case-control trail：観察研究の1つである．ケースコントロール研究とも呼ばれる．研究対象としての症例をケースといい，この群と別にコントロール群（対照群）を設定する．過去に受けた治療や疾患の原因と考えられる要因などを後向きに調査する．後向き研究の1つである．

コホート研究 cohort trial：観察研究の1つである．研究対象の経過を一定期間観察する．前向き研究の1つである．

ランダム化比較試験 randomized controlled trial：対象者を抽出後，無作為に治療群と対照群に振り分け，結果を追跡調査し比較検証する．介入研究であり，前向き研究である．英語表記の頭文字をとって RCT と略す．

メタ分析 meta-analysis：メタアナリシスともいう．同様の研究を収集し，質的評価をした上で，統計学的手法を用いてそれらを統合する．

も，薬物療法を指すことが多い．ところで最近，Precision Medicine という用語を耳にするが，これは，従来の個別化医療を一歩進めた，患者個人の詳細な情報をもとにした医療の意味で使用される．次世代シークエンサーなど，近年の医療関連機器の急速な進歩を踏まえた用語である．

"医者の匙加減"という言葉に象徴されるように，患者個々に対して最も適切な薬剤を選択し，必要十分量を過不足なく投与することの重要性については従来から十分認知されている．しかしながら，このような当たり前のことが未だ実現できていないのである．そして，この究極の目的を最も合理的に実行する手段として，患者の遺伝的素因の診断が注目されている．従来からの方法の現状と限界，この新しい方法に対する期待について，第11章で詳しく解説する．

1.10 医薬品情報学に関する最近のトピック

1.10.1 ビッグデータ

医薬品の投与後に起こった望ましくない健康被害のことを有害事象といい，医薬品の作用によるもの（＝副作用）であるか否かは問わない．医薬品の投与に伴う有害事象に関するデータを収集することは相対的に難しくないので，世界各国の規制当局等でデータの収集が行われている．収集したデータ数が膨大化したものも少なくなく，平成23年以降，ビッグデータという言葉が汎用されるようになってきた．実は，ビッグデータという言葉の定義は明確ではなく，「典型的なデータベースソフトウェアが把握し，蓄積し，運用し，分析できる能力を超えたサイズのデータ」という定義（見方）がある（平成24年度情報通信白書，総務省）．近い将来，医薬品の製造販売後の安全管理を目的としてビッグデータが活用される，と考えられている．

DPC：Diagnosis procedure combination の略である．本来は患者分類としての診断群分類を意味する．平成15年より，特定機能病院を対象として，DPC をベースとした入院1日あたりの定額報酬算定制度が本格的に導入され，平成26年時点で，全病床数の半数強にあたる約49万床をカバーしている．

1.10.2 リアルワールドデータ

医療現場で得られるデータをリアルワールドデータという．例えば，診療報酬情報データベース，DPC データベース，電子カルテデータベース，調剤情報データベースなどが該当する．これらは医薬品の有効性，安全性，有用性に関する情報を収集するためのものではないが，これらを活用することで医薬品に関する情報を入手することが可能になる，と考えられている．

1.10.3 トランスレーショナルリサーチ

基礎研究の成果を，診断，治療，予防の新技術へ発展させ，ヒトにおける試験につなげる研究をトランスレーショナルリサーチという．橋渡し研究ともいわれる．一方，臨床から基礎にフィードバックする場合をリバーストランスレーショナルリサーチという．これらの研究成果も医薬品に関する情報となり得る．

1.10.4 レギュラトリーサイエンス

医薬品，医療機器等の品質・安全性・有効性を確保するためには，基礎科学や応用科学による試験研究の結果等に基づき，的確に評価，予測，判断し，社会に受け入れられるように管理調整することが必要である．医薬品，医療機器等の発展に伴い，これらの課題に迅速・的確に取り組むことはますます難しくなってきており，その基盤となる科学，つまりレギュラトリーサイエンスの進歩を図ることが急務となっている．

1.11 医薬分業の在り方

これまでは，多くの患者は病院や診療所の門前にある薬局で薬を受け取っており，医薬分業のメリットを実感しにくい，という声が少なからずあった．薬剤師がより高い専門性を発揮できる医薬分業システムの確立が重要であり，かかりつけ薬局，かかりつけ薬剤師に注目が集まっている．患者の自宅付近にある薬局にて，患者の服薬情報の一元的，継続的な把握と薬学的管理・指導を行うことで，多剤・重複投与の防止や残薬解消も含めて，医薬品の適正な使用が推進できると考えられており，厚生労働省は，おおよそ，平成37年までに全ての薬局をかかりつけ薬局とするビジョンを示している．少子高齢化，医療費の更なる高騰，医療機関の偏在，地域医療の崩壊など，医療を取り巻く環境は厳しいものであり，地域包括ケアシステムの確立が火急的課題となっている中，地域住民による主体的な健康の維持は重要なテーマであり，健康をサポートできる機能までも付与した健康サポート薬局にも注目が集まっている．

1.12　医療機関における医薬品情報室の業務

　医療機関の薬剤部門における医薬品情報室（以下，DI室）では，薬剤師による医薬品の情報管理，情報提供を行っている．DI室の業務には以下のようなものがある．

・医療従事者に対する医薬品に関する情報提供
・医療従事者，患者からの医薬品に関する相談応需
・病棟薬剤師，チーム医療担当薬剤師との医薬品情報の共有
・医薬品情報の収集・整理
・院内での医薬品関連有害事象の収集・管理
・薬剤情報データのメンテナンス
・取り扱い医薬品の採用・削除に関する手続き
・地域保険薬局との医薬品に関する連携窓口

　近年，薬剤師によるチーム医療への参画や病棟薬剤業務の充実に伴い，DI室が担う情報提供の方法も変わりつつある．DI室は薬剤部門・薬事業務の情報窓口として情報発信や相談応需を行うほか，DI室で入手した情報をチーム医療の担当薬剤師や病棟薬剤師と共有し，各担当部門・診療科における医薬品適正使用の推進や新薬治療の導入などをサポートしている．このような状況の中で，いかに患者の薬物治療の安全性・有効性を担保するか，いかに病院経営に貢献するか，いかに薬薬連携をはじめとした地域医療の円滑化を図るか，といった医薬品が関連する諸課題に対して医薬品情報の側面からのアプローチが求められる．

1.12.1　能動的情報提供

　DI室からの情報発信として，院内での新規採用医薬品情報や緊急安全性情報，安全性速報をはじめとした医薬品の適正使用情報について院内メール配信，各部門・診療科への書面での回覧，カンファレンス等での連絡など様々な方法で発信している．情報の内容や，伝えたい職種・担当者などを考慮して伝達方法を決定している．院内各部門・診療科へのニュースレターの例を図1.6に掲載する．

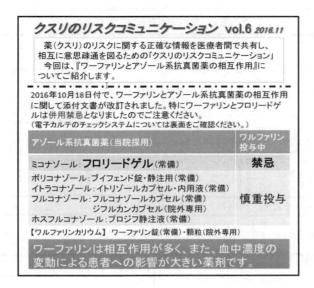

図 1.6　医薬品情報室からのニュースレターの例

1.12.2　受動的情報提供

　主に医師，看護師，薬剤師から電話で相談を受ける．内容としては，注射薬の配合変化・調製方法や患者の入院時持参薬の院内代替品についての問い合わせが多い．これらは添付文書，インタビューフォーム，専門書籍，医薬品集などの資料により解決できることが多い．しかし，これらの情報では不十分なケースであったり，治療薬選択の相談，合併症や同時進行している他治療との関係から，一般的な使用方法が困難なケースなど，患者の病態，治療状況を考慮して，医薬品情報に基づいた薬学的見解を述べることも多い．そのため，DI 室の担当薬剤師は，各診療科の担当薬剤師と患者状態について相談したり，疾患領域に精通している薬剤師の意見を求めたり，またそれらの薬剤師と情報共有し，治療経過を確認することで，より有効で安全な治療につなげられるよう努めている．すなわち，「収集した医薬品情報」に基づいた「薬学的考察と提案」，それらの「情報共有と治療モニタリング」の視点が求められる．

　その他，院内で発生した医薬品関連の有害事象の把握と，厚生労働省への適切な報告も医療従事者の責務であり，DI 室はこれらの手続きが適切に行われるよう管理と啓発を行っている．院内の管理体制の例を図 1.7 に掲載する．

　以上，医療機関における DI 業務について簡単に述べたが，DI 業務は DI 室のみで完結するものではなく，医薬品の情報窓口として，医師，看護師，薬剤師，病院の経営・調達部門，地域薬局などと相互に連携を図りながら，患者の安全・安心な

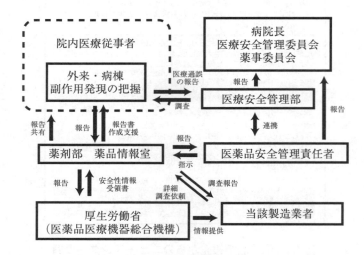

図 1.7　医療機関での医薬品関連有害事象情報の管理体制の例

薬物療法に貢献しているのである．

1.13　章末問題

以下の記述について○，×で答えよ．
1. 医薬品とは，ヒトに使用される物であり，動物に使用する物は含めない．
2. 医薬品とは，疾病の診断，治療に使用される物であり，予防に使用する物は含めない．
3. 正確に調剤されることは，医薬品の適正使用の要素には含まれない．
4. これまでの薬物治療の結果は，必ずしも，医療に必要な情報ではない．
5. 心電図検査の結果は検査情報ではない．
6. 製薬企業から提供される情報は臨床試験の際に収集する情報である．
7. PMS とは post-marketing study の略である．
8. 副作用・感染症報告は製造販売後調査の1つである．
9. 再審査は製造販売後調査の1つである．
10. 再評価は第Ⅲ相臨床試験で実施する．
11. 製造販売業を行う者の許可要件の1つに GVP の順守がある．
12. 一次資料と比べて，三次資料のほうが，加工度は低い．
13. 代表的な二次資料に MEDLINE がある．

第1章　医薬品情報学概論

14. 査読を受けない論文を原著論文という.
15. 原著論文にある情報と比べて,添付文書にある情報のほうが,信頼度が高い.
16. インパクトファクターが低い雑誌ほど科学的な影響力が高い.
17. 医薬品情報は加工してはいけない.
18. 医薬品情報は提供してはいけない.
19. エビデンスに基づいた医療をEBMという.
20. 医療機関における医薬品情報室に対する問い合わせのほとんどが,添付文書情報で対応可能である.

解　答

1. ×　動物にも用いる.
2. ×　予防目的にも用いる.
3. ×　含まれる.
4. ×　重要な情報となることが多い.
5. ×　生理機能検査の1つである.
6. ×　製造販売後も,継続して,有効性,安全性,有用性などに関する情報を収集する.
7. ×　post-marketing surveillance の略である.
8. ○
9. ○
10. ×　製造販売後調査の1つである.
11. ○
12. ×　一次資料と比べて,三次資料のほうが,加工度は高い.
13. ○
14. ×　原著論文は査読を受ける.
15. ×　ケースバイケースである.
16. ×　高い雑誌ほど影響力が高い.
17. ×　医薬品情報の収集,評価,加工,提供,管理が重要である.
18. ×　同上.
19. ○
20. ×　各種ガイドラインの確認や,各種データベースなどを用いたより詳細な情報検索が必要になる事例も少なくない.

第2章

医療用医薬品の添付文書

医療用医薬品添付文書には，医療用医薬品の適正使用を図るための基本的な情報がコンパクトにまとめられている．添付文書は各医薬品の包装に添付（封入）されており，薬剤師にとって最も身近で活用頻度の高い情報源といえる．

第2章では医療用医薬品の添付文書における，警告，禁忌，効能・効果，用法・用量，使用上の注意，相互作用，副作用などの記載項目を中心に詳しく解説する．

添付文書 package insert

2.1　医療用医薬品とは

医療用医薬品とは，医師若しくは歯科医師によって使用され，又はこれらの者の処方箋若しくは指示によって使用されることを目的として供給される医薬品であり，次のようなものがあげられる．

① 処方箋医薬品，毒薬又は劇薬．ただし，毒薬，劇薬のうち，人体に直接使用しないもの（殺虫剤等）を除く
② 医師，歯科医師が自ら使用し，又は医師，歯科医師の指導監督下で使用しなければ重大な疾病，障害若しくは死亡が発生するおそれのある疾患を適応症にもつ医薬品
③ その他剤形，薬理作用等からみて，医師，歯科医師が自ら使用し，又は医師，歯科医師の指導監督下で使用することが適当な医薬品

処方箋医薬品：処方箋の交付を受けた者のみに対して販売又は授与できる医薬品として，厚生労働大臣が指定したもの．違法に販売した場合には罰金が課せられる．

医療用医薬品の多くは「処方箋医薬品」に指定されており，大規模災害時などの正当な理由がなければ，処方箋に基づいて交付される．なお，「処方箋医薬品」以外の医療用医薬品も，薬局においては処方箋に基づく交付が原則となっている．処方箋がない場合，まずは一般用医薬品での対応を考慮し，やむを得ない場合は受診勧奨や服薬指導を行った上で，必要最低限の数量を薬剤師が対面で販売し，薬歴管理や患者氏名，連絡先の記録をとるなどが必要であり，むやみに販売してはならない．

2.2　医療用医薬品の添付文書とは

　添付文書は，医薬品の適用を受ける患者の安全を確保し適正使用を図るため医師，歯科医師及び薬剤師に対して必要な情報を提供する目的で，当該医薬品の製造販売業者または輸入販売業者が「**医薬品，医療機器等の品質，有効性及び安全性の確保等に関する法律**（医薬品医療機器等法，あるいは薬機法（以前は薬事法））」に基づき作成した公的文書である．医薬品医療機器等法では，医薬品添付文書の記載内容や公表に至る手続きについて，第52条（添付文書等の記載事項，添付文書等記載事項の届出等），第53条（記載方法），第54条（記載禁止事項）で規定している．

2.2.1　添付文書の記載要領の改訂

　医薬品の不適切な使用や薬害事件の発生等を背景にして，関係者が理解しやすく使用しやすい添付文書となるよう，添付文書の記載要領が定められている．現在の添付文書は，1997年4月，厚生省薬務局より通知された「医療用医薬品添付文書の記載要領について」(薬発第606号，薬案第59号)，「医療用医薬品の使用上の注意記載要領について」(薬発第607号)に従っている．なお，その後，2003年5月に，「生物由来製品の添付文書の記載要領について」(医薬安発第0520004号)が厚生労働省医薬局より通知され，また，2006年3月「後発医薬品に係わる情報提供の充実について」(薬食安発第0324006号)が安全対策課長より通知されている．

2.2.2　記載要領における基本的ルール

　添付文書の記載においては，いくつかの基本的なルールがある．
1) 重要な情報は前段に記載する．特に重要な内容はゴシック体を用いるなど工夫する．
2) 警告，禁忌については赤枠囲いで本文冒頭に記載し，更に警告は赤字で記載し，右肩に赤色の帯を印刷する．
3) 原則として，記載の順序は決まっており，後述の記載項目の順に従う．例えば，「使用上の注意」は「効能・効果」，「用法・用量」に続けて記載する．
4) 副作用の発現頻度は可能な限り適切な頻度区分を設けて数値化して記載する．
5) 副作用や相互作用は可能な限り表形式を用いて記載する．
6) 記載医薬品の履歴を明示するため販売開始年月日，再審査公表年月日などを記載する．
7) 原則としてサイズはA4判で，4頁以内とする（しかし，テラプレビル錠

第2章　医療用医薬品の添付文書　　　　　　　　　　　　21

（テラビック®錠）の12頁のように，近年では情報量が増大している）．

2.3　有効成分の名称

　医薬品は有効成分の**化学名**，**一般名**，ブランド名等の名前を持っている．化学名
は，国際純正・応用化学連合 International Union of Pure and Applied Chemistry
（IUPAC）が国際間の協定のもと，化合物の構造を簡単に間違いなく表し，最も正
確に薬剤を特定できる科学的厳密性の高い名称である．化学分野の原著論文などで
使用される．
　医薬品の成分名称である一般名には次の2種類が用いられている．
　① International Nonproprietary Name（INN）：世界保健機関 World Health Or-
　　ganization（WHO）に登録されている国際的な共通名称
　② Japanese Accepted Name（JAN）：**（独）医薬品医療機器総合機構**の医薬品名
　　称専門協議で決定される成分名称である．原則として INN を日本語訳したも
　　のを基準とするが，異なる場合もある．添付文書では，INN より JAN を優先
　　して記載する．なお，一般名も原著論文などで使用される．

（独）医薬品医療機器総
合機構 Pharmaceuticals
and Medical Devices
Agency：PMDA と略す．

　ブランド名（販売名，商標名）は，製品の販売名称であり，一般名と区別する場
合には，ブランド名の右上に ® が付けられている．原著論文で使用されることは
まれでデータベース等での検索には適さない．
　血糖降下薬グリベンクラミドを例に，化学名，一般名，ブランド名を示す．
　・化学名
　4-[2-(5-Chloro-2-methoxybenzoylamino)ethyl]-*N*-(cyclohexylcarbamoyl)
　benzenesulfonamide
　・一般名
　JAN：グリベンクラミド（Glibenclamide）
　・ブランド名
　オイグルコン，ダオニールなど（販売名はオイグルコン®錠 1.25 mg（中外製
　薬），ダオニール®錠 1.25 mg（サノフィ）など）

2.4　添付文書の記載項目

　記載項目は，合計 20 項目であり，それらは，基本情報（名称，有効成分の含有
量，効能・効果，用法・用量など）と使用及び取扱い上の必要な注意（警告，禁忌，
使用上の注意，取扱い上の注意）に大別できる．製造販売後調査報告等により随時

改訂されるので，常に，最新の添付文書を参照することが重要である．なお，最新の添付文書情報は，（独）医薬品医療機器総合機構のホームページ（http://www.pmda.go.jp/）等から入手可能である．以下，各々の記載項目について解説する（図 2.1 参照）．

A 作成又は改訂年月

作成年月又は過去 1 回分までの改訂年月が左上隅に記載され，版数も併記される．改訂箇所を明示するため，通常，第 3 版以降ではその版での改訂箇所に「**」印，1 つ分前の版での改訂箇所に「*」印が付記されている．

B 日本標準商品分類番号等

「**日本標準商品分類番号**」は，医薬品に限らず日本の市場で取り引きされ，かつ移動できる商品全てに付けられる番号で，統計調査などに利用される．医薬品及び関連製品の番号は 87 で始まり 5 桁又は 6 桁の数字で，添付文書の右上に記載されている．3 桁目以降の意味を表 2.1 に示した．3 桁目以降は薬効分類や薬価基準収載医薬品コードに用いられ，市販の医薬品集の目次作成にも活用されている．

表 2.1　日本標準商品分類番号

中分類	前 2 桁（87）	医薬品（及び関連製品）
小分類	3 桁目	作用部位又は目的，薬効
詳細分類	4 桁目	成分又は作用部位
	5 桁目	用途
	6 桁目	成分

新医薬品の投与期間について，原則，「**薬価基準収載年月**」の翌月初日から 1 年間は 14 日間が限度とされている．薬剤師は，この約 1 年の間，処方日数が 14 日間を超過しないよう確認が求められる．

「日本標準商品分類番号」と「薬価基準収載年月」に加え，「承認番号」，「販売開始年月」，「**再審査**結果の公表年月」，「**再評価**結果の公表年月」，「効能又は効果の追加承認年月」が表形式で添付文書の上部に記載されている．

「貯法」には，各医薬品の保管，保存条件が記載されている．温度の定義は日本薬局方に則り，常温は 15 〜 25℃，室温は 1 〜 30℃，微温は 30 〜 40℃であり，冷所は別に規定するもののほか，1 〜 15℃の場所とされている．更に，「使用期限」や「有効期間」が添付文書上部に記載されている．使用期限や有効期間が 3 年未満の場合，容器やシートに直接に表示することが義務付けられており，添付文書への記載もそれに準じると考えられる．

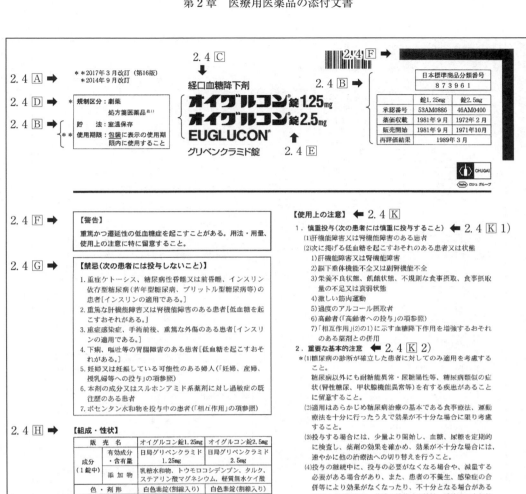

図 2.1　医療用医薬品の添付文書

安、興奮、神経過敏、集中力低下、精神障害、意識障害、痙攣等)が起こることがある。

措置方法：併用する場合には、血糖値その他患者の状態を十分観察し、必要に応じて本剤又は併用薬剤の投与量を調節するなど慎重に投与すること。特にβ-遮断剤と併用する場合にはプロプラノロール等の非選択性薬剤は避けることが望ましい。低血糖症状が認められた場合には通常はショ糖を投与し、α-グルコシダーゼ阻害剤(アカルボース、ボグリボース等)との併用により低血糖症状が認められた場合にはブドウ糖を投与すること。

薬剤名等	機序・危険因子
インスリン製剤 ヒトインスリン 等	血中インスリン増大
ビグアナイド系薬剤 メトホルミン塩酸塩 ブホルミン塩酸塩	肝臓での糖新生抑制、腸管でのブドウ糖吸収抑制
チアゾリジン系薬剤 ピオグリタゾン	インスリン作用増強
α-グルコシダーゼ阻害剤 アカルボース ボグリボース 等	糖吸収抑制
DPP-4阻害薬 シタグリプチンリン酸塩水和物 等	インスリン分泌促進、グルカゴン濃度低下
GLP-1受容体作動薬 リラグルチド 等	インスリン分泌促進、グルカゴン分泌抑制
SGLT2阻害剤 イプラグリフロジン L-プロリン トホグリフロジン水和物 等	尿中へのブドウ糖排泄促進
プロベネシド	腎排泄抑制
クマリン系薬剤 ワルファリンカリウム	肝代謝抑制
サリチル酸剤 アスピリン サザピリン 等	血中蛋白との結合抑制、サリチル酸剤の血糖降下作用
プロピオン酸系消炎剤 ナプロキセン ロキソプロフェンナトリウム水和物 等	血中蛋白との結合抑制[これらの消炎剤は蛋白結合率が高いので、血中に本剤の遊離型が増加して血糖降下作用が増強するおそれがある。]
アリール酢酸系消炎剤 アンフェナクナトリウム水和物 ナブメトン 等	血中蛋白との結合抑制
オキシカム系消炎剤 ロルノキシカム 等	糖新生抑制
β-遮断剤 プロプラノロール メトプロロール 等	糖新生抑制 アドレナリンによる低血糖からの回復抑制 低血糖に対する交感神経症状抑制
モノアミン酸化酵素阻害剤	インスリン分泌促進、糖新生抑制
クラリスロマイシン	機序不明 左記薬剤が本剤の血中濃度を上昇させる可能性がある。
サルファ剤 スルファメトキサゾール スルファジメトキシン等	血中蛋白との結合抑制、肝代謝抑制、腎排泄抑制
クロラムフェニコール	肝代謝抑制

薬剤名等	機序・危険因子
テトラサイクリン系抗生物質 テトラサイクリン塩酸塩 ミノサイクリン塩酸塩 等	インスリン感受性促進
シプロフロキサシン レボフロキサシン水和物	機序不明
フィブラート系薬剤 ベザフィブラート クロフィブラート 等	血中蛋白との結合抑制 肝代謝抑制 腎排泄抑制
アゾール系抗真菌剤 ミコナゾール フルコナゾール 等	肝代謝抑制 血中蛋白との結合抑制
シベンゾリンコハク酸塩 ジソピラミド ピルメノール塩酸塩水和物	インスリン分泌促進が考えられている。

2)血糖降下作用を減弱する薬剤

臨床症状：血糖降下作用の減弱による高血糖症状(嘔気、嘔吐、脱水、呼気のアセトン臭等)が起こることがある。

措置方法：併用する場合には、血糖値その他患者の状態を十分に観察しながら投与すること。

薬剤名等	機序・危険因子
アドレナリン	末梢でのブドウ糖の取り込み抑制、肝臓での糖新生促進
副腎皮質ホルモン製剤 コルチゾン酢酸エステル ヒドロコルチゾン 等	肝臓での糖新生促進、末梢組織でのインスリン感受性低下
甲状腺ホルモン製剤 レボチロキシンナトリウム水和物 乾燥甲状腺 等	腸管でのブドウ糖吸収促進、グルカゴンの分泌促進、カテコラミンの作用増強、肝臓での糖新生促進
卵胞ホルモン製剤 エストラジオール安息香酸エステル エストリオール 等	機序不明 コルチゾール分泌変化、組織での糖利用変化、成長ホルモンの過剰産生、肝機能の変化等が考えられている。
利尿剤 トリクロルメチアジド フロセミド 等	インスリン分泌の抑制、末梢組織でのインスリン感受性の低下
ピラジナミド	機序不明 血糖値のコントロールが難しいとの報告がある。
イソニアジド	糖質代謝の障害による、血中ブドウ糖濃度上昇及び糖耐性障害
リファンピシン	肝代謝促進
ニコチン酸	肝臓でのブドウ糖の同化抑制
フェノチアジン系薬剤 クロルプロマジン フルフェナジンマレイン酸塩 等	インスリン遊離抑制、副腎からのアドレナリン遊離
フェニトイン	インスリンの分泌阻害
ブセレリン酢酸塩	機序不明 ブセレリン酢酸塩投与により、インスリン非依存型糖尿病患者が依存型になったとの報告が海外である。

4．副作用 ← 2.4 [K] 4)

承認時までの調査及び副作用調査8,348例において、副作用は357例(4.3%)に認められた。主な副作用は低血糖症状又は低血糖症状210件(2.5%)、AST(GOT)・ALT(GPT)上昇57件(0.7%)、発疹8件(0.1%)等であった。(再評価終了時)

図2.1　つづき

(1) 重大な副作用
1) 低血糖(2.5%): 低血糖(初期症状: 脱力感、高度の空腹感、発汗等)があらわれることがある。なお、徐々に進行する低血糖では、精神障害、意識障害等が主である場合があるので注意すること。
また、本剤の投与により低血糖症状(脱力感、高度の空腹感、発汗、動悸、振戦、頭痛、知覚異常、不安、興奮、神経過敏、集中力低下、精神障害、意識障害、痙攣等)が認められた場合には通常はショ糖を投与し、α-グルコシダーゼ阻害剤(アカルボース、ボグリボース等)との併用により低血糖症状が認められた場合にはブドウ糖を投与すること。
また、低血糖は投与中止後、臨床的にいったん回復したと思われる場合でも数日間は再発することがある。
2) 無顆粒球症、溶血性貧血(頻度不明): 無顆粒球症、溶血性貧血があらわれることがあるので、観察を十分に行い、異常が認められた場合には、投与を中止するなど適切な処置を行うこと。
3) 肝炎、肝機能障害、黄疸(頻度不明): AST(GOT)・ALT(GPT)・γ-GTPの上昇等を伴う肝炎、肝機能障害、黄疸があらわれることがあるので、観察を十分に行い、異常が認められた場合には投与を中止し、適切な処置を行うこと。

(2) その他の副作用
以下のような副作用があらわれた場合には、症状に応じて適切な処置を行うこと。

	頻度不明	0.1%以上	0.1%未満
血液[注2]	血小板減少		白血球減少
肝臓		AST(GOT)・ALT(GPT)の上昇	
消化器			下痢、胃部膨満感、便秘、悪心、食欲不振、心窩部痛
過敏症[注3]		発疹	光線過敏症、瘙痒感
精神神経系			めまい、倦怠感、眠気
その他	流涎、視力低下、浮腫		アルコール耐性低下、脱毛

注2) 投与を中止するなど適切な処置を行うこと。
注3) 投与を中止すること。

2.4 K 5) → 5. 高齢者への投与
高齢者では、少量から投与を開始し定期的に検査を行うなど慎重に投与すること。[生理機能が低下していることが多く、低血糖があらわれやすい。]

2.4 K 6) → 6. 妊婦、産婦、授乳婦等への投与 ← 2.4 M
(1) 妊婦又は妊娠している可能性のある婦人には投与しないこと。[スルホニルウレア系薬剤は胎盤を通過することが報告されており、新生児の低血糖、巨大児が認められている。また、動物実験(ラット)で催奇形作用が報告されている。]
(2) 授乳婦に投与する場合には授乳を避けさせること。[他のスルホニルウレア系薬剤(トルブタミド)で母乳へ移行することが報告されている。]

2.4 K 9) → 7. 過量投与
(1) 徴候、症状
低血糖が起こることがある(「副作用」の低血糖の項参照)。
(2) 処置法
1) 飲食が可能な場合: ブドウ糖(5〜15g)又は10〜30gの砂糖の入った吸収のよいジュース、キャンディなどを摂取させる。

2) 意識障害がある場合: ブドウ糖液(50%20mL)を静注し、必要に応じて5%ブドウ糖液点滴により血糖値の維持を図る。
3) その他: 血糖上昇ホルモンとしてのグルカゴン投与もよい。

8. 適用上の注意 ← 2.4 K 10)
薬剤交付時: PTP包装の薬剤はPTPシートから取り出して服用するよう指導すること。[PTPシートの誤飲により、硬い鋭角部が食道粘膜へ刺さり、更には穿孔をおこして縦隔洞炎等の重篤な合併症を併発することが報告されている。]

9. その他の注意 ← 2.4 K 11)
(1) スルホニルウレア系薬剤(トルブタミド1日1.5g)を長期間継続使用した場合、食事療法単独の場合と比較して心臓・血管系障害による死亡率が有意に高かったとの報告がある。
(2) インスリン又は経口血糖降下剤の投与中にアンジオテンシン変換酵素阻害剤を投与することにより、低血糖が起こりやすいとの報告がある。

*【薬物動態】 ← 2.4 L
1. 日本人における成績[1]
血漿中濃度
腎・肝障害のない糖尿病患者12例に本剤2.5mgを朝食10分前に単回経口投与したときのグリベンクラミドの血漿中濃度を示す。

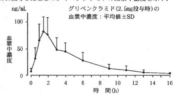

血漿中濃度パラメータ

Tmax(h)	Cmax(mean±SD)	半減期(h)
1.5	82±27ng/mL	2.7

2. 外国人における成績[2]
吸収・代謝・排泄
健康成人男子6例に本剤5mgを経口投与すると約45%が腸管から吸収され、投与後48時間以内に投与量の68%が糞中に、また23%が尿中に排泄された。吸収されたグリベンクラミドは全量が肝臓で代謝され、代謝物は主に糞便中に排泄された。

<参考>[8,9]
in vivo及びin vitro試験において、本剤は主に肝代謝酵素CYP2C9及びCYP3A4により代謝されることが示唆された。

【臨床成績】[3,4]
承認時までのインスリン非依存型糖尿病患者を対象とした、国内8施設での一般臨床試験における有効率(有効以上)は、68.1%(235/345例)であった。

【薬効薬理】 ← 2.4 N
1. 血糖降下作用[5,6]
健康成人に2mg及び5mgのグリベンクラミドを投与した成績では、2時間で血糖値は最低を示し、投与前より各々30%、40%下降し12時間以上にわたって血糖降下作用を呈した。
2. 脂質代謝に及ぼす影響[7]
正常ラット及びアロキサン糖尿ラットによる実験で、抗脂肪分解作用及び血中NEFA、トリグリセライドの低下が認められている。
3. 作用機序
本剤は主として膵β細胞を刺激して、内因性インスリンの分泌を促進し、血糖降下作用を発揮する。主にATP依存性K+チャネルの遮断による。

図2.1 つづき

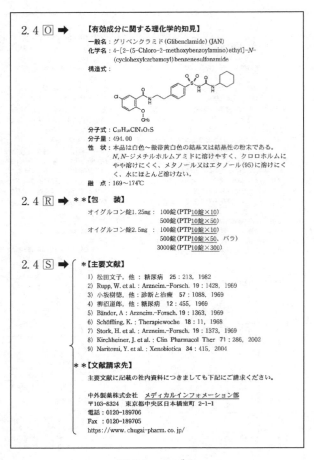

図 2.1 つづき

C 薬効分類名

医薬品の薬効又は性格を正しく表すことのできる場合に，名称（販売名）の上に記載される．使用者に誤解を招くおそれのある表現は避ける．明らかに薬効分類が異なる効能・効果が複数ある場合はそれぞれの分類名が併記される．

D 規制区分

毒薬，劇薬，麻薬，向精神薬，覚せい剤，覚せい剤原料，習慣性医薬品，処方箋医薬品の区分が記載される．また，生物学的製剤，特定生物由来製品についてもその旨が記載される（詳細は 2.5 に記載）．

E 名 称

　承認を受けた販売名（医薬品名）が記載される．原則として，「ブランド名，剤形，規格・含量」の3要素で構成される．原薬に一般的名称がある場合は，その一般的名称を併せて記載する．なお，日本薬局方に収載されている医薬品については，日本薬局方で定められた名称を記載し，販売名がある場合は併記して差し支えない．後発医薬品（ジェネリック医薬品ともいう）の販売名は「一般名，剤形，規格・含量，会社名（屋号等）」が基本である．

F 警 告

　致死的又は極めて重篤かつ非可逆的な副作用が発現する場合，又は副作用が発現する結果極めて重大な事故につながる可能性があって，特に注意を喚起する必要がある場合に記載される．次項に記す「禁忌」にあたる内容が記載されることもあるが，注意を要するが使用可能という内容が記載されることもある．「警告」は本文冒頭に赤枠内に赤字で記載され，必要な場合は設定理由が［　］内に記載される．また添付文書の右肩に赤色の帯が付され，一目で警告の記載があることがわかるようになっている．

G 禁 忌

　患者の症状，原疾患，合併症，既往歴，家族歴，体質，併用薬剤等からみて，当該医薬品を使用することにより症状が悪化したり，副作用が起こりやすくなったり，薬の効果が弱まる可能性が高いため，使用すべきでない患者が記載される．
　警告の次，警告がない場合は本文冒頭に，赤枠内に赤色以外の文字で記載される．また，原則として，過敏症以外は，設定理由が［　］内に記載される．

〈原則禁忌〉

　本来，投与禁忌とすべきものであるが，他に治療法がないなどの理由から特別に必要とし，慎重な使い方をするべき患者が記載される．「原則禁忌（次の患者には投与しないことを原則とするが，特に必要とする場合には慎重に投与すること）」とし，赤枠内に赤色以外の文字で記載される．

H 組成・性状

　有効成分の名称（一般的名称）及びその分量が記載される．また，添付文書への記載が義務付けられている添加物成分も記載されており，アルコールやポリオキ

シエチレンヒマシ油などの添加物では過敏症を生じることがあり注意が必要である．また，服用のしやすさに関わる「味」や「におい」，「色」，「形状（散剤，顆粒剤等）」，一包化された薬剤の識別時に用いる「識別コード」などが記載されている．水性注射液については pH および浸透圧比が，無菌製剤（注射剤を除く）についてはその旨が記載される．

[I] 効能・効果（効能又は効果）

承認を受けた効能・効果が記載される．なお，重大な副作用又は事故を防止する上で，投与すべきでない患者など，効能・効果に関連する使用上の注意がある場合には，「効能・効果に関連する使用上の注意」として続けて記載される．

[J] 用法・用量（用法及び用量）

承認を受けた用法・用量が記載される．なお，重大な副作用又は事故を防止する上で，用法・用量，投与期間など，用法・用量に関連する使用上の注意がある場合には，「用法・用量に関連する使用上の注意」として続けて記載される．また，効能・効果に応じて用法・用量が定められているものは，それぞれ書き分けられる．

症状等を考慮して用量を変更できる場合に「適宜増減」と記載される．この場合，記載されている通常量の半量〜2 倍量を変更の範囲とする解説がある．

[K] 使用上の注意

1997 年 4 月，厚生省薬務局より通知された「医療用医薬品の使用上の注意記載要領について」（薬発第 607 号）に従って 11 項目が記載される．医薬品の適用を受ける患者の安全を確保し適正使用を図るために，医師，歯科医師及び薬剤師等に対して提供される情報である．また，製造販売後調査で得られた情報により随時改訂される．

1）慎重投与

患者の症状，原疾患，合併症，既往歴，家族歴，体質，併用薬剤等からみて，他の患者よりも副作用による危険性が高いため，投与の可否の判断，用法及び用量の決定等に特に注意が必要である場合，又は，臨床検査の実施や患者に対する細かい観察が必要とされる場合に記載される．なお，副作用の危険性が高い場合とは，早く発現する場合なども含む．また，原則として，過敏症以外は，設定理由が［　］内に記載される．

2）重要な基本的注意

重大な副作用又は事故を防止する上で，用法及び用量，効能又は効果，投与期間，投与すべきでない患者の選択，検査の実施等に関する重要な基本的注意事項が記載される．

3）相互作用

他の医薬品を併用することにより，当該医薬品又は併用薬の薬理作用の増強又は減弱，副作用の増強，新しい副作用の出現，又は原疾患の増悪等が生じる場合で，臨床上注意を要する組合せが記載される．放射線治療などの物理療法，飲食物等との相互作用も含む．

薬物の代謝や輸送について分子レベルで解明が進んでいることを反映し，薬物代謝酵素の分子種や寄与割合の目安，代謝酵素の阻害又は誘導作用，薬物輸送機序などの概要が記載されてきている．その後，併用禁忌（併用しないこと）と併用注意（併用に注意すること）に分けて，相互作用を生じる薬剤名・薬効群名と臨床症状・措置方法・機序・危機因子等といった相互作用の内容が記載される．併用禁忌は赤枠内に記載し，一般名と代表的な販売名（医薬品名）が記載される．一方，併用注意は薬効群あるいは代表的な一般名が記載される．

4）副作用

「副作用発生状況の概要」に続き，副作用を「**重大な副作用**」と「その他の副作用」に区分して記載される．調査時期（承認時，市販後調査時等）により発現頻度や非常にまれな副作用報告の有無が異なるため注意が必要である．海外のみ知られている副作用についても，国内の副作用に準じて記載される．

前段に，調査症例数，調査の情報源，記載時期などの「副作用発生状況の概要」が記載されている．「重大な副作用」については，副作用の重篤度分類基準グレード3を参考にして副作用名に続き，発現機序，発生までの期間，具体的防止策，処置方法等が判明している場合には，必要に応じて（　）内に記載される．初期症状（臨床検査値の異常を含む）があり，初期症状が認められた時点で投与を中止する等の措置をとることにより症状の進展を防止できることが判明している場合には，その初期症状を（　）内に記載する．なお，類薬で知られている重大な副作用については，必要に応じて記載される．

「その他の副作用」については，発現部位別（消化器，肝臓等），投与方法別（間欠投与，大量投与等），薬理学的の作用機序（男性ホルモン様作用等）又は発現機序別等（薬物アレルギー等）に分類し，また発現頻度を適切な区分に設定して，表形式にする等わかりやすいように記載されている．

5）高齢者への投与

高齢者は，腎機能，肝機能等の生理機能が低下していることが多く，医薬品の副

薬物相互作用 drug interaction：薬力学的相互作用 pharmacodynamic drug interaction と 薬物動態学的相互作用 pharmacokinetic drug interaction に大別される．薬力学的相互作用とは，同じ又は逆の薬理作用を持つ医薬品を併用し，効果・副作用の過度な増強や減弱を生じるものをいう．薬物動態学的相互作用とは，薬の併用により吸収，分布，代謝，排泄といった体内動態に影響するものをいう．

副作用 adverse drug reaction：期待する薬の作用（効果）以外の作用を副作用という．なお，使用に伴い現れる好ましくない健康被害を有害事象 adverse event というが，これは，一般的には医薬品との因果関係を問わない．

作用が発現しやすい傾向があり，一般的に，医薬品の投与にあたっては常に十分な注意が必要である．高齢者に用いられる可能性がある医薬品の場合は，原則として，必要な注意を記載する．表現方法にある程度のルールがある．なお，65歳以上が高齢者の目安とされている．

6）妊婦，産婦，授乳婦等への投与

　妊婦，産婦（出産前後の婦人），授乳婦等に用いられる可能性があって，他の患者と比べて，特に注意する必要がある場合や，適正使用に関する情報がある場合には，必要な注意を記載する．また，投与してはならない場合は「禁忌」の項にも記載する．動物実験，臨床使用経験，疫学的調査等で得られている情報に基づき，必要な事項を記載する．表現方法にある程度のルールがある．詳しくは第11章で述べる．

　多くの添付文書では，「妊婦又は妊娠している可能性のある婦人には治療上の有益性が危険性を上回ると判断される場合にのみ投与すること」など一般的な表現にとどまっている．したがって，他の資料，例えば，米国FDAの「Pregnancy Category」，オーストラリア医薬品評価委員会の「妊娠中の投薬とそのリスク評価基準」なども参照し，投与するメリットとデメリットを再評価することが重要である．

7）小児等への投与

小児等：発達区分の目安は次のようになっている．
低出生体重児：出生時の体重が2500g未満の児
新生児：出生後4週間未満の児
乳児：1歳未満の児
幼児：満1歳〜7歳未満
小児：15歳未満

　低出生体重児，新生児，乳児，幼児又は小児（以下，小児等）の用法及び用量は承認されていないが，小児等に用いられる可能性のある医薬品であって小児等に対する臨床試験データが十分でない場合，原則として「安全性は確立していない」と記載される．「使用経験がない」，「使用経験が少ない」等の理由が（　）書きで付記されることもある．

　特に記載すべき情報としては次のものがある．
　・解毒機能が未発達な乳児以下の者に関する情報
　・成人と薬物代謝が異なる場合の情報（例えば，解毒・排泄機能が未発達であるために生ずる血中薬物濃度低下の遅延等）

　また，小児等に特殊な有害性を有すると考えられる場合や，小児等の薬物代謝に関する文献等を参考として，できるだけ情報を記載する方向で検討し，類似薬から類推できるものは，その旨が記載される．

8）臨床検査結果に及ぼす影響

　医薬品を使用することによって，臨床検査値が見かけ上変動し，しかも明らかに器質障害又は機能障害と結びつかない場合に記載する．なお，器質障害又は機能障害との関係が否定できない場合には「副作用」の項に記載する．

9) 過量投与

自殺企図,誤用を含む過量投与時に出現する中毒症状を記載し,適切な処置方法があれば併せて記載する.

10) 適用上の注意

投与経路,剤形,注射速度,投与部位,調製方法,薬剤交付時等に関し,必要な注意を記載する.

11) その他の注意

評価の確立していない文献,報告であっても重要な情報はこれを要約して記載する.また,「警告」,「禁忌」,1)～10)のいずれの項にも属さないが,必要な情報(例えば,動物実験の毒性に関する記載必要事項等)を記載する.

L 薬物動態

ヒトでの吸収,分布,代謝及び排泄に関するデータが記載される.健康成人男性から得られたデータが記載されることが多いが,根拠となるデータがそろえば,腎機能や肝機能等の程度に応じた投与量,投与間隔の解説が記載される.特定薬剤治

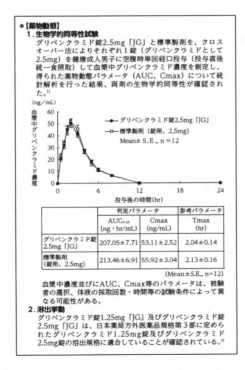

図2.2 後発医薬品の添付文書【薬物動態】
(グリベンクラミド錠1.25 mg,2.5 mg「JG」添付文書より)

薬物血中濃度モニタリング
　therapeutic drug moni-
　toring（TDM）

生物学的同等性試験：通常
　は健常成人を対象に，時
　期をずらして後発医薬品
　又は先発医薬品を使用し，
　血中濃度推移から得られ
　た薬物動態学的パラメー
　タが統計学的に同じであ
　ることを確認する試験．

AUC：血中濃度–時間曲線
　下面積 area under the con-
　centration–time curve の
　こと．曝露量の指標とな
　る．

C_{max}：最高血中濃度 maxi-
　mum drug concentra-
　tion のこと．

T_{max}：最高血中濃度到達
　時間のこと．投与後，最
　高血中濃度に達するまで
　に要する時間．

$t_{1/2}$：消失半減期 elimina-
　tion half-life のこと．

療管理料，すなわち薬物血中濃度モニタリングの対象薬剤については，血中薬物濃度推移，主要な消失経路，薬物代謝等に関する重要なパラメータを記載する．詳しくは第 11 章で述べる．ヒトでのデータが得られないものについては，参考として動物種を明記した動物実験の結果が記載される．

　後発医薬品の場合は，原則として，**生物学的同等性試験**データを記載する．図 2.2 にグリベンクラミドの後発品を示した．血中濃度推移に加え，生物学的同等性の原則的な判定パラメータである AUC，C_{max} を記載し，参考として T_{max}，$t_{1/2}$ 等をその試験条件とともに記載する．また，内用固形製剤のうち，日本薬局方又は日本薬局方外医薬品規格第 3 部に定められた規格に適合するものは，「溶出挙動が規格に適合していることが確認されている」旨の記載が記載される．

M　臨床成績

　精密かつ客観的に行われた臨床試験の結果について，投与量，投与期間，症例数，有効率等を承認を受けた用法及び用量に従って記載される．

　後発医薬品のヒトにおける生物学的同等性試験実施が困難で，臨床効果を指標とした同等性試験を行った場合，その結果は本項に記載される．

N　薬効薬理

　効能又は効果を裏付ける薬理作用及び作用機序が記載される．

　後発医薬品のヒトにおける生物学的同等性試験実施が困難で，薬理学的試験による同等性試験を行った場合，その結果は本項に記載される．

O　有効成分に関する理化学的知見

　一般的名称，化学名，分子式，化学構造式，核物理学的特性（放射性物質の場合）等が記載される．一般的名称の英語名を知ることができ，海外論文を検索する際に有用である．

P　取扱い上の注意

　医薬品の取扱い方法や使用前に品質を確認するための注意事項や冒頭の貯法等に記載しきれなかった項目が記載される．なお，後発医薬品の場合は，安定性試験データの概要が記載される（図 2.3 参照）．

第2章　医療用医薬品の添付文書　　33

```
*【取扱い上の注意】
 安定性試験
  最終包装製品を用いた長期保存試験（室温保存、3年）の結
  果、外観及び含量等は規格の範囲内であり、グリベンクラミド
  錠1.25mg「JG」及びグリベンクラミド錠2.5mg「JG」の室温
  保存における3年間の安定性が確認された。4)
```

図 2.3　後発医薬品の添付文書【取扱い上の注意】
（グリベンクラミド錠 1.25 mg，2.5 mg「JG」添付文書より）

Q　承認条件

　承認にあたって試験の実施等の条件を付された場合には，その内容が記載される．近年では，「**医薬品リスク管理計画を策定の上，適切に実施すること.**」といった記載があり，添付文書のみでは詳細を把握できないため注意が必要である．

R　包　装

　販売されている包装単位，包装形状等について記載される．

S　主要文献及び文献請求先

　各項目の記載の裏付けとなるデータの中で主要なものは，主要文献として記載する．

T　製造業者又は輸入販売業者の氏名又は名称及び住所

U　記載要領に明記されていない項目

　添付文書に「投薬期間制限医薬品に関する情報」や「保険給付上の注意」が記載されている製品がある．麻薬や向精神薬等で厚生労働大臣が指定する医薬品や新医薬品で，投薬期間に14日，30日又は90日までの制限がある製剤で，「投薬期間制限医薬品に関する情報」欄が設けられている場合がある．抗菌薬や抗インフルエンザ薬を予防目的で使用した場合には保険給付されないなどの注意事項が「保険給付上の注意」欄に記載されていることがある．

医薬品リスク管理計画 Risk Management Plan, RMP：個別の医薬品ごとに，（1）重要な関連性が明らか，又は疑われる副作用や不足情報（安全性検討事項），（2）市販後に実施される情報収集活動（医薬品安全性監視活動），（3）医療関係者への情報提供や使用条件の設定等の医薬品のリスクを低減するための取り組み（リスク最小化活動）をまとめた文書．この活用により医薬品の開発段階，承認審査時から製造販売後の全ての期間において，ベネフィットとリスクの評価・見直しが行われ，これまで以上により明確な見通しを持った製造販売後の安全対策の実施が可能となることを目的としている．

2.5 生物由来製品，特定生物由来製品の添付文書

生物由来製品とは，人その他の生物（植物を除く）の細胞，組織等に由来する原料又は材料を用いた製品のうち，保健衛生上特別の注意を要するもので，ワクチン，抗毒素，細胞培養/遺伝子組換えタンパク製剤などが該当する．

特定生物由来製品とは，生物由来製品のうち，販売し，賃借し，又は授与した後において当該生物由来製品による保健衛生上の危害の発生又は拡大を防止するための措置を講ずることが必要なもので，厚生労働大臣が指定するものをいう．血漿分画製剤や輸血用血液製剤などが該当する．

2.5.1 生物由来製品，特定生物由来製品の添付文書記載における基本的ルール

添付文書の記載においては，次の基本的なルールがある．

1) 規制区分の記載位置に，生物由来製品，特定生物由来製品であることが記載される．
2) 遺伝子組換え製剤にあっては，名称の下に，「遺伝子組換え」である旨が記載される．
3) 「組成・性状」あるいは「製法の概要及び組成・性状」(ワクチン類等の場合)の項に，原料または材料のうち，ヒトその他の生物に由来する成分の名称並びに部位等が記載される．また，ヒト血液又はヒト血液由来の成分を有効成分としている場合は，採血国及び採血方法（献血又は非献血の別）が記載される．

2.5.2 特定生物由来製品の添付文書における追記

特定生物由来製品については，特に，以下の内容が追記される．

1) 添付文書本文の冒頭に，感染症伝播のリスクに関する全般的な注意が記載される．
2) 「使用上の注意」のうち「重要な基本的注意」として，有効性及び安全性その他適正な使用のために必要な事項について，患者に説明し，理解を得るよう努めなければならない旨が記載される．
3) 「使用上の注意」，「有効成分に関する理化学的知見」等の適切な項に，原材料の採取の際に行った感染症検査の詳細や不活性化処理の詳細，安全対策の限界等が記載される．

第2章　医療用医薬品の添付文書

4）「取扱い上の注意」として，当該製品を使用した場合は，販売名（医薬品名），製造番号又は製造記号（ロット番号），使用年月日，使用した患者の氏名・住所等を記録し，その記録を少なくとも 20 年間保存する旨が記載される．

2.6　添付文書の読むときの注意点

添付文書は，警告や禁忌をはじめ医薬品を適正に使用のための基本的かつ重要な情報が記載されている．更には，医療保険の適応不適応は，添付文書の効能・効果や用法・用量を基準に判断され，適応外使用の場合には保険請求できない場合がある．また，医薬品の使用が不適切であれば，重篤な副作用被害を生じた患者に**医薬品副作用被害救済制度**を活用できないことがありうる．以上の点から，簡単には添付文書は"使用基準"といえる．

なお，添付文書には，臨床に直接関係しない非臨床試験や製剤に関する情報が少ないので，場合によっては，**医薬品インタビューフォーム**などの適切な資料を併用することが必要となる．

一方で，添付文書は，標準的な薬物治療の方法を示すことを目的としていないため，**EBM** の象徴的存在である臨床系の学会等が発行する各種のガイドラインなどを併用することも不可欠である．

> 医薬品副作用被害救済制度：医薬品を適正に使用したにもかかわらず，その副作用により入院治療が必要になるほど重篤な健康被害が生じた場合に，医療費や年金などの給付を行う公的な制度．

> EBM：evidence-based medicine，根拠に基づく医療を意味する．詳細は第 9 章．

2.7　章末問題

以下の記述について○，×で答えよ.

1. 添付文書の記載内容は，「用法・用量」などのように，承認審査を受けて初めて変更される項目と，「使用上の注意」などのように，製造販売後の副作用情報などによって逐次変更される項目に分けられる．
2. 添付文書の改訂は，定期的に行うことが義務づけられている．
3. 添付文書には，医薬品を適正に使用するために必要な情報が，全て記載されている．
4. 添付文書は，製薬企業が作成するもので，法的規制は受けない．
5. 「効能・効果」に記載された適応は，原則臨床試験の成績に基づいて承認されたものである．
6. 「警告」は，致死的ではないが重篤かつ可逆的な副作用の発現に注意を喚起するために記載される．
7. 「警告」は，本文冒頭に赤枠内に黒字で記載され，「警告」がある添付文書には，右上縁に赤字の帯を印刷する．
8. 「併用禁忌」は，赤枠で赤字の文字を使用して記載する．
9. 「作成又は改訂年月」を，添付文書の右上隅に版数ととともに記載する．
10. 生物由来製品の場合，「規制区分」の記載位置で，「生物由来製品」と記載する．

11.「副作用」は，「重大な副作用」と「その他の副作用」に大別される．

12.「原則禁忌」は，本来，投与禁忌とすべきものであるが，診断あるいは治療上当該医薬品を特に必要とする場合に記載する．

13. 生物由来製品は，人その他の生物（植物を除く）の細胞，組織等に由来する原料又は材料を用いた製品である．

14. 特定生物由来製品は，生物由来製品のうち，感染因子を内在するリスクのある製品で，血漿分画製剤や輸血用血液製剤などが該当する．

15. 生物由来製品の使用に関しては，記録をつけそれを 20 年間保存することが義務付けられている．

16. わが国で使用される添付文書に記載される情報は，日本で承認された条件内の情報が記載されているが，特に必要な場合は海外における重大な副作用等の情報も記載されている．

17. 処方箋医薬品は，正当な理由がなければ，処方箋による指示なしには販売できないもので，違反行為には罰則が適用される．

解　答

1.　○

2.　×　　定期的な改訂義務はないが，市販後の副作用情報が収集されたときは，逐次変更しなければならない．

3.　×　　紙面の量的限界や法的規制による記載禁止事項があることから，必要な情報がすべて記載されているわけではない．

4.　×　　医薬品医療機器等法第 52 条に基づいて作成されている．

5.　○

6.　×　　致死的又は極めて重篤かつ非可逆的な副作用が発現する場合，又は副作用が発現する結果極めて重大な事故につながる可能性があって，特に注意を喚起する必要がある場合に記載する．

7.　×　　赤枠内に赤字で記載される．

8.　×　　赤枠内に赤色以外の文字で記載される．

9.　×　　左上隅に版数とととともに記載する．

10.　○

11.　○

12.　○

13.　○

14.　○

15.　×　　記録をつけることは義務づけられていない．なお，特定生物由来製品については，記録をつけそれを 20 年間保存することが義務付けられている．

16.　○

17.　○

第3章

一般用医薬品及び要指導医薬品の添付文書

一般用医薬品及び要指導医薬品（以下，一般用医薬品等）は，薬の知識に乏しい一般消費者が自己判断で使用する，セルフメディケーションとしての役割を持つ医薬品である．OTC薬，大衆薬あるいは一般薬とも呼ばれる．ちなみに，世界保健機関によると，セルフメディケーションとは，「自分自身の健康に責任を持ち，軽度な身体の不調に基づいて手当てすること」と定義されている．そのため一般用医薬品等は適正な使用が求められており，その関係者の責任は重要である．

第3章では，一般用医薬品等について，リスクの程度に応じた分類，情報提供，標準的な販売手順，販売制度等，並びに添付文書の詳細に関して解説する．

セルフメディケーション
self-medication

OTC：over-the-counter
の略である．

世界保健機関 World Health
Organization：WHO と
略す．

添付文著 package insert

3.1 一般用医薬品等とは

厚生労働省の「セルフメディケーションにおける一般用医薬品のあり方について」の検討会の中間報告書（平成14年）によると，一般用医薬品は，「一般の人が，薬剤師等から提供された適切な情報に基づき，自らの判断で購入し，自らの責任で使用する医薬品であって，軽度な疾病に伴う症状の改善，生活習慣病等の疾病に伴う症状発現の予防，生活の質の改善・向上，健康状態の自己検査，健康の維持・増進，その他保健衛生を目的とするもの」とされている．検討会等における論議を経て，平成18年，薬事法が改正され，一般用医薬品は，「医薬品のうち，その効能及び効果において人体に対する作用が著しくないものであって，薬剤師その他の医薬関係者から提供された情報に基づく需用者の選択により使用することが目的とされているもの」と定義された．

更に，平成25年の法改正（この法改正により，薬事法は，「医薬品，医療機器等の品質，有効性及び安全性の確保等に関する法律」（医薬品医療機器等法，薬機法と略す）に名称変更された）により，要指導医薬品という区分が新設された．これは，「その効能及び効果において人体に対する作用が著しくないものであって，薬剤師その他の医薬関係者から提供された情報に基づく需要者の選択により使用すること

が目的とされているものであり，かつ，その適正な使用のために薬剤師の対面による情報の提供及び薬学的知見に基づく指導が行われることが必要なものとして，厚生労働大臣が薬事・食品衛生審議会の意見を聴いて指定するもの」を指す．

一般消費者が認識する，いわゆる"薬"には，法的に医薬品でないものも含まれる（図3.1）．一方で，ハチミツ，赤ワインなどは一般的には食品であると認識されているものの，日本薬局方に記載された基準を満たしたものであれば，医薬品医療機器等法第2条にあるように，医薬品である．医薬品の分類と販売等の関係を図3.2に示した．医薬品は，1) 医療用医薬品，2) 薬局製造販売医薬品（薬局製剤），3) 要指導医薬品，4) 一般用医薬品に大別される．医療用医薬品は処方箋医薬品とそれ以外に分類される．ちなみに，薬局医薬品という場合は，医療用医薬品と薬局製造販売医薬品を指す．すなわち，一般用医薬品等を除く医薬品のことである．

要指導医薬品に関しては，薬剤師による対面販売が義務付けられている．この点で一般用医薬品とは異なる．また，一般用医薬品と毒薬・劇薬以外の薬局製造販売医薬品については，特定販売が認められている．これは，インターネット，郵送等を介した販売方法のことで，詳しくは3.2で解説する．

> 薬局医薬品：医師若しくは歯科医師によって使用され又はこれらの者の処方箋若しくは指示によって使用されることを目的として供給される医療用医薬品と，薬局の設備・器具を用いて製造し，薬局で直接消費者に販売・授与する薬局製造販売医薬品がある．

> 登録販売者：都道府県知事が実施する試験に合格し，登録を受けた医薬品販売の専門家である．かつては薬局・薬店での実務経験が受験要件となっていたが，平成26年の省令改正で実務受験要件が撤廃された．更に，店舗管理者等の要件として，過去5年間のうち通算2年間分の実務・業務経験が必要となる．

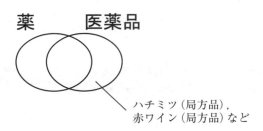

図3.1 薬と医薬品

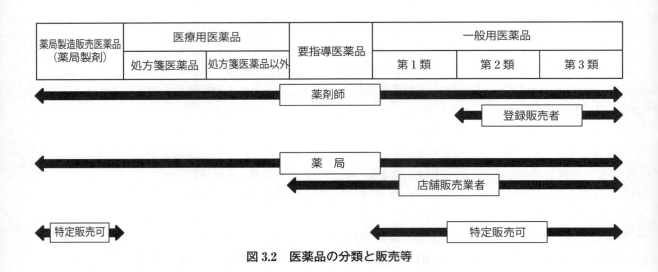

図3.2 医薬品の分類と販売等

3.1.1 リスクの程度に応じた分類と情報提供

平成18年の法改正により，一般用医薬品については，リスクの程度に応じて，第1類医薬品（特にリスクが高いもの；H_2ブロッカー含有薬，一部の発毛薬など），第2類医薬品（リスクが比較的高いもの；総合感冒薬，解熱鎮痛薬など）及び第3類医薬品（リスクが比較的低いもの；ビタミンB・C含有保健薬，主な整腸薬，消化薬など）に分類されることとなった（表3.1）．第2類医薬品のうち，一部の総合感冒薬などは，スティーブンス・ジョンソン症候群や間質性肺疾患等の重篤な副作用が報告されていることから，特別に注意を要するものとして厚生労働大臣により指定された指定第2類医薬品に分類されている．また，要指導医薬品は，一般用医薬品とは性質が異なる医薬品であるとして新たに位置づけられたものであり，1)毒薬，劇薬（ヨヒンビン塩酸塩含有薬など），2) スイッチ直後のスイッチOTC，ダイレクトOTCなどが該当する．なお，スイッチOTCとは医療用医薬品から転用されたもの，ダイレクトOTCとは，直接，一般用医薬品として市販するために開発されたものである．詳しくは3.1.4で解説する．

リスク分類：薬事・食品衛生審議会の意見を聴いて指定．新たな知見，使用に係る情報の集積により見直しが行われる．

指定第2類医薬品：他の第2類医薬品と区別するために，医薬品の直接の容器・被包に「第②類医薬品」又は「第②類医薬品」と表示することが義務づけられている．

表3.1 リスクの程度に応じた一般用医薬品の分類

第1類医薬品
①その副作用等により日常生活に支障をきたす程度の健康被害を生じるおそれがある医薬品であって，その使用に関し，特に注意が必要なものとして厚生労働大臣が指定するもの
②新一般用医薬品として承認を受けてから厚生労働省令で定める期間を経過しないもの

第2類医薬品
その副作用等により日常生活に支障をきたす程度の健康被害が生じるおそれがある医薬品であって，厚生労働大臣が指定するもの
《指定第2類医薬品》
第2類医薬品のうち特に注意を要する医薬品として厚生労働大臣が指定するもので，表示，陳列において，他の第2類医薬品と取り扱いが異なる

第3類医薬品
日常生活に支障をきたす程度ではないが，身体の変調・不調が起こるおそれがある成分を含むもの（1類及び2類以外の一般用医薬品）

表 3.2 に一般用医薬品等の情報提供についてまとめた．要指導医薬品及び第 1 類医薬品では，情報提供及び相談応答は義務化され，対応する専門家も薬剤師に限定されている．一方，第 2 類医薬品では，相談応答は義務化されているが，情報提供は努力義務となっている．また，第 3 類医薬品では，相談応答は義務化されているが，情報提供は不要となっている．

表 3.2　一般用医薬品等のリスクの程度に応じた情報提供

リスク分類	質問がなくとも行う情報提供	相談があった場合の応答	対応する専門家
要指導医薬品	義務	義務	薬剤師
第 1 類一般用医薬品	義務	義務	薬剤師
第 2 類一般用医薬品	努力義務	義務	薬剤師又は登録販売者
第 3 類一般用医薬品	不要	義務	薬剤師又は登録販売者

3.1.2　環境整備

　一般用医薬品等の販売に当たって，適切な情報提供及び相談対応のための環境整備が求められる．購入者の視点に立って，医薬品の適切な選択を行うことができるよう，医薬品販売に関わる環境を整備することが必要である．

1）薬局・店舗における掲示
　取り扱う医薬品の種類，店舗にいる専門家の種類，また，リスクの程度に応じて，販売方法，そして相談可能な時間帯などの掲示が求められる．
2）医薬品のリスクの程度に応じた外箱の表示
　リスクの程度がわかるような表示とする．また，必要に応じて，記号などを付記する．
3）医薬品のリスク分類ごとに分けた陳列
　要指導医薬品や第 1 類医薬品については，販売側から購入側へカウンター越しの販売となるよう陳列場所を工夫する．
4）その他
　例えば，薬剤師，登録販売者並びにその他の従業員の違いがわかるように，着衣・名札を区別する工夫が必要である．

3.1.3　標準的な販売手順

　平成 18 年の法改正で一般用医薬品の販売についてリスクの程度に応じた情報提供や相談応需が義務付けられ，消費者に対して必要かつ適切な対応が求められるよ

うになった．また，法的及び職務的にその標準的な業務手順を定める必要が生じた．

図 3.3 に一般用医薬品の標準的な販売手順を示した．これは，平成 21 年，日本薬剤師会が手引きとして開示したものであり，消費者あるいは相談者（以下，消費者等）が来局したことを想定して作成されている．

薬剤師や登録販売者は，消費者が抱えている問題を解決し支援するという姿勢で臨むことが大切である．相談の受付にあたっては，消費者等が来局した意図，症状，体質，疾病，生活状況等，基本的な情報を収集することは欠かせない．なお，来局したのが消費者の代理人である場合には，「消費者」と相談しているか否かを確認する必要がある．消費者等から得られた情報を基に状況を評価し，生活指導，受診勧奨などの対応をとる．その上で適切な一般用医薬品を選択できるよう支援することが大切である．ここで，リスクの程度に応じた情報提供と適正使用のための指導・助言を行うことを忘れてはならない．

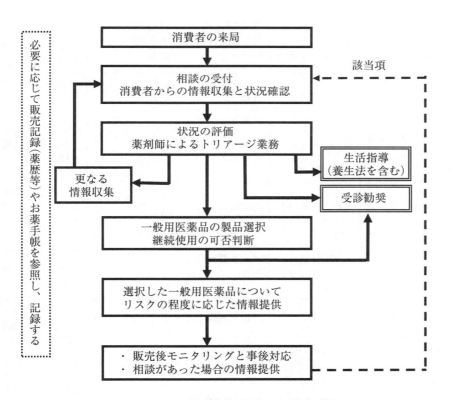

図 3.3 一般用医薬品の標準的な販売手順
（日本薬剤師会，平成 21 年，一部改変）

トリアージ：災害時発生現場等において多数の傷病者が同時に発生した場合，傷病者の緊急度や重症度に応じて適切な処置や搬送を行うために治療の優先順位を決定すること．（日本救急医学会ホームページより抜粋）

3.1.4 スイッチ OTC とダイレクト OTC

厚生労働省はセルフメディケーションの推進と消費者選択の拡大，そして医療費

表3.3　スイッチ直後のスイッチOTC及びダイレクトOTC

（平成28年2月1日現在）

有効成分	販売名	製造販売業者	承認年月日	調査期間（予定）
ロキソプロフェンナトリウム水和物	ロキソニンSパップ	リードケミカル株式会社	平成27年7月27日	安全性等に関する製造販売後調査期間（3年間）
	ロキソニンSテープ			
	ロキソニンSテープL			
	ロキソニンSゲル	第一三共ヘルスケア株式会社		
フッ化ナトリウム	エフコートエフウォッシュバトラーエフウォッシュ	サンスター株式会社	平成27年3月13日	安全性等に関する製造販売後調査期間（3年間）
アルミノプロフェン	ルミフェンミネルフェンS	佐藤製薬株式会社	平成26年4月18日	安全性等に関する製造販売後調査期間（3年間）
チェストベリー乾燥エキス	プレフェミン	ゼリア新薬株式会社	平成26年4月3日	再審査期間（8年）
ペミロラストカリウム	ペミラストンAG点眼薬	アルフレッサファーマ株式会社	平成25年12月20日	安全性等に関する製造販売後調査期間（3年間）
	ノアールPガード点眼液	佐藤製薬株式会社		
エバスチン	エバステルAL	興和株式会社	平成25年12月20日	安全性等に関する製造販売後調査期間（3年間）
トラニラスト	ロートアルガードプレテクトロートアルフィットEX	ロート製薬株式会社	平成25年12月20日	安全性等に関する製造販売後調査期間（3年間）
トリメブチンマレイン酸塩	セレキノンSセレックスS	田辺三菱製薬株式会社	平成25年5月10日	安全性等に関する製造販売後調査期間（3年間）
イコサペント酸エチル	エパテールTエパアルテ	持田製薬株式会社	平成24年12月28日	安全性等に関する製造販売後調査期間（3年間）
ネオコナゾール塩酸塩	エスエスカンジダクリームフェミディアクリームカンジダカユミノンクリーム	エスエス製薬株式会社	平成24年6月12日	安全性等に関する製造販売後調査期間（3年間）
赤ブドウ葉乾燥エキス混合物	アンチスタックス		平成23年1月21日	再審査期間（8年）

削減等の観点から医療用医薬品の一般用医薬品等への転用を推進している.

スイッチ OTC は，医療用医薬品から転用されたもので，医療用医薬品としての使用実績があり，副作用の発生状況，海外での使用状況等からみて一般用医薬品等として適切であると判断されたものである．一方，ダイレクト OTC は，医療用医薬品も含めて，初めての有効成分を含有する一般用医薬品等であり，使用実績がないという点で，スイッチ OTC とは異なる.

スイッチ OTC 及びダイレクト OTC の多くが要指導医薬品や第 1 類医薬品に分類されている（表 3.3）．特にスイッチ直後のスイッチ OTC については，市販直後には要指導医薬品として市販され，原則 3 年間の安全性に関する調査が義務づけられている．そして，特段の問題が生じなければ，3 年経過時点で，要指導医薬品から一般用医薬品へ移行される．一方，ダイレクト OTC については，再審査期間（新有効成分 8 年間，新効能・新用量 4 年間，新投与経路 6 年間）が経過した時点で，一般用医薬品に移行させるか否か判断する.

3.2　一般用医薬品等の販売制度の改革

平成 18 年の法改正で，医薬品の販売方法の規制が緩和された．法改正前後での販売方法の違いを表 3.4 に示す．それまでの一般販売業と薬種商販売業は店舗販売業に一本化され，特例販売業は廃止，一方で，登録販売者制度が創設された.

一般用医薬品のうち，第 1 類医薬品及び第 2 類医薬品については，薬剤師等の専門家による対面販売が基本であった．しかしながら，僻地や遠隔地では薬局での対面販売が物理的に困難で，消費者の利便性が損なわれており，インターネット販売を含む郵送等による販売が行われていた．このような経緯もあり，平成 21 年，薬事法施行規則等の一部を改正する省令（厚生労働省令第 10 号）が公布され，第 3 類医薬品以外のインターネット販売を含む郵便等による販売が禁止された.

しかしながら，この省令の施行後，インターネット販売規制をめぐる裁判（憲法第 22 条第 1 項に定められている「営業の自由」の侵害を理由として）を経て，平成 25 年の法改正では，1）適切のルールのもと，全ての一般用医薬品のインターネット販売を可能とすること，2）要指導医薬品という分類を新設し，薬剤師による対面販売を義務付けること，等が盛り込まれ，新販売制度がスタートした.

表 3.4 平成 18 年法改正に伴う医薬品販売の業態の変化

改正前

種　類		専門家（資質）	販売可能な一般用医薬品
薬　局		薬剤師 （国家試験）	全ての医薬品（485 成分[注1]）
薬店	一般販売業		
	薬種商販売業	薬種商販売業者 （都道府県試験）	指定医薬品以外の医薬品（474 成分[注1]）
配置販売業		配置販売業者 （試験なし）	一定の品目（270 成分[注1]）
特例販売業		薬事法上定めなし	限定的な品目（80 成分程度[注1]）

改正後

種　類	専門家（資質）	販売可能な一般用医薬品
薬　局	薬剤師	すべての医薬品（1233 成分 + 210 処方[注2]）
店舗販売業	薬剤師又は 登録販売者	薬剤師は全ての医薬品 （1233 成分 + 210 処方[注2]） 登録販売者は第1類医薬品を除く医薬品 （1210 成分 + 210 処方[注2]）
配置販売業		

注1　漢方製剤，生薬，消毒薬，殺虫薬及び一般用検査薬を除く．
注2　平成 19 年厚生労働省告示第 69 号

　インターネットを用いた特定販売を行う場合の基本的なルールは以下のとおりである．

1) 予め販売許可を受けること
2) 薬局，店舗は有形であること
3) 薬局，店舗に貯蔵・陳列している製品のみ販売できること
4) 必要な資質・知識を持った専門家が，使用者の状態等の確認，それに応じた情報提供等を行った上で，販売を行うこと
5) インターネット販売を行う際には，事前に保健所への届け出を行うこと

　なお，現在，特定販売が適切に行われるように，厚生労働省では自治体から報告された一般用医薬品のホームページのアドレスを一覧表にして公表している（図 3.4）．

厚生労働省の一般用医薬品の販売サイト
http://www.mhlw.go.jp/bunya/iyakuhin/ippan-you/hanbailist/

第3章　一般用医薬品及び要指導医薬品の添付文書　　*45*

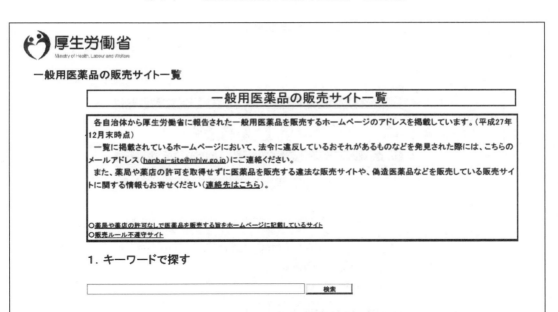

図 3.4　一般用医薬品の販売サイト一覧

3.3　一般用医薬品等の添付文書とは

　医薬品の添付文書は，医薬品医療機器等法第52条で記載事項が取り決められている．更に第53条の中で，「当該医薬品を一般に購入し，又は使用する者が読みやすく，理解しやすいような用語による正確な記載がなければならない」と定められている．図3.5に一般用医薬品の添付文書の一例を示した．また，医療用医薬品と一般用医薬品等の添付文書の記載事項の違いを図3.6，図3.7に示した．基本的には同じ内容が記載されているが，一般用医薬品等については，一般消費者が医薬品情報を使用することを勘案し，冒頭部分に添付文書の必読と保存に関する事項が記載されている．また，「使用上の注意」の記載についても，消費者等への注意喚起のための「してはいけないこと」，及び医学，薬学的支援のための「相談すること」に大別する工夫がなされている．

ベンザエース A 錠の改訂添付文書見本

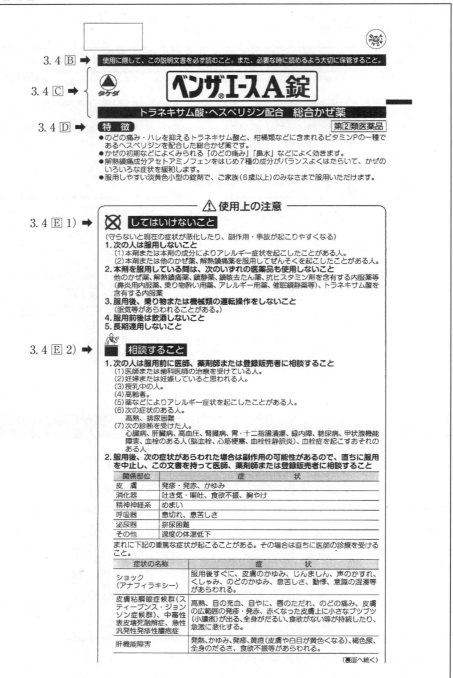

図 3.5　一般用医薬品の添付文書
(ベンザエース A 錠，武田コンシューマーヘルスケア)

第3章　一般用医薬品及び要指導医薬品の添付文書　　47

（裏面）

症状の名称	症　状
腎障害	発熱、発疹、尿量の減少、全身のむくみ、全身のだるさ、関節痛（節々が痛む）、下痢等があらわれる。
間質性肺炎	階段を上ったり、少し無理をしたりすると息切れがする・息苦しくなる、空せき、発熱等がみられ、これらが急にあらわれたり、持続したりする。
ぜんそく	息をするときゼーゼー、ヒューヒューと鳴る、息苦しい等があらわれる。
再生不良性貧血	青あざ、鼻血、歯ぐきの出血、発熱、皮膚や粘膜が青白くみえる、疲労感、動悸、息切れ、気分が悪くなりくらっとする、血尿等があらわれる。
無顆粒球症	突然の高熱、さむけ、のどの痛み等があらわれる。

3. 服用後、次の症状があらわれることがあるので、このような症状の持続または増強が見られた場合には、服用を中止し、この文書を持って医師、薬剤師または登録販売者に相談すること
下痢、口の渇き、眠気
4. 5〜6回服用しても症状がよくならない場合は服用を中止し、この文書を持って医師、薬剤師または登録販売者に相談すること

3.4 F ➡ **効　能**

かぜの諸症状（のどの痛み、鼻水、鼻づまり、くしゃみ、悪寒、発熱、頭痛、せき、たん、関節の痛み、筋肉の痛み）の緩和

3.4 G ➡ **用法・用量**

次の量を、食後なるべく30分以内に、水またはお湯で、かまずに服用すること。

年　齢	1回量	1日服用回数
15歳以上	3錠	
11歳〜14歳	2錠	3回
6歳〜10歳	1錠	
6歳未満	服用しないこと	

＜用法・用量に関連する注意＞
(1) 小児に服用させる場合には、保護者の指導監督のもとに服用させること。
(2) 用法・用量を厳守すること。

3.4 H ➡ **成　分**　9錠（15歳以上の1日服用量）中

は た ら き	成　　　分	含　量
熱をさげ、痛みを和らげる	アセトアミノフェン	900mg
鼻水・くしゃみを和らげる	d-クロルフェニラミンマレイン酸塩	3.5mg
せきを和らげる	デキストロメトルファン臭化水素酸塩水和物	48mg
	dl-メチルエフェドリン塩酸塩	60mg
頭痛を和らげる	無水カフェイン	75mg
ビタミン類（ビタミンPの一種）	ヘスペリジン	60mg
のどの痛みを和らげる	トラネキサム酸	420mg

添加物：ヒドロキシプロピルセルロース、無水ケイ酸、セルロース、クロスカルメロースNa、ステアリン酸Mg、トウモロコシデンプン

3.4 I ➡ **保管および取扱い上の注意**

(1) 直射日光の当たらない湿気の少ない涼しい所に密栓して保管すること。
(2) 小児の手の届かない所に保管すること。
(3) 他の容器に入れ替えないこと（誤用の原因になったり品質が変わる）。
(4) ビンの中の詰め物は、フタをあけた後はすてること（詰め物を再びビンに入れると湿気をきみ品質が変わるもとになる。詰め物は、輸送中に錠剤が破損するのを防止するためのものである）。
(5) 服用のつどビンのフタをしっかりしめること（吸湿し品質が変わる）。
(6) 使用期限を過ぎた製品は服用しないこと。
(7) 箱とビンの「開封年月日」記入欄に、ビンを開封した日付を記入すること。
(8) 一度開封した後は、品質保持の点から開封日より6ヵ月以内を目安になるべくすみやかに服用すること。

本製品内容についてのお問い合わせは、お買い求めのお店、または下記にお願い申しあげます。
武田コンシューマーヘルスケア株式会社「お客様相談室」フリーダイヤル 0120-567-087
受付時間：9：00〜17：00（土、日、祝日を除く）

3.4 J ➡ なお、タケダ健康サイトでは、多くの健康情報や症状・疾患の情報をわかりやすく紹介しています。

タケダ健康サイト　検索　http://takeda-kenko.jp

3.4 K ➡ 製造販売元　▲武田コンシューマーヘルスケア株式会社
〒541-0045　大阪市中央区道修町四丁目1番1号

D4

図 3.5　つづき

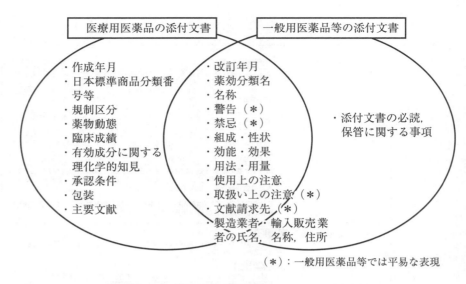

図 3.6　医療用医薬品と一般用医薬品等の添付文書の比較

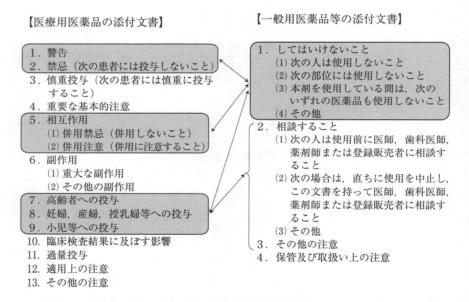

図 3.7　医療用医薬品と一般用医薬品等の添付文書の「使用上の注意」の比較

3.3.1　添付文書の記載要領の改訂

　これまでは，厚生省医薬安全局より平成 11 年 8 月 12 日に通知された「一般用医薬品の添付文書記載要領について」(医薬発第 984 号)，「一般用医薬品の使用上の注意記載要領について」(医薬発第 983 号) に従っていた．しかしながら，使用上の注

意に関しては，平成17年12月の医薬品販売制度改正検討部会等における指摘を受け，厚生労働省医薬食品局より平成23年10月，「一般用医薬品の使用上の注意記載要領について」（薬食発1014第3号）が通知されて改正された．この通知で言及されている使用上の注意記載要領の趣旨は次のとおりである．

1) 一般用医薬品の適正な使用を図り，安全を確保するために，一般使用者に対して必要な情報を提供する目的で当該医薬品の製造販売業者が医薬品の添付文書又はその容器若しくは被包に記載する．
2) 添付文書又はその容器若しくは被包に記載すべき，使用及び取扱い上の注意のほか，外部の容器又は外部の被包に記載する事項についても規定する．
3)「副作用」とは，当該医薬品を使用した結果，人体に発現する有害反応をいう．
　また同時に，「一般用医薬品の添付文書記載要領について」も改正された．

3.4　添付文書の記載項目

　一般用医薬品添付文書の記載事項は11項目から構成されている．なお，一般用医薬品等の添付文書は，（独）医薬品医療機器総合機構の「医薬品医療機器情報提供ホームページ」に掲載されている．また，平成26年7月の厚生労働省令第87号に基づき，販売・授与等の禁止の特例のための一要件として「（独）医薬品医療機器総合機構のホームページに変更後の添付文書等記載事項が掲載されていること」と定められている．

A　改訂年月

　重要な内容を変更した場合は，改訂年月を記載するとともに，改訂箇所を明示する．

B　添付文書の必読及び保管に関する事項

　添付文書の販売名の上部に，添付文書の必読及び保管に関する注意を記載する．

C　販売名，薬効名及びリスク区分

　日本薬局方に収められていない医薬品にあっては，承認を受けた販売名を記載する．一方，日本薬局方に収められている医薬品にあっては，日本薬局方で定められた名称を記載し，販売名がある場合は併記して差し支えない．薬効名としては当該医薬品の薬効又は性格を正しく表すことのできる名称を記載する．また，リスク区

分については，医薬品医療機器等法施行規則第 209 条の 2 又は 3 及び第 210 条第 5 号の規定に準じて記載する．

D 製品の特徴

使用者が製品の概要を知るために必要な内容を簡潔に記載する．

E 使用上の注意

平成 23 年 10 月発出の通知「一般用医薬品の使用上の注意記載要領について」に基づいて記載するほか，以下の点に留意する．

1. 「使用上の注意」で効能又は効果に関連する事項は，効能又は効果の項目に続けて承認内容と明確に区別して記載すること．
2. 「使用上の注意」で用法及び用量に関連する事項は，用法及び用量の項目に続けて承認内容と明確に区別して記載すること．
3. 「使用上の注意」で成分及び分量に関連する事項は，成分及び分量の項目に続けて，成分，分量及び医薬品添加物の記載と明確に区別して記載すること．

1) してはいけないこと

1. 次の人は使用しないこと

効能又は効果の範囲内であっても，疾病の種類，症状，合併症，既往歴，体質，妊娠の可能性の有無，授乳の有無，年齢，性別等からみて使用すべきでない人について，一般使用者が自らの判断で確認できる注意事項を記載する．効能又は効果の範囲以外で，誤って使用されやすい類似の疾病や症状がある場合は，その内容を記載する．

2. 次の部位には使用しないこと

1 に準じて記載する．

3. 本剤を使用している間は，次のいずれの医薬品も使用しないこと

同種同効の医薬品又は相互作用を起こしやすい医薬品との併用に関する注意事項を記載する．

4. その他

乳汁への移行性等から乳児に対する危険性がある医薬品の場合，本剤の使用期間中は授乳しない又は授乳期間中は本剤を使用しない旨の注意を記載する．副作用が発現すると重大な事故につながるおそれがある作業等に関する注意事項がある場合

には，その副作用の内容及びそのような作業に従事しない旨の注意を記載する．アルコール等の食品と相互作用を起こす可能性がある場合には，本剤の使用中には，その食品を摂取しない旨の注意を記載する．その他，重大な副作用又は事故を防止する目的で当該項目に記載することが適当であると判断される事項があれば記載する．

2) 相談すること

1. 次の人は使用前に医師，歯科医師，薬剤師又は登録販売者に相談すること

疾病の種類，症状，合併症，既往歴，体質，妊娠の可能性の有無，授乳の有無，年齢，性別等からみて，副作用による危険性が高い場合若しくは医師又は歯科医師の治療を受けている人であって，一般使用者の判断のみで使用することが不適当な場合について記載する．

2. 使用後，次の症状があらわれた場合は副作用の可能性があるので，直ちに使用を中止し，この文書を持って医師，歯科医師，薬剤師又は登録販売者に相談すること

副作用のうち，本剤の使用を続けると症状が重くなったり，症状が長く続くおそれのあるものについて記載することとし，一般使用者が判断できる初期症状を主に記載する．副作用の内容は一般的な副作用とまれに発生する重篤な副作用に分けて，表形式にする等わかりやすいよう工夫して記載する．副作用の記載に当たっては，最初に，一般的な副作用について発現部位別に症状を記載し，次に，まれに発生する重篤な副作用について副作用名ごとに症状を記載する．なお，重篤な副作用の発現時には医療機関を受診する旨を記載する．

3. 使用後，次の症状の持続又は増強がみられた場合は，使用を中止し，この文書を持って医師，歯科医師，薬剤師又は登録販売者に相談すること

本剤の薬理作用等から発現が予想され，容認される軽微な症状であるが，症状の持続又は増強がみられた場合は，医師，歯科医師，薬剤師又は登録販売者に相談する旨を記載する．

4. 一定の期間又は一定の回数を使用しても症状の改善がみられない場合は，この文書を持って医師，歯科医師，薬剤師又は登録販売者に相談すること

一定の期間又は一定の回数を使用しても症状の改善がみられない場合は，医師，歯科医師，薬剤師又は登録販売者に相談する旨を記載する．この場合，期間又は回数は，可能な限り具体的な数値で記載する．

5. その他

上記に分類されない相談すべき注意事項があれば記載する．

3）その他の注意

1）及び2）に分類されない使用上の注意があれば記載する.

4）保管及び取扱い上の注意

温度，湿度，日光等に関する注意があれば記載する．小児の手の届かない所に保管すべき旨の注意を記載する．他の容器に入れかえることは，事故のもとになったり，品質保持の観点からも好ましくないので，その旨を記載する．また，携帯容器（薬剤を移し替えても品質上，問題ないことを担保した容器）が添付されている場合は，その容器以外の容器に入れかえない旨の注意を記載する．その他，当該項目に関して必要な事項があれば記載する.

F　効能又は効果

承認を受けた効能又は効果を記載する．ただし，承認を要しない医薬品にあっては，医学・薬学上認められた範囲内の効能又は効果を記載する.

G　用法及び用量

承認を受けた用法及び用量を記載する．ただし，承認を要しない医薬品にあっては，医学・薬学上認められた範囲内の用法及び用量を記載する.

H　成分及び分量

有効成分の名称（一般的名称のあるものについては，その一般的名称，有効成分が不明なものにあっては，その本質及び製造方法の要旨）及びその分量並びに医薬品添加物の名称を記載する．なお，医薬品添加物の記載については，厚生労働省医薬局安全対策課・監視指導・麻薬対策課より平成14年4月に通知された「医薬品添加物の記載に関する自主申し合わせの実施等について」（医薬安発第0409001号・医薬監麻発第0409001号）を参考にする.

I　保存及び取扱い上の注意

E 4）を参照のこと.

J　消費者相談窓口

一般使用者からの当該医薬品についての相談に応じることができる連絡先担当部門の名称，電話番号，受付日時等を記載する.

第3章　一般用医薬品及び要指導医薬品の添付文書　　　　*53*

Ⓚ　製造販売業者等の氏名又は名称及び住所

製造販売業者の氏名又は名称及び住所を記載する．また当該医薬品の販売を製造販売業者以外が行う場合等，必要に応じて販売業者の氏名又は名称及び住所も併せて記載する．

3.5　一般用医薬品等と薬剤師の役割

平成 21 年，日本薬学会が「医療用医薬品の有効成分の一般用医薬品への転用に係る候補成分検討調査報告」を厚生労働省に提出し，それをもとに薬事・食品衛生審議会一般用医薬品部会において審議が行われ，近年，多くの一般用医薬品が医療用医薬品から転用された．これらの医薬品は消費者が自己の判断で使用することが前提であるため，適切な医薬品情報の提供が求められる．まさに，薬剤師として高度な職能が求められる医薬品である．

3.6　章末問題

以下の記述について○，×で答えよ．

1. セルフメディケーションとは，自分自身の健康に責任を持ち，軽度な身体の不調に基づいて手当てすることである．
2. 薬局医薬品とは薬局製造販売医薬品の別名である．
3. 医薬品の販売業態は，店舗販売業，特例販売業，配置販売業のいずれかである．
4. 薬局では，薬局医薬品及び一般用医薬品等の全ての医薬品を取り扱うことができる．
5. 店舗販売業に従事する薬剤師は医療用医薬品の販売ができる．
6. 薬局に勤務する登録販売者は一般用医薬品のうち第 2 類，第 3 類医薬品を販売できる．
7. 指定第 2 類医薬品とは，第 2 類医薬品のうち，特別に注意を要するものとして厚生労働大臣により指定されたものをいう．
8. インターネット，郵送を使った医薬品の販売方法のことを特定販売という．
9. スイッチ OTC とは，医療用医薬品も含めて初めて有効成分を含有する一般用医薬品等である．
10. 要指導医薬品については，登録販売者が販売するもので，対面で書面を用いて情報提供することが義務付けられている．
11. 第 1 類医薬品については，インターネット等を使った特定販売が可能である．
12. 要指導医薬品のうち，スイッチ直後のスイッチ OTC は，承認時に指定された再審査期間が経過した時点

54

で，一般用医薬品に移行させることを判断する．

13. 要指導医薬品のうち，ダイレクト OTC については，原則 3 年間で一般用医薬品へ移行させることを判断する．

14. 一般用医薬品等の添付文書の記載事項は，医薬品医療機器等法第 52 条などに規定されている．

15. 一般用医薬品等の添付文書の記載事項は，医療用医薬品の添付文書と全く同一である．

解　答

1. ○

2. ×　　医療用医薬品と薬局製造販売医薬品の総称である．

3. ×　　薬局，店舗販売業及び配置販売業に分類されている．

4. ○

5. ×　　店舗販売業では，薬剤師であっても，一般用医薬品及び要指導医薬品しか販売ができない．

6. ○

7. ○

8. ○

9. ×　　ダイレクト OTC という．

10. ×　　要指導医薬品を販売できるのは薬剤師のみである．

11. ○

12. ×　　再審査期間が設定されるのはダイレクト OTC である．

13. ×　　原則 3 年間の安全性に関する調査を経て，一般用医薬品への移行を判断するのはスイッチ OTC である．

14. ○

15. ×　　一般用医薬品等の添付文書は，医療用医薬品の添付文書とは異なり，平易な表現を用いて書くことが求められ，記載事項も異なる．

第4章

製薬企業から提供される情報

　製薬企業からは，医薬品の添付文書のほか，医薬品インタビューフォーム（IF），緊急安全性情報，安全性速報，医療用医薬品製品概要（以下，製品情報概要）などの情報が，日本製薬団体連合会からは，医薬品安全性対策情報（DSU）などの情報が提供される．

　第4章では，製薬企業から提供される添付文書以外の情報である IF，緊急安全性情報，安全性速報，製品情報概要及び DSU 等について詳しく解説する．

4.1　医薬品インタビューフォーム

4.1.1　医薬品インタビューフォームとは

　医療現場では，医師や薬剤師等の医療従事者が日常業務に必要な医薬品の適正使用情報を活用する際に，医療用医薬品の添付文書に記載された情報を裏付ける詳細な情報が必要である．添付文書等の情報を補完するための個別医薬品総合版適正情報集として IF がある．日本病院薬剤師会（以下，日病薬）が IF の記載要領を策定しており，IF は，日本製薬工業協会（以下，製薬協）の医薬品評価委員会 PMS 部会が発行する「医薬品 IF 作成の手引き」に準拠して，製薬企業が作成している．

　当初は病院薬剤師が製薬企業にインタビューして入手した情報を独自の様式にまとめた医薬品情報集を IF と称していた．昭和 63 年に日病薬が IF の位置付けや記載様式を策定したのが最初であり，その後，IF 記載要領は，医学・薬学の進歩，薬事関連法規制度の見直し，また薬学教育等への幅広い活用も踏まえ見直しが行われ，現在では「IF 記載要領 2013」が策定されている．

　IF には，製薬企業機密等に関わるもの，製薬企業の製剤努力を無効にするもの及び薬剤師をはじめ医療従事者自らが評価・判断・提供すべき事項等は記載されない．

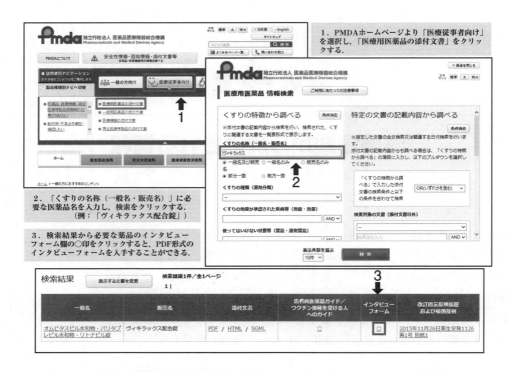

図 4.1 （独）医薬品医療機器総合機構ホームページからの e-IF の検索方法

（独）医薬品医療機器総合機構 Pharmaceuticals and Medical Devices Agency：PMDA と略す。

　「IF 記載要領 2013」により作成された IF は，基本的には，電子媒体（PDF ファイル）により提供される（e-IF）．情報を利用する薬剤師は，必要に応じて電子媒体から印刷して利用する．e-IF は，（独）医薬品医療機器総合機構のホームページなどで公開されている．図 4.1 にホームページからの e-IF の入手方法を示した．e-IF により，医療現場での情報の入手や加工が容易になり，また添付文書の改訂に対応した IF の提供が可能となった．

4.1.2　医薬品インタビューフォームの記載項目

　IF は原則として製剤の投与経路別（内用剤，注射剤，外用剤）に作成されている．また，IF に記載する項目及び配列は「IF 記載要領 2013」に準拠している．記載項目は多岐にわたっており，投与経路に応じて製剤に関する記載項目が異なっている．表 4.1 に IF の内用剤の記載項目を示した．また，表 4.2 に製剤に関する項目について投与経路別の記載項目を示した．IF は，使用上の注意の改訂，再審査結果又は再評価結果（臨床再評価）が公表された時点並びに適応症の拡大等がなされ記載すべき内容が大きく変わった場合に改訂される．

第 4 章　製薬企業から提供される情報　　*57*

表 4.1　医薬品インタビューフォームの記載項目（内用剤）

Ⅰ．**概要に関する項目**
1. 開発の経緯
2. 製品の治療学的・製剤学的特性

Ⅱ．**名称に関する項目**
1. 販売名
2. 一般名
3. 構造式又は示性式
4. 分子式及び分子量
5. 化学名（命名法）
6. 慣用名，別名，略号，記号番号
7. CAS 登録番号

Ⅲ．**有効成分に関する項目**
1. 物理化学的性質
2. 有効成分の各種条件下における安定性
3. 有効成分の確認試験法
4. 有効成分の定量法

Ⅳ．**製剤に関する項目**
1. 剤形
2. 製剤の組成
3. 懸濁剤，乳剤の分散性に対する注意
4. 製剤の各種条件下における安定性
5. 調製法及び溶解後の安定性
6. 他剤との配合変化（物理化学的変化）
7. 溶出性
8. 生物学的試験法
9. 製剤中の有効成分の確認試験法
10. 製剤中の有効成分の定量法
11. 力価
12. 混入する可能性のある夾雑物
13. 注意が必要な容器・外観が特殊な容器に関する情報
14. その他

Ⅴ．**治療に関する項目**
1. 効能又は効果
2. 用法及び用量
3. 臨床成績

Ⅵ．**薬効薬理に関する項目**
1. 薬理学的に関連ある化合物又は化合物群
2. 薬理作用

Ⅶ．**薬物動態に関する項目**
1. 血中濃度の推移・測定法
2. 薬物速度論的パラメータ
3. 吸収
4. 分布
5. 代謝
6. 排泄
7. トランスポーターに関する情報
8. 透析等による除去率

Ⅷ．**安全性（使用上の注意等）に関する項目**
1. 警告内容とその理由
2. 禁忌内容とその理由（原則禁忌を含む）
3. 効能又は効果に関連する使用上の注意とその理由
4. 用法及び用量に関連する使用上の注意とその理由
5. 慎重投与内容とその理由
6. 重要な基本的注意とその理由及び処置方法
7. 相互作用
8. 副作用
9. 高齢者への投与
10. 妊婦，産婦，授乳婦等への投与
11. 小児等への投与
12. 臨床検査結果に及ぼす影響
13. 過量投与
14. 適用上の注意
15. その他の注意
16. その他

Ⅸ．**非臨床試験に関する項目**
1. 薬理試験
2. 毒性試験

Ⅹ．**管理的事項に関する項目**
1. 規制区分
2. 有効期間又は使用期限
3. 貯法・保存条件
4. 薬剤取扱い上の注意点
5. 承認条件等
6. 包装
7. 容器の材質
8. 同一成分・同効薬
9. 国際誕生年月日
10. 製造販売承認年月日及び承認番号
11. 薬価基準収載年月日
12. 効能又は効果追加，用法及び用量変更追加等の年月日及びその内容
13. 再審査結果，再評価結果公表年月日及びその内容
14. 再審査期間
15. 投薬期間制限医薬品に関する情報
16. 各種コード
17. 保険給付上の注意

Ⅺ．**文献**
1. 引用文献
2. その他の参考文献

Ⅻ．**参考資料**
1. 主な外国での発売状況
2. 海外における臨床支援情報

ⅩⅢ．**備考**
1. その他の関連資料

表 4.2　インビューフォーム記載要領 2013 の「製剤に関する項目」

製剤に関する項目	内用剤	注射剤	外用剤
剤形			
・投与経路	－	－	○
・剤形の区分，外観及び性状	○	○	○
・製剤の物性	○	－	○
・識別コード	○		○
・pH，浸透圧比，粘度，比重，無菌の旨及び安定な pH 域等	○	－	－
・溶液及び溶解時の pH，浸透圧比，粘度，比重，安定な pH 域等	－	○	－
・pH，浸透圧比，粘度，比重，安定な pH 域等	－	－	○
・無菌の有無	－	－	○
・注射剤の容器中の特殊な気体の有無及び種類	－	○	
製剤の組成			
・有効成分（活性成分）の含量	○	○	○
・添加物	○	○	○
・電解質の濃度	－	○	
・添付溶解液の組成及び容量		○	○
・その他	○	○	
注射剤の調製法	－	○	－
用時溶解して使用する製剤の調製法	－	－	○
懸濁剤，乳剤の分散性に対する注意	○	○	○
製剤の各種条件下における安定性	○	○	○
調製法及び溶解後の安定性	○	－	－
溶解後の安定性	－	○	○
他剤との配合変化（物理化学的変化）	○	○	○
溶出性	○	－	○
生物学的試験法	○	○	○
製剤中の有効成分の確認試験法	○	○	○
製剤中の有効成分の定量法	○	○	○
力価	○	○	○
混入する可能性のある夾雑物	○	○	○
注意が必要な容器・外観が特殊な容器に関する情報	○	○	○
刺激性	－	－	○
その他	○	○	○

○：記載項目

4.1.3 医薬品インタビューフォームの活用

　医療用医薬品の添付文書は，医薬品医療機器等法第52条に基づき製造販売業者又は輸入販売業者が作成することが義務づけられている公的文書である．しかし，添付文書は紙面及び情報の量に限度があり，全てを網羅することはできない．IFから，添付文書に記載された効能・効果，副作用，使用上の注意等の根拠データを簡便に入手することが可能であり，添付文書と審査（結果）報告書・製造承認申請資料の間に位置する個別医薬品総合版適正情報集と位置づけられている（図4.2）．

　IFには，開発の経緯や製品の特性，有効成分・製剤の安定性，各種使用上の注意の設定理由，薬物代謝経路の詳細，非臨床の薬理・毒性試験等，添付文書では十分に得られない様々な情報も収載されている．

　図4.3に配合変化に関するIFの記載例を示した．フィニバックス®点滴静注用の添付文書ではアミノ酸製剤との配合により「著しく力価が低下する」としか記載されていないのに対し，IFではアミノ酸製剤ごとに経時的な残存率が記載されており，例えば，「アミノフリード®輸液」，「アミパレン®輸液」では1時間後の残存率がそれぞれ28.0％，0.0％と非常に減少していることが記載されている．このことから，フィニバックス®点滴静注用はこれら輸液内に混合できないだけでなく，側管からもフィニバックス®点滴静注用を投与すべきでないことが判断できる．図4.4に臨床データパッケージの概略図の例を示した．エクリラ®400 μg ジェヌエア®吸入用の第Ⅲ相試験は海外で実施され，用量設定は外国人データに基づき承認されていることがわかる．図4.5に薬理作用の項目の作用機序に関するIFの記載例を示した．IFの薬理作用の項目には，製品情報概要と同様に作用機序を示すイ

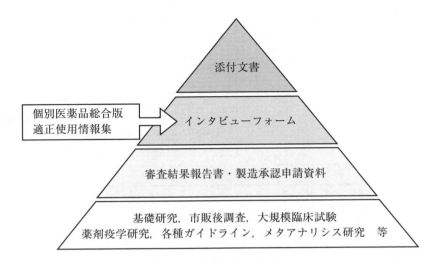

図4.2　各種医薬品適正使用情報とインタビューフォームの位置づけ
（林昌洋，大野能之，小川雅史，後藤伸之，濱敏弘，日病薬誌，**45**(11)，1421-1426，2009）

≪添付文書≫

9. 適用上の注意

(1) **投与経路**：本剤は点滴静脈内注射にのみ使用すること。

(2) **調製方法**：通常，生理食塩液 100mL を用いて，よく振盪して溶解する。注射用水は溶液が等張とならないため使用しないこと。また，L-システイン及びL-シスチンを含むアミノ酸製剤と配合すると，著しく力価が低下するので，配合しないこと。

(3) **調製時**

1) 調製後は速やかに使用すること。なお，やむを得ず保存を必要とする場合でも日局生理食塩液に溶解した場合，室温保存では 8 時間以内に，冷蔵庫保存では 24 時間以内に使用すること。（「取扱い上の注意」の項参照）

2) キット製品の場合は残液は決して使用しないこと。

≪インタビューフォーム≫

表Ｖ－1　L-システイン及びL-シスチンを含むアミノ酸製剤と配合変化試験

販売名（会社名）	配合量	試験項目	保存期間					
			溶解直後	1 時間	2 時間	4 時間	8 時間	24 時間
アミノフリード輸液（大塚工場ー大塚製薬）	500 mL	性状	無色澄明	無色澄明	無色澄明	無色澄明	無色澄明	無色澄明
		pH	6.69	6.62	6.61	6.57	6.55	6.51
		含量*1（%）	100	28.0	11.1	2.7	0.0	0.0
アミノレバン点滴静注（大塚工場ー大塚製薬）	500 mL	性状	無色澄明	無色澄明	無色澄明	無色澄明	無色澄明	無色澄明
		pH	5.97	5.85	5.78	5.63	5.90	5.80
		含量*1（%）	100	76.1	57.7	36.3	16.7	1.2
マックアミン輸液（日本製薬ー武田）	500 mL	性状	無色澄明	無色澄明	無色澄明	無色澄明	無色澄明	無色澄明
		pH	6.80	6.77	6.75	6.73	6.70	6.68
		含量*1（%）	100	54.5	37.7	21.6	9.9	0.0
ユニカリックL輸液（テルモー田辺三菱）	1000 mL	性状	無色澄明	無色澄明	無色澄明	無色澄明	無色澄明	無色澄明
		pH	4.27	4.28	4.27	4.28	4.26	4.31
		含量*1（%）	100	95.7	92.7	88.0	73.4	38.6
ユニカリックN輸液（テルモー田辺三菱）	1000 mL	性状	無色澄明	無色澄明	無色澄明	無色澄明	無色澄明	無色澄明
		pH	4.33	4.34	4.34	4.34	4.33	4.34
		含量*1（%）	100	97.9	93.7	86.5	73.4	36.7

表Ｖ－2　L-システイン及びL-シスチンを含むアミノ酸製剤と配合変化試験

販売名（会社名）	配合量	試験項目	保存期間				
			溶解直後	1 時間	4 時間	8 時間	24 時間
アミパレン輸液（大塚工場ー大塚製薬）	200 mL	性状	無色澄明	無色澄明	無色澄明	無色澄明	無色澄明
		pH	6.88	6.83	6.77	6.79	6.76
		含量*1（%）	100	0.0	0.0	0.0	0.0
プロテアミン12X注射液（テルモ）	200 mL	性状	無色澄明	無色澄明	無色澄明	無色澄明	無色澄明
		pH	6.08	6.06	6.08	6.06	6.02
		含量*1（%）	100	84.9	63.8	49.6	20.2

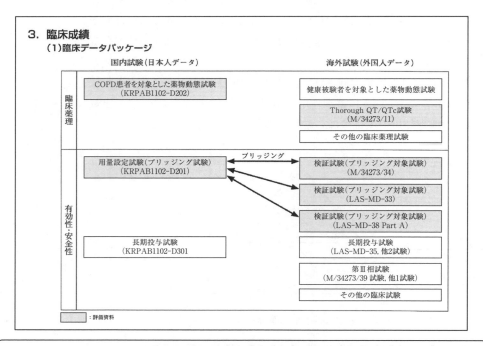

図 4.3　配合変化に関する記載例

（塩野義製薬（株），フェニバックス®点滴静注用（ドリペネム），IF；2013 年 4 月改訂（治療に関する項目：用法・用量に関連する使用上の注意）より抜粋）

3. 臨床成績

(1)臨床データパッケージ

エクリラ®400μgジェヌエア®吸入用の第Ⅲ相検証試験は海外データが挿入され，用量設定は外国人データに基づき承認されていることがわかる．

図 4.4　臨床データパッケージの概略図の例

（杏林製薬（株）エクリラ®400 μg ジェヌエア®吸入用（アクリジニウム臭化物），IF：2015 年 5 月改訂（治療に関する項目：臨床成績）より抜粋）

第4章 製薬企業から提供される情報

≪添付文書≫

【薬効薬理】
1. 作用機序
   スボレキサントはオレキシン受容体に選択性が高く可逆的な拮抗薬で、ヒトオレキシン1（OX₁）受容体及びオレキシン2（OX₂）受容体に対する親和性（K_i値）はそれぞれ0.55及び0.35nMであった。⁶⁾
   スボレキサントは、覚醒を促進する神経ペプチドであるオレキシンA及びBのOX₁及びOX₂受容体への結合を可逆的に阻害することにより、脳を覚醒状態から睡眠状態へ移行させ、睡眠を誘発すると考えられる。
   スボレキサントはγ-アミノ酪酸（GABA）、セロトニン、ドパミン、ノルアドレナリン、メラトニン、ヒスタミン、アセチルコリン及びオピオイド受容体に対して親和性を示さなかった（K_i>10μM）。
2. 睡眠に対する作用
   スボレキサントを通常の活動期にあるラット（10、30及び100mg/kg）、イヌ（1及び3mg/kg）、サル（10mg/kg）に経口投与すると、覚醒時間が減少し、ノンレム睡眠及びレム睡眠時間が増加した。⁶⁾

インタビューフォームの薬理作用の項目には，製品情報概要と同様に作用機序を示すイラストや図が掲載されているものが多く，理解しやすい．

≪インタビューフォーム≫

2. 薬理作用
(1) 作用部位・作用機序
   覚醒／睡眠を調整する重要な神経伝達物質であるオレキシンは、視床下部に局在するニューロンに発現しており、覚醒に関わる神経核に投射し活性化させることで覚醒を維持している。³⁾
   スボレキサントは、2種のオレキシン受容体（OX1R及びOX2R）の選択的拮抗薬として可逆的に作用し、オレキシンニューロンの神経支配を受けている覚醒に関わる神経核を抑制することにより睡眠を誘発する。³⁾

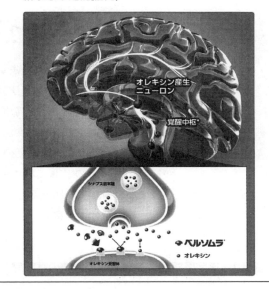

図 4.5 作用機序に関する記載例

（MSD（株），ベルソムラ®錠（スボレキサント），IF：2015年12月改訂（薬効薬理に関する項目：薬理作用）より抜粋）

≪添付文書≫

6. 妊婦、産婦、授乳婦等への投与
(1) 妊婦又は妊娠している可能性のある婦人には、治療上の有益性が危険性を上回ると判断される場合にのみ投与すること。［妊婦、新生児に対する安全性は確立されていない。また、胎盤関門を通過し、退薬症候が新生児に起こる可能性がある。なお、動物実験で、器官形成、骨化及び出生児の生存に影響を及ぼすことが報告されている。］
(2) 授乳中の婦人に投与することを避け、やむを得ず投与する場合には授乳を中止すること。［静脈内投与（国内未承認）の場合、0.1％が乳汁中に移行することが知られている。］

添付文書における使用上の注意の項の記載と，インタビューフォームの海外における臨床支援情報に記載されているオーストラリア分類とは異なる．

【オーストラリア分類C】
その薬理効果によって，胎児や新生児に有害作用を引き起こし，又は，有害作用を引き起こすことが疑われる薬だが，奇形を引き起こすことはない．これらの効果は可逆的なこともある．

≪インタビューフォーム≫

2. 海外における臨床支援情報
(1) 妊婦に関する海外情報（FDA、オーストラリア分類）

出典	分類
オーストラリアの分類（An Australian categorisation of risk of drug use in pregnancy）	C（2016年3月）

参考：分類の概要
オーストラリアの分類（An Australian categorisation of risk of drug use in pregnancy）
C : Drugs which, owing to their pharmacological effects, have caused or may be suspected of causing, harmful effects on the human fetus or neonate without causing malformations. These effects may be reversible. Accompanying texts should be consulted for further details.

本邦における使用上の注意「妊婦、産婦、授乳婦等への投与」の項の記載は以下のとおりであり、米FDA、オーストラリア分類とは異なる。

【使用上の注意】「妊婦、産婦、授乳婦等への投与」
(1) 妊婦又は妊娠している可能性のある婦人には、治療上の有益性が危険性を上回ると判断される場合にのみ投与すること。［妊婦、新生児に対する安全性は確立されていない。また、胎盤関門を通過し、退薬症候が新生児に起こる可能性がある。なお、動物実験で、器官形成、骨化及び出生児の生存に影響を及ぼすことが報告されている。］
(2) 授乳中の婦人に投与することを避け、やむを得ず投与する場合には授乳を中止すること。［静脈内投与（国内未承認）の場合、0.1％が乳汁中に移行することが知られている。］

(2) 小児等に関する記載

出典	記載内容
英国のSPC（2015年2月）	Children (under 12): Tradorec XL is not recommended for the treatment of children (under 12 years of age).

本邦における使用上の注意「小児等への投与」の項の記載は以下のとおりであり、米国の添付文書及び英国のSPCとは異なる。

【使用上の注意】「小児等への投与」
小児等への投与に関する安全性は確立されていない（使用経験がない）。

図 4.6 海外における臨床支援情報に関する記載例

（ワントラム®錠（トラマドール塩酸塩），IF：2015年5月改訂（参考資料：海外における臨床支援情報）より抜粋）

ラストや図が掲載されているものが多く理解しやすい．図4.6に参考資料での海外における臨床支援情報の項目に関する記載例を示した．添付文書における使用上の注意の項の記載と，IFの海外における臨床支援情報に記載されているオーストラリア分類とは異なることが読み取れる．

4.1.4　後発医薬品のインタビューフォーム

　厚生労働省から「後発医薬品の安心使用推進アクションプログラム」（平成19年10月）が策定され，患者及び医療関係者が安心して後発医薬品を使用することができるよう，その信頼性を高め，使用促進を図るための方策の1つとして，後発医薬品メーカーによる情報提供が強く求められている．

　後発医薬品は，先発医薬品の特許終了後に，先発医薬品と品質・有効性・安全性が同等であるものとして厚生労働大臣が製造販売の承認を行っている医薬品である．すなわち，先発医薬品と有効成分及びその含量，用法・用量，効能・効果が同一である．主に，規格及び試験方法，安定性試験及び生物学的同等性評価の3項目

表4.3　後発医薬品の主な承認申請時の試験等とインタビューフォームにおける記載箇所

試験等	記載箇所		備考
	大項目	小項目	
安定性試験 ・加速試験 ・長期保存試験 ・苛酷試験 等	Ⅳ．製剤に関する項目	・内用剤は「4. 製剤の各種条件下における安定性」 ・注射剤，外用剤は「5. 製剤の各種条件下における安定性」	原則，加速試験
溶出試験 ・溶出挙動の類似性及び同等性 ・公的溶出規格への適合	Ⅳ．製剤に関する項目	内用剤「7. 溶出性」	後発医薬品の生物学的同等性試験ガイドライン，含量が異なる経口固形製剤の生物学的同等性試験ガイドライン及び品質再評価結果における溶出挙動の類似性及び同等性
薬力学的同等性試験	Ⅵ．薬効薬理に関する項目	「2. 薬理作用」の「(2) 薬効を裏付ける試験成績」	ヒトでの生物学的同等性試験を実施できない場合等
生物学的同等性試験	Ⅶ．薬物動態に関する項目	「1. 血中濃度の推移・測定法」の「(3) 臨床試験で確認された血中濃度」	ヒトでの生物学的同等性試験
皮膚薬物動態学的試験	Ⅶ．薬物動態に関する項目	「3. 吸収」	局所皮膚適用製剤の後発医薬品のための生物学的同等性試験ガイドラインにおける皮膚薬物動態学的試験

（医薬品インタビューフォーム記載要領及び医薬品インタビューフォーム作成の手引きに基づく「後発医薬品におけるインタビューフォーム作成にあたって」（平成25年11月版），日本ジェネリック製薬協会）

第4章 製薬企業から提供される情報

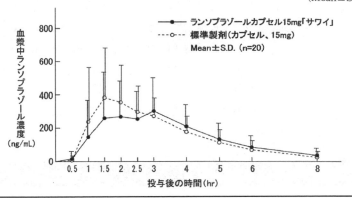

図4.7 ヒトでの生物学的同等性試験結果の掲載例
（沢井製薬（株），ランソプラゾールカプセル15 mg「サワイ」のIF：2015年1月改訂（薬物動態に関する項目）より抜粋）

で承認審査されるので，先発医薬品と比べ，後発医薬品の情報量は圧倒的に少ない．このため，後発医薬品のIF記載項目についても，日病薬が策定した「IF記載要領2013」及び「医薬品IF作成の手引き（改訂版）」に準拠し，日本ジェネリック製薬協会（以下，GE薬協）から「後発医薬品におけるIF作成にあたって」が作成された．表4.3に，後発医薬品の主な承認申請時の試験等とIFにおける記載箇所を示した．また，図4.7にヒトでの生物学的同等性試験結果の掲載例を示した．

4.1.5 医薬品インタビューフォーム検討会

　日病薬では，「IF記載要領2013」の改善協議の場として，新薬の薬価収載から2か月以内に年間4回のIF検討会を開催している．IF検討会は，日病薬に事務局を

表 4.4　インタビューフォーム検討会の検討結果

- **不適切**
  医薬品の適正使用に際して，根拠情報を誤認させるおそれのある記載で，誤認による医薬品使用が健康被害につながるおそれがあり訂正が必要と判断されるもの.
- **改善要**
  医薬品の適正使用に際して，根拠情報を誤認させるおそれのある記載が含まれるが，誤認による医薬品使用が必ずしも直ちに健康被害につながるとはいえない場合で改善が必要と判断されるもの.
  記載要領，作成の手引きに則り，より詳細な情報の提供が望まれるもの.
- **要検討**
  情報の作り手（製薬企業）と使い手（医療従事者）の間で遵守すべき環境や規制に差異があり，直接的に改善を要望することができない場合などで，今後の問題解決に総合的な検討が必要と判断されるもの.
- **適切**
  いずれかの構成員から検討が必要との提言があり審議したが，個々の医薬品の情報，あるいは関連する記載の制約に照らして検討した結果，記載は適切と判断されたもの.

おき，日病薬，日本薬剤師会，日本製薬団体連合会，製薬協，GE 薬協の各委員及び学識経験者で構成されており，厚生労働省並びに（独）医薬品医療機器総合機構がアドバイザーとして参加している．IF 検討会では，新規に薬価収載された医薬品毎に IF を検討し，表 4.4 に示すように，適切，要検討，改善要，不適切の 4 段階の評価判断が下される．なお，日病薬ホームページ上でも，IF 記載内容に関する改善要望や不具合記載指摘事項などの意見を募集している.

4.2　緊急安全性情報・安全性速報

4.2.1　緊急安全性情報

緊急安全性情報は，医薬品又は医療機器の製造販売業者が作成した情報であり，予期せぬ重大な副作用など，薬の安全性に関する緊急かつ重篤な情報の伝達が必要とされる場合に作成される．表 4.5 に緊急安全性情報作成時の勘案状況及び実施措置を示した.

医薬関係者向けの緊急安全性情報は，赤枠を付した黄色用紙（A4 サイズ）に「緊急安全性情報」の文字を赤枠・黒字で記しており，ドクターレターやイエローレターとも称する．国民（患者）向けの文書についても，平成 23 年 7 月より，原則として作成される．図 4.8 に緊急安全性情報の例を，表 4.6 にこれまで作成された医薬品の緊急安全性情報を示した.

緊急安全性情報が発出された場合，製造販売業者は，迅速性と網羅性を考慮して，速やかに自社等のホームページに掲載する．それとともに，（独）医薬品医療機器

表 4.5　「緊急安全性情報」作成時の勘案状況及び実施措置

(1) 緊急安全性情報が作成される際に勘案される状況
- 法第 68 条の 10 に基づく副作用・不具合等の報告における死亡，障害若しくはこれらにつながるおそれのある症例又は治療の困難な症例の発生状況
- 未知重篤な副作用・不具合等の発現など安全性上の問題が有効性に比して顕著である等の新たな知見
- 外国における緊急かつ重大な安全性に関する行政措置の実施
- 緊急安全性情報又は安全性速報等による対策によってもなお効果が十分でないと評価された安全性上の問題

(2) 緊急安全性情報が作成される際に実施される措置
- 警告欄の新設又は警告事項の追加
- 禁忌事項若しくは禁忌・禁止事項の新設又は追加
- 新たな安全対策の実施（検査の実施等）を伴う使用上の注意の改訂
- 安全性上の理由による効能効果，用法用量，使用方法の変更
- 安全性上の理由により，回収を伴った行政措置（販売中止，販売停止，承認取消し）
- その他，当該副作用の発現防止，早期発見等のための具体的な対策

薬食安発 1031 第 1 号　平成 26 年 10 月 31 日
※「法」は「医薬品，医療機器等の品質，有効性及び安全性の確保等に関する法律」

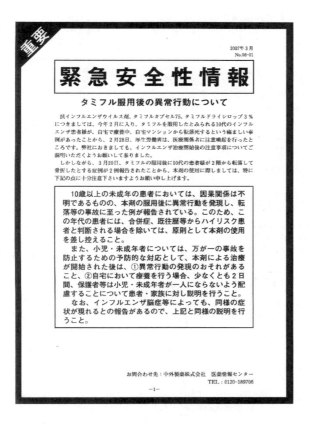

図 4.8　「緊急安全性情報（イエローレター）」の例
（中外製薬（株），タミフル®（オセルタミビルリン酸塩）服用後の異常行動について）

表 4.6　これまで作成された緊急安全性情報（平成 28 年 1 月 22 日現在）

年月日	タイトル	販売名	一般名	会社名
2007 年 3 月 20 日	タミフル®服用後の異常行動について	タミフル®カプセル，ドライシロップ	オセルタミビルリン酸塩	中外製薬(株)
2003 年 9 月 10 日	経口腸管洗浄剤（ニフレック®）による腸管穿孔及び腸閉塞について	ニフレック®	塩化ナトリウム・塩化カリウム・炭酸水素ナトリウム・無水硫酸ナトリウム	味の素ファルマ(株)
	経口腸管洗浄剤による腸管穿孔及び腸閉塞について	（後発品）		製造会社(4社)
2003 年 3 月 7 日	ガチフロ®錠 100 mg 投与による低血糖及び高血糖について	販売中止	ガチフロキサシン	杏林製薬(株)
2002 年 11 月 7 日	抗精神病剤セロクエル®25 mg 錠，同 100 mg 錠（フマル酸クエチアピン）投与中の血糖値上昇による糖尿病性ケトアシドーシス及び糖尿病性昏睡について	セロクエル®錠	クエチアピンフマル酸塩	アストラゼネカ(株)
2002 年 10 月 28 日	ラジカット注®30 mg（エダラボン）投与中又は投与後の急性腎不全について	ラジカット®注	エダラボン	三菱ウェルファーマ(株)
2002 年 10 月 15 日	イレッサ®錠250（ゲフィチニブ）による急性肺障害，間質性肺炎について	イレッサ®錠	ゲフィチニブ	アストラゼネカ(株)
2002 年 7 月 23 日	塩酸チクロピジン製剤（パナルジン®錠・細粒）による重大な副作用の防止について	パナルジン®錠・細粒	チクロピジン塩酸塩	第一製薬(株)
	塩酸チクロピジン製剤による重大な副作用の防止について	（後発品）		製造会社(20社)
2002 年 4 月 16 日	抗精神病薬ジプレキサ®錠（オランザピン）投与中の血糖値上昇による糖尿病性ケトアシドーシス及び糖尿病性昏睡について	ジプレキサ®錠	オランザピン	日本イーライリリー(株)
2000 年 11 月 15 日	インフルエンザ脳炎・脳症患者に対するジクロフェナクナトリウム製剤の使用について	ボルタレン®等	ジクロフェナクナトリウム	製造会社(33社)
2000 年 10 月 5 日	アクトス®錠（塩酸ピオグリタゾン）投与中の急激な水分貯留による心不全について	アクトス®錠	ピオグリタゾン塩酸塩	武田薬品工業(株)
2000 年 2 月 23 日	尿酸排泄薬ベンズブロマロン（ユリノーム®，ユリノーム®25 mg）による劇症肝炎について	ユリノーム®錠	ベンズブロマロン	鳥居薬品(株)
	尿酸排泄薬ベンズブロマロンによる劇症肝炎について	（後発品）		製造会社(10社)
1999 年 6 月 30 日	塩酸チクロピジン製剤（パナルジン®錠・細粒）による血栓性血小板減少性紫斑病（TTP）について	パナルジン®錠・細粒	チクロピジン塩酸塩	第一製薬(株)
	塩酸チクロピジン製剤による血栓性血小板減少性紫斑病（TTP）について	（後発品）		製造会社(22社)
1998 年 12 月 18 日	「ウィンセフ点滴用」投与中の痙攣，意識障害について	販売中止	セフォセリス硫酸塩	藤沢薬品工業(株)
1998 年 8 月 7 日	オダイン®錠（フルタミド）による重篤な肝障害について	オダイン®錠	フルタミド	日本化薬(株)
1997 年 12 月 1 日	ノスカール®（トログリタゾン）による重篤な肝障害について	販売中止	トログリタゾン	三共(株)
1997 年 7 月 28 日	カンプト®注（塩酸イリノテカン）と骨髄機能抑制について	カンプト®注	イリノテカン塩酸塩	(株)ヤクルト本社
	トポテシン®注（塩酸イリノテカン）と骨髄機能抑制について	トポテシン®注		第一製薬(株)

総合機構のホームページにも掲載され，直ちに医薬品医療機器情報配信サービスにより登録者に配信される．また，製造販売業者の医薬情報担当者による直接配布，あるいはダイレクトメール，ファクス，電子メール等を介して，製品が納入されている医療機関等への直接の情報提供が1か月以内に実施される．また，日本医師会雑誌，日本薬剤師会雑誌，日本病院薬剤師会雑誌，日本歯科医師会雑誌などの，医学，薬学の関係団体機関誌へも掲載され，情報伝達の徹底が図られている．（独）医薬品医療機器総合機構のホームページからの閲覧は，ホームページ上の「安全対策業務」→「情報提供業務」→「医薬品」又は「医療機器」→「注意喚起情報」から可能である．

> 医薬品医療機器情報配信サービス：PMDAメディナビという．
>
> 医薬品情報担当者 medical representative：MRと略す．

4.2.2 安全性速報

安全性速報は，緊急安全性情報に準じ，一般的な使用上の注意の改訂情報よりも迅速な安全対策措置をとる場合に発出される．

医薬関係者向けの安全性速報は，青色用紙に「安全性速報」の文字を黒枠・黒字で記しており，ブルーレターとも称する．国民（患者）向けの文書についても，平

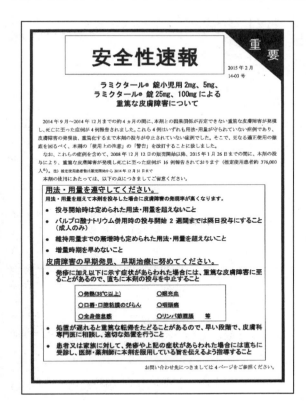

医療者向け

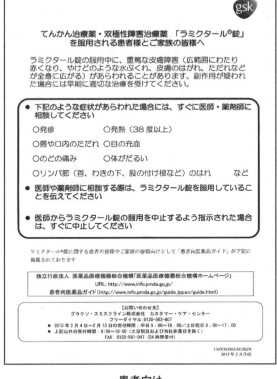

患者向け

図 4.9 「安全性速報（ブルーレター）」の例
（グラクソ・スミスクライン（株），ラミクタール®錠（ラモトリギン）による重篤な皮膚障害について）

表 4.7　これまで作成された安全性速報（平成 28 年 1 月 22 日現在）

年月日	タイトル（医療者向け）	タイトル（患者向け）	販売名	一般名	会社名
2015 年 2 月 4 日	ラミクタール®錠小児用 2 mg，同錠小児用 5 mg，同錠 25 mg 及び同錠 100 mg による重篤な皮膚障害について	治療薬「ラミクタール®錠」を服用される患者様とご家族の皆様へ	ラミクタール®錠	ラモトリギン	グラクソ・スミスクライン（株）
2014 年 10 月 24 日	ソブリアード®カプセル 100 mg による高ビリルビン血症について	C 型慢性肝炎治療薬ソブリアード®カプセルを服用する患者さんとご家族の方へ	ソブリアード®カプセル	シメプレビルナトリウム	ヤンセンファーマ（株）
2014 年 4 月 17 日	ゼプリオン®水懸筋注 25 mg，50 mg，75 mg，100 mg，150 mg シリンジの使用中の死亡症例について	統合失調症治療剤ゼプリオン®水懸筋注シリンジを使用する患者さんとご家族の方へ	ゼプリオン®水懸筋注	パリペリドンパルミチン酸エステル	ヤンセンファーマ（株）
2014 年 1 月 17 日	月経困難症治療剤ヤーズ®配合錠による血栓症について	月経困難症治療剤ヤーズ®配合錠を服用される患者様とご家族の皆様へ	ヤーズ®配合錠	ドロスピレノン・エチニルエストラジオール	バイエル薬品（株）
2013 年 5 月 17 日	ケアラム®25 mg/コルベット®錠 25 mg（イグラチモド）とワルファリンとの相互作用が疑われる重篤な出血について	ケアラム®錠 25 mg またはコルベット錠®25 mg を服用されている患者様とご家族の皆様へ	ケアラム®錠 コルベット®錠	イグラチモド	エーザイ（株） 富山化学（株）
2012 年 9 月 11 日	ランマーク®皮下注 120 mg による重篤な低カルシウム血症について	ランマーク®皮下注 120 mg を使用される患者様とご家族の皆様へ	ランマーク®皮下注	デノスマブ（遺伝子組換え）	第一三共（株）
2011 年 8 月 12 日	プラザキサ®カプセル 75 mg，プラザキサ®カプセル 110 mg による重篤な出血について	−	プラザキサ®カプセル	ダビガトランエテキシラートメタンスルホン酸塩	日本ベーリンガーインゲルハイム（株）
2010 年 10 月 12 日	ビクトーザ®皮下注 18 mg のインスリン治療からの切り替えにより発生した糖尿病性ケトアシドーシス，高血糖について	−	ビクトーザ®皮下注	リラグルチド（遺伝子組換え）	ノボノルディスクファーマ（株）
2009 年 11 月 18 日	ネクサバール®錠投与後の肝不全，肝性脳症について	−	ネクサバール®錠	ソラフェニブトシル酸塩	バイエル薬品（株）
2008 年 12 月 19 日	ネクサバール®錠 200 mg による急性肺障害，間質性肺炎について	−	ネクサバール®錠	ソラフェニブトシル酸塩	バイエル薬品（株）
2006 年 12 月 21 日	B 型肝炎ウイルスキャリアにおける劇症肝炎について	−	リツキサン®注	リツキシマブ（遺伝子組換え）	全薬工業（株）

第4章 製薬企業から提供される情報

成23年7月より，必要に応じて作成される．図4.9に安全性速報の例を，表4.7にこれまで作成された医薬品の安全性速報を示した．安全性速報を発出した場合も，緊急安全性情報と同様に情報が提供される．

4.3 製品情報概要

　製品情報概要とは，個々の医療用医薬品に関する正確な情報を医療関係者に伝達し，その製品の適正な使用を図る目的として，製薬企業が作成する印刷物である．製品情報概要には，製品の全体像を記載した総合製品情報概要と，臨床成績や薬効薬理等の特定の項目について記載した特定項目製品情報概要がある．図4.10に総合製品情報概要の例を示した．
　製薬協では，「医療用医薬品製品情報概要等に関する作成要領」を策定し，記載

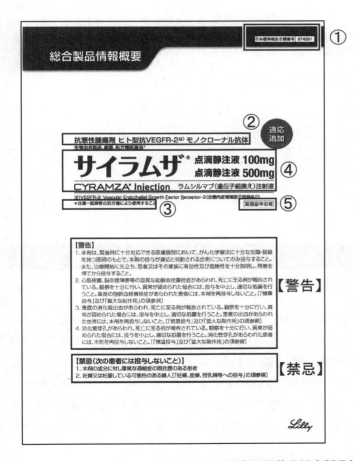

製品情報概要記載項目のうち①～⑤及び警告，禁忌は表紙に記載される
　① 日本標準商品分類番号
　② 薬効分類名（製品タイトル）
　③ 規制区分
　④ 名称
　⑤ 薬価基準

図4.10　医療用医薬品総合製品情報概要表紙の例
（日本イーライリリー（株），サイラムザ®点滴静注液（ラムシルマブ），2016年6月作成）

内容の適正化を図っている．表 4.8 に総合製品情報概要の記載項目を示した．記載する内容は，科学的根拠に基づく正確，公平かつ客観的なものとし，有効性に関する情報に偏ることなく，副作用等の安全性に関する情報にも十分配慮し，有効性と安全性のバランスが取れたものが求められている．

表 4.8　医療用医薬品総合製品情報概要記載項目

1. 表紙へ記載する項目
   ・日本標準商品分類番号
   ・薬効分類名（製品タイトル）
   ・規制区分
   ・名称
   ・薬価基準収載の有無
   ・警告・禁忌
   ・市販直後調査統一マーク
2. 開発の経緯
3. 特徴（特性）
4. 製品情報（ドラッグインフォメーション）
   ・警告・禁忌
   ・組成・性状
   ・有効成分に関する理化学的知見
   ・効能・効果及び効能・効果に関連する使用上の注意
   ・用法・用量及び用法・用量に関連する使用上の注意
   ・使用上の注意
5. 臨床成績
6. 薬物動態
7. 薬効薬理
   ・臨床薬理試験
   ・非臨床試験
8. 一般薬理試験及び毒性試験
   ・一般薬理試験
   ・毒性試験
9. 製剤学的事項
10. 取扱い上の注意
11. 包装
12. 関連情報〔承認番号，承認年月，薬価基準収載年月，販売開始年月，効能・効果追加承認年月，再審査期間満了年月又は再審査結果公表年月，再評価結果公表年月（ただし品質に係わる再評価結果を除く），承認条件，投薬期間制限医薬品に関する情報〕
13. 主要文献
14. 製造販売業者の氏名又は名称及び住所（資料請求先を含む）
15. 製品情報概要の作成又は改訂年月

（日本製薬工業協会，医療用医薬品製品情報概要等に関する作成要領（2015.10.1 発効））

4.4　医薬品安全対策情報

医薬品安全対策情報 Drug Safety Update：DSU と略す．

　医薬品安全対策情報（DSU）は，医薬品を使う上での新たな注意事項について，製薬業界が取りまとめた情報である．DSU は日本製薬団体連合会安全対策情報部会に参加している製薬企業（平成 28 年 1 月現在 297 社）が製造又は輸入している医療用医薬品の「使用上の注意」改訂に関する情報（改訂内容及び参考文献等）を，厚生労働省医薬・生活衛生局監修のもと，日本製薬団体連合会が編集・発行する．DSU は平成 4 年 11 月に発刊され，通常は年 10 回発行される．図 4.11 に DSU の例を示した．

　DSU は，迅速かつ網羅的に医療関係者に配布するため，病院，診療所等約238,000 施設に，直接郵送されている．また，日本薬剤師会雑誌や日本病院薬剤師

第4章 製薬企業から提供される情報

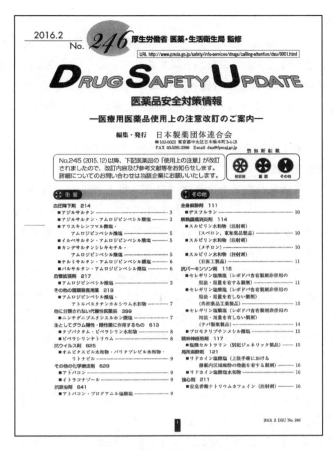

図 4.11　医薬品安全対策情報（DSU）の例
（No.246，2016年2月）

会雑誌など関連雑誌にも掲載される．この情報は（独）医薬品医療機器総合機構のホームページでも公開されており，医薬品医療機器情報配信サービスにより配信される．

なお，（独）医薬品医療機器総合機構の「医薬品医療機器情報配信サービス」に登録することで，DSUを含む医薬品・医療機器等の重要な安全性情報の迅速なメール配信サービスが受けられる．

4.5　医薬品リスク管理計画

　医薬品の安全性の確保のためには，開発段階から製造販売後に至るまで，常に医薬品のリスクを適切に管理する方策を検討することが重要である．医薬品の安全性確保のためのリスク管理の取り組みを医薬品ごとに文書化して共有化したものが医

医薬品リスク管理計画 Risk Management Plan：RMP と略す．

薬品リスク管理計画（RMP）である．

RMP は，個別の医薬品ごとに，① 安全性検討事項，② 医薬品安全性監視活動，③ リスク最小化活動の3つの要素から構成されている．安全性検討事項を特定し，それぞれについて，医薬品安全性監視活動及びリスク最小化活動を行う．これに加え，必要に応じて有効性に関する調査・試験を実施することが求められる．

① 安全性検討事項：開発段階で得られた情報や製造販売後の副作用報告などから明らかとなったリスクのうち，ベネフィット・リスクバランスに影響を及ぼしうる，又は保健衛生上の危害の発生・拡大の恐れがあるようなもので，重要な特定されたリスク，重要な潜在的リスク，重要な不足情報などである．

② 医薬品安全性監視活動：特定された安全性検討事項を踏まえて，情報を収集するために製造販売後に実施される調査・試験，あるいはその計画を指す．通常の監視活動（市販後の副作用症例の情報収集等）と追加の監視活動（市販直後調査，使用成績調査，製造販売後臨床試験等）に大別される．

③ リスク最小化活動：開発段階で得られた情報や製造販売後の副作用報告などから明らかとなったリスクを最小に抑えるための活動，あるいはその計画を指す．

RMP は，製造販売後に得られた新たな安全性・有効性の情報に基づき常に見直しを必要とする．図 4.12 に RMP の策定と見直しを示した．

RMP の策定は，平成 25 年 4 月 1 日以降に製造販売承認申請された新医薬品及びバイオ後発品から求められている．RMP は，（独）医薬品医療機器総合機構のホームページの「安全対策業務」から閲覧することができる．

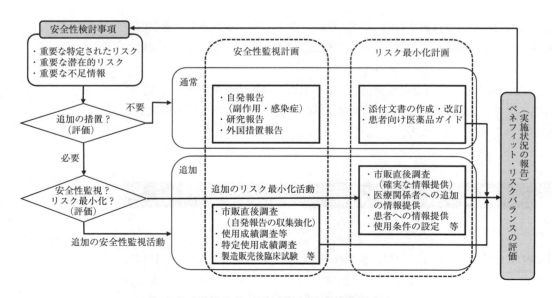

図 4.12　医薬品リスク管理計画の策定と見直し
（医薬品・医療機器等安全性情報 No.300, 3-7, 2013.3）

4.6　患者向医薬品ガイド・くすりのしおり

患者や家族へ医薬品情報を提供するものとして，患者向医薬品ガイドとくすりのしおりがある．

患者向医薬品ガイドは，患者や家族などに，医療用医薬品の正しい理解と重大な副作用の早期発見などに役立てていただくための情報である．図 4.13 に患者向医薬品ガイドの例を示した．患者向医薬品ガイドは，全ての医療用医薬品について作成するものではなく，特に患者へ注意喚起すべき適正使用に関する情報等を有する医療用医薬品，すなわち，① 添付文書に警告欄が設けられているもの（投与に際しての患者の選択，添付文書を熟読すること，治療経験等の医師等への警告は除く），② 添付文書の「効能・効果に関連する使用上の注意」，「用法・用量に関連する使用上の注意」又は「重要な基本的注意」の項に，重篤な副作用回避等のために「患者に説明する」旨が記載されているもので，かつ「重大な副作用」の記載のあるもの，③ 患者に対して特別に適正使用に関する情報提供が行われているもの

患者向医薬品ガイド
2015 年 7 月作成

ラジカット注 30mg

【この薬は？】

販売名	ラジカット注 30mg RADICUT Inj. 30mg
一般名	エダラボン Edaravone
含有量	30mg［1 管（20mL）中］

患者向医薬品ガイドについて

患者向医薬品ガイドは、患者の皆様や家族の方などに、医療用医薬品の正しい理解と、重大な副作用の早期発見などに役立てていただくために作成したものです。

したがって、この医薬品を使用するときに特に知っていただきたいことを、医療関係者向けに作成されている添付文書を基に、わかりやすく記載しています。

医薬品の使用による重大な副作用と考えられる場合には、ただちに医師または薬剤師に相談してください。

ご不明な点などありましたら、末尾に記載の「お問い合わせ先」にお尋ねください。

さらに詳しい情報として、ＰＭＤＡホームページ「医薬品に関する情報」 http://www.pmda.go.jp/safety/info-services/drugs/0001.html に添付文書情報が掲載されています。

【この薬の効果は？】

- この薬は、フリーラジカルスカベンジャーと呼ばれる薬です。
- この薬は、フリーラジカル*を消去することにより、脳細胞（血管内皮細胞・神経細胞）や神経細胞の酸化による傷害を抑える作用があります。

  *フリーラジカル：細胞を構成している脂質を過酸化することにより、細胞膜傷害や脳機能障害を引きおこしたり、酸化ストレスを生じ、筋萎縮性側索硬化症（ＡＬＳ）の発症や病勢進展などに関与したりすると考えられています。

- 次の目的で使用されます。
  脳梗塞急性期に伴う神経症候、日常生活動作障害、機能障害の改善
  筋萎縮性側索硬化症（ＡＬＳ）における機能障害の進行抑制

- ＡＬＳに使用する場合、ＡＬＳ重症度分類４度以上の人、努力性肺活量が理論正常値の７０％未満に低下している人での有効性や安全性は確立していません。

【この薬を使う前に、確認すべきことは？】

○次の人は、この薬を使用することはできません。
- 重篤な腎機能障害のある人
- 過去にラジカットに含まれる成分で過敏な反応を経験したことがある人

○次の人は、慎重に使う必要があります。使い始める前に医師または薬剤師に告げてください。
- 腎機能に障害のある人
- 感染症のある人
- 肝機能に障害のある人
- 心臓に障害のある人
- 高度な意識障害（刺激しても眼を覚まさない）のある人
- 高齢の人
- 脱水症状のある人

○この薬の副作用について、患者さんや家族の方は、十分に理解できるまで説明を受けてください。

○この薬には併用を注意すべき薬があります。他の薬を使用している場合や、新たに使用する場合は、必ず医師または薬剤師に相談してください。

【この薬の使い方は？】

この薬は、注射薬です。

●使用量および回数

通常、成人に使用する量は次のとおりです。

[脳梗塞急性期に伴う神経症候、日常生活動作障害、機能障害の改善]

一回量	３０ｍｇ
投与回数	１日朝夕２回、３０分かけて点滴静注します
投与期間	１４日以内*

*発症後２４時間以内に投与を始めます。投与期間は、症状に応じて短期間で投与を終了することもあります。

[筋萎縮性側索硬化症（ＡＬＳ）における機能障害の進行抑制]

一回量	６０ｍｇ
投与回数	１日１回、６０分かけて点滴静注します
投与期間	第１クール**：１４日間連日投与する投与期の後、１４日間休薬します 第２クール**以降：１４日間のうち１０日間投与する投与期の後、１４日間休薬します

図 4.13　患者向医薬品ガイド

（田辺三菱（株），ラジカット®注（エダラボン），2015 年 7 月作成）

（診断や処置目的で病院や診療所のみで使用されるものは除く），について作成される．（独）医薬品医療機器総合機構のホームページの「一般の方向け」からも閲覧することができる．

　一方，くすりのしおりは，医療現場において医療提供者が医薬品使用に関するインフォームドコンセントの実践に利用できる材料として提供されている．図4.14にくすりのしおりの例を示した．くすりのしおりは，製薬企業がくすりの適正使用協議会が定めた基本フォーマットに従って作成しており，協議会がその内容を確認している．一部の医薬品では英語版や視覚障害者向けに音声での提供が行われている．くすりの適正使用協議会のホームページからも公開されている．

くすりの適正使用協議会：わが国でRAD-AR活動を推進する組織として，1989年5月に設立され，2003年4月に，名称を現行に変更し，活動を展開している．RAD-ARとは，Risk/Benefit Assessment of Drugs-Analysis and Responseの略称で，医薬品に本来備わっているリスクとベネフィットを科学的，客観的に評価，検証し，その結果を社会に提示することで医薬品の適正使用を促し，患者のメリットに寄与するという一連の活動のこと．

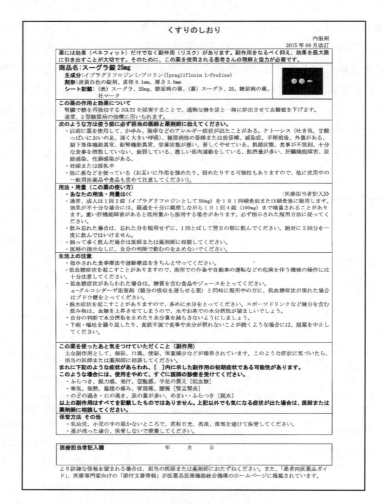

図4.14　くすりのしおり
（アステラス製薬（株），スーグラ®錠（イプラグリフロジン L-プロリン），2015年9月作成）

4.7 製薬企業から提供されるその他の情報

製薬企業からは，添付文書，IF，製品情報概要等の他に，副作用・安全性に関する情報（回収情報，使用上の注意改訂のお知らせ，再審査結果・使用上の注意改訂のお知らせ，使用上の注意解説等）や製品に関する情報（製剤・製品写真，医薬品・識別コード一覧，配合変化情報，包装変更のお知らせ等）など，さまざまな多くの情報が提供される．図 4.15，4.16，4.17 に例を示した．医療現場では製薬企業から提供される情報を適切に使用し，また対応する必要がある．

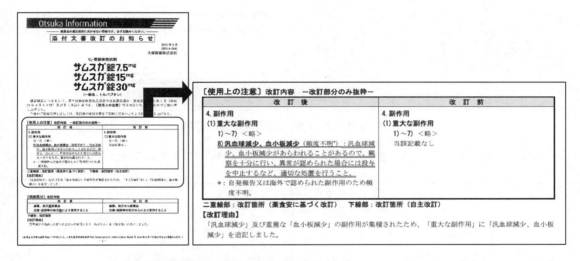

図 4.15 行政指導（厚生労働省医薬食品安全対策課長通知）による「添付文書改訂のお知らせ」
（大塚製薬（株），サムスカ®錠（トルバプタン），2014 年 8 月）

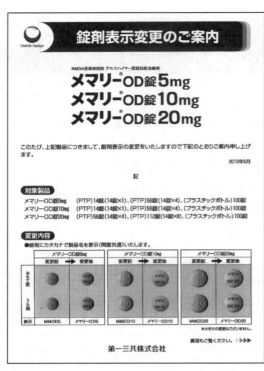
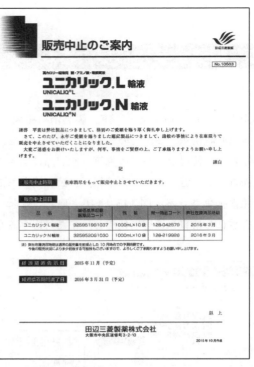

図 4.16　錠剤表示変更，販売中止のご案内

（左：第一三共（株），メマリー®OD 錠（メマンチン塩酸塩），
右：田辺三菱製薬（株），ユニカリック®L・M 輸液（高カロリー輸液用 糖・アミノ酸・電解質液））

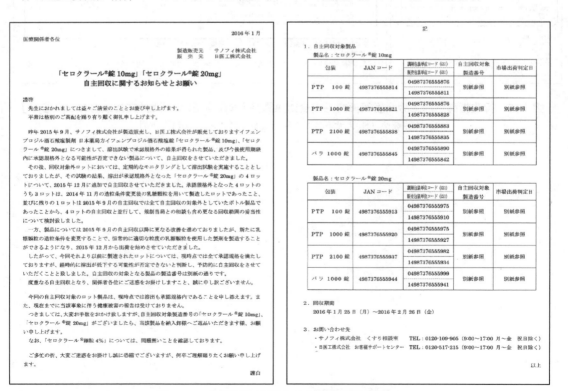

図 4.17　自主回収に関するお知らせとお願い

（サノフィー（株），セロクラール®錠（イフェンプロジル酒石酸塩），2015 年 9 月）

第 4 章　製薬企業から提供される情報　　77

4.8　章末問題

以下の記述について○，×で答えよ．

1. インタビューフォームの記載要領は日本病院薬剤師会が策定している．
2. インタビューフォームの記載項目は医薬品医療機器等法に基づいている．
3. インタビューフォームは日本製薬工業協会が発行する会社別情報集である．
4. 「インタビューフォーム作成の手引き」は日本製薬団体連合会が作成している．
5. インタビューフォームは有料配布されている．
6. インタビューフォームの冊子体を e-IF という．
7. ドクターレターとイエローレターは別物である．
8. 緊急安全性情報は毎月発出される．
9. 緊急安全性情報は DSU と略される．
10. 安全性速報はブルーレターとも称される．
11. 医療用医薬品製品情報概要には宣伝目的に有効性情報のみが記載されている．
12. 医薬品安全対策情報は厚生労働省が編集・発行している．
13. 医薬品安全対策情報は（独）医薬品医療機器総合機構のホームページから入手できる．
14. 医薬品安全対策情報は定期的に発行される．
15. 医薬品リスク管理計画は開発段階から安全対策を実施することで製造販売後の医薬品の安全性の確保を図ることを目的とするものである．
16. 「患者向医薬品ガイド」はすべての医療用医薬品について作成されている．
17. 「患者向医薬品ガイド」は製造販売業者が作成している．
18. 「くすりのしおり」は日本製薬工業協会が提供している．
19. 「くすりのしおり」は添付文書に警告のある医薬品について発行される．
20. 包装変更のお知らせは日本製薬工業協会から発行される．

解　答

1. ○
2. ×　　記載項目は日本病院薬剤師会と日本製薬工業協会とで協議して決められている．
3. ×　　IF は添付文書を補完する個別医薬品総合版適正情報集であり，製薬企業が作成している．
4. ×　　日本製薬工業協会が作成している．
5. ×　　無料である．
6. ×　　PDF 版を e-IF という．
7. ×　　どちらも緊急安全性情報を指す．
8. ×　　緊急に措置を講じる必要があると判断された場合に発出される．
9. ×　　DSU は医薬品安全対策情報の略称である．

10. ○

11. × 有効性に偏ることなく，安全性に関する情報も十分記載された内容であることが求められている．

12. × 日本製薬団体連合会が編集・発行している．

13. ○

14. ○

15. ○

16. × 特に患者へ注意喚起すべき適正使用に関する情報等を有する医療用医薬品に作成される．

17. ○

18. × くすりの適正使用協議会から提供される．

19. × 患者さんへの服薬説明指導書の正確を有しており，警告にはこだわらない．

20. × 当該製薬会社から発行される．

第 5 章

厚生労働省から提供される情報

　厚生労働省は医療行政を担っており，医薬・生活衛生局などから，医薬品・医療機器等安全性情報をはじめ医薬品等安全性関連情報や施策情報が提供される．また，（独）医薬品医療機器総合機構が管理するホームページは，これらの医薬品や医療機器に関する情報を一元的に提供するシステムとして，1999 年 5 月から稼働している．

　第 5 章では，医薬品・医療機器等安全性情報について詳しく解説するとともに，（独）医薬品医療機器総合機構のホームページの活用法についても概説する．

5.1　医薬品・医療機器等安全性情報とは

　医薬品・医療機器等安全性情報とは，厚生労働省において収集された市販後の副作用等の情報をもとに，医薬品・医療機器等のより安全な使用に役立つよう医療関係者に対して提供される文書である．図 5.1 に実例を示した．

　医薬品・医療機器等安全性情報は，製薬企業からの副作用・感染症症例報告，医療機関及び薬局から収集された情報のうち，注目すべき副作用についての解説，及び「使用上の注意」の改訂連絡などをまとめた資料であり，月 1 回発行される．

　医薬品・医療機器等安全性情報は，緊急安全性情報や DSU と同様に，日本薬剤師会雑誌や日本病院薬剤師会雑誌などの専門誌にも掲載され，また，PMDA のホームページで公開されている．

医薬品・医療機器等安全性情報 Pharmaceuticals and Medical Devices Safety Information：1973 年に「医薬品副作用情報」として情報提供が開始され（No.1 〜），その後「医薬品等安全性情報」，「医薬品・医療用具等安全性情報」の名称変更や月刊化がなされ，（旧）薬事法改正の施行により 2005 年 4 月，No. 212 から医薬品・医療機器等安全性情報となる．

（独）医薬品医療機器総合機構 Pharmaceuticals and Medical Devices Agency：PMDA と略す．

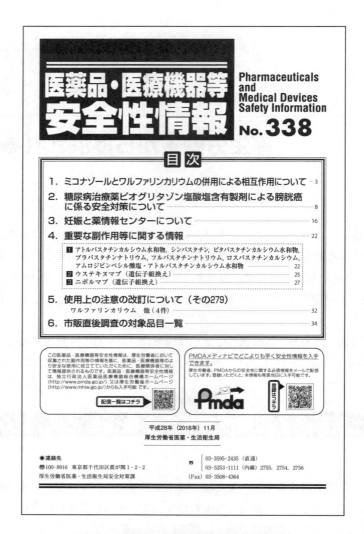

図 5.1 医薬品・医療機器等安全性情報

5.1.1 医薬品・医療機器等安全性情報の内容

医薬品・医療機器等安全性情報は情報の概要をまとめたもの（図 5.2）と本文から構成されている．本文の内容を以下に示す．

第5章　厚生労働省から提供される情報　　　*81*

【情報の概要】

No.	医薬品等	対策	情報の概要	頁
1	ミコナゾールとワルファリンカリウムの併用による相互作用について	㊔	ミコナゾールとワルファリンとの併用中又は併用中止後の重篤な出血症例の集積状況等を踏まえ，平成28年10月18日付けで，ミコナゾール及び他のアゾール系抗真菌薬とワルファリンの使用上の注意の改訂を指示しましたので，その内容等について紹介いたします。	3
2	**糖尿病治療薬ピオグリタゾン塩酸塩含有製剤による膀胱癌に係る安全対策について**		糖尿病治療薬のピオグリタゾン塩酸塩含有製剤については，膀胱癌のリスクに関する疫学研究結果や，米国，欧州等の海外規制当局の措置を踏まえ，平成23年6月24日付けで使用上の注意の改訂を指示しました。今般，疫学研究の最終結果が得られたため，当該研究結果を含めた，本薬を使用する患者に対する膀胱癌のリスクについて紹介します。	8
3	**妊娠と薬情報センターについて**		厚生労働省では，平成17年10月から国立成育医療研究センターに「妊娠と薬情報センター」を設置し，相談業務及び調査業務を実施しているところですが，昨年度に引き続き本年度も新たな病院の協力を得て体制を強化したので紹介します。また，センターに集積した情報を，今後の妊産婦等への医薬品投与に活用する，新たな取り組みについても紹介します。	16
4	①アトルバスタチンカルシウム水和物 ②シンバスタチン ③ピタバスタチンカルシウム水和物 ④プラバスタチンナトリウム ⑤フルバスタチンナトリウム ⑥ロスバスタチンカルシウム ⑦アムロジピンベシル酸塩・アトルバスタチンカルシウム水和物他（2件）	㊔ ㊔	平成28年10月18日に改訂を指導した医薬品の使用上の注意のうち重要な副作用等について，改訂内容等とともに改訂の根拠となった症例の概要等に関する情報を紹介します。	22
5	ワルファリンカリウム他（4件）	㊔	使用上の注意の改訂について（その279）	32
6	**市販直後調査の対象品目一覧**		平成28年9月末日現在，市販直後調査の対象品目を紹介します。	34

㊕：緊急安全性情報の配布　㊐：安全性速報の配布　㊔：使用上の注意の改訂　㊔：症例の紹介

図 5.2　医薬品・医療機器等安全性情報：情報の概要

1）特集記事

　医薬品・医療機器等の安全性に係る情報を中心にトピックとして掲載される．近年の例を挙げる．

　　医薬品リスク管理計画書（RMP）の概要について（No. 334）
　　ミコフェノール酸モフェチル製剤の催奇形性に関する注意点について（No. 335）
　　上皮成長因子受容体チロシンキナーゼ阻害剤を投与する際の間質性肺疾患に関する留意点について（No. 336）
　　医療用医薬品へのバーコード表示の実施要項の改正について（No. 337）
　　妊娠と薬情報センターについて（No. 338）
　　ミルナシプラン塩酸塩，デュロキセチン塩酸塩及びベンラファキシン塩酸塩製剤の自動車運転等に係る注意事項について（No. 339）

2）重要な副作用等に関する情報

　厚生労働省が改訂を指導した医薬品の使用上の注意のうち，重要な副作用等について，改訂内容と改訂の根拠となった症例の概要が紹介される．

3）使用上の注意の改訂について

　厚生労働省が改訂を指導した医薬品の使用上の注意のうち，上記の副作用等に関する情報以外の事項について，改訂内容と主な該当販売名等が記載される．

4）市販直後調査の対象品目

　市販直後調査の対象となる医薬品の一般名・販売名，製造販売業者名，調査開始年月日が掲載される．

5）参考資料

　医療に係る参考情報が掲載されることがある．近年の例を挙げる．

　　　副作用名「アナフィラキシー」について（No. 299）
　　　医療事故の再発・類似事例に係る注意喚起について（No. 322）
　　　在宅酸素療法における火気の取扱いについて（No. 329）

5.2　（独）医薬品医療機器総合機構のホームページ

　（独）医薬品医療機器総合機構の業務を表5.1にまとめた．医薬品，医療機器等の審査及び安全対策，並びに健康被害救済の三業務を公正に遂行し，国民の健康・安全の向上に積極的に貢献することが理念とされている．業務の一環で，医薬品・医療機器等に関する情報提供が行われており，図5.3にホームページのトップページを示した．また，医薬品医療機器情報配信サービス（PMDAメディナビ）が行われており，登録しておくことにより重要な安全性情報をメールで受け取ることが可能である．

表 5.1　（独）医薬品医療機器総合機構の業務

○健康被害救済
　　医薬品の副作用や生物由来製品を介した感染等による健康被害に対して，迅速な救済を図る．
○承認審査
　　医薬品や医療機器などの品質，有効性及び安全性について，治験前から承認までを一貫した体制で指導・審査する．
○安全対策
　　市販後における安全性に関する情報の収集，分析，提供を行う．

第5章　厚生労働省から提供される情報

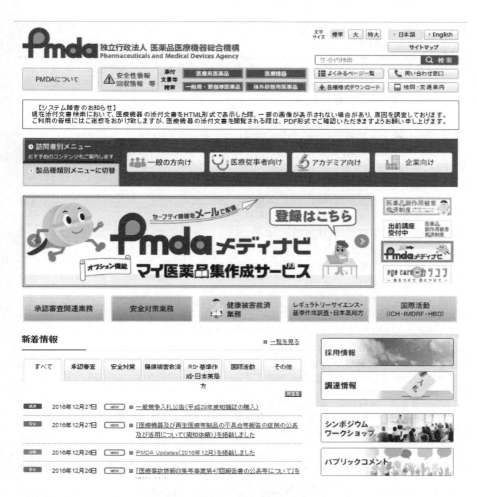

図5.3　（独）医薬品医療機器総合機構のホームページのトップページ

　（独）医薬品医療機器総合機構のホームページでは，患者あるいは，医師，薬剤師をはじめとする医療従事者にとって役立つ，医薬品・医療機器等に関する情報が提供されている．入手可能な主な情報を表5.2にまとめた．以下，解説する．

　なお，ホームページでは「一般の方向け情報」も公開されており，おくすりQ&A，医療機器Q&A，などが提供されている

表 5.2 （独）医薬品医療機器総合機構のホームページから入手可能な主な情報（医薬品関係）

① 添付文書情報，インタビューフォーム，患者向医薬品ガイド，承認情報
② 緊急安全性情報・安全性速報
③ 医薬品の適正使用に関するお知らせ
④ 医薬品・医療機器等安全性情報（厚生労働省発行）
⑤ 医薬品に関する評価中のリスク等の情報について
⑥ 使用上の注意の改訂指示
⑦ PMDA 医療安全情報
⑧ 回収情報
⑨ 副作用が疑われる症例報告に関する情報
⑩ コンビネーション製品の不具合が疑われる症例情報
⑪ 医薬品リスク管理計画（RMP）
⑫ 重篤副作用疾患別対応マニュアル
⑬ 厚生労働省発表資料（医薬品関連）
⑭ 安全対策関係通知
⑮ 医薬品安全対策情報（DSU）
⑯ 医療安全情報
　　医療安全対策関係通知，関係団体からのお知らせ，ヒヤリ・ハット事例等
⑰ 保険適用される公知申請品目に関する情報について
⑱ ジェネリック医薬品品質情報
⑲ 副作用救済給付の決定に関する情報

・「△安全性情報・回収情報・添付文書等」の頁に情報の一覧がある．
・上記以外に，医療機器関連情報，再生医療等製品関連情報，体外診断用医薬品，医薬部外品・化粧品に関する情報も掲載されている．

1）添付文書情報，医薬品インタビューフォーム，患者向医薬品ガイド，承認情報

　医療用医薬品，一般用・要指導医薬品，体外診断用医薬品，医療機器ごとに，添付文書情報などを検索し閲覧することができる．これらの情報は，添付文書の内容を製薬企業や製造販売業者が電子化したものである．医療用医薬品の情報検索画面は図 4.1 に示した．医薬品名だけでなく，効能・効果や禁忌の語句による検索も可能である．データは PDF ファイルのほか，用途に応じて HTML/SGML のファイル形式でもダウンロードできる．

　また，添付文書以外に，医薬品インタビューフォーム，患者向医薬品ガイドや承認情報も入手可能である．これらの詳細については第 2 ～ 4 章を参照のこと．ただし，承認情報については，5.3 で述べる．

2）緊急安全性情報・安全性速報

　第 4 章を参照のこと．

3）医薬品の適正使用に関するお知らせ

　（独）医薬品医療機器総合機構並びに関連学会からの医薬品の適正使用に関するお知らせが掲載されている．（独）医薬品医療機器総合機構からの情報は，既に添

付文書などに記載されているものの救済給付申請症例や副作用報告症例等で同様の
事象が繰り返し見られている事例について，医療従事者等に対して安全に使用する
ために注意すべき点などを図解等を用いてわかりやすく解説し，注意喚起している
ものである．

4）医薬品・医療機器等安全性情報（厚生労働省発行）

5.1 を参照のこと．

5）医薬品に関する評価中のリスク等の情報について

医薬品に関して，（独）医薬品医療機器総合機構及び厚生労働省において評価中
のリスク等の情報が掲載されている．対象となるのは，使用上の注意の改訂等に繋
がりうる注目しているリスク情報，外国規制当局や学会等が注目し，評価を始めた
リスク情報がある．

6）使用上の注意の改訂指示

添付文書の使用上の注意は必要に応じて改訂される．厚生労働省から製薬企業に
対して出された使用上の注意の改訂指示の内容が掲載されており，実際に改訂され
る以前に改訂内容を把握することが可能である．

7）PMDA 医療安全情報

ヒヤリ・ハット事例や副作用・不具合報告の中から，同様の事象が繰り返し報告
されている事例や添付文書改訂等を通知した事例などについて，安全に使用するた
めに注意すべき点などを図解等を用いてわかりやすく解説し，医療従事者に対して
広く周知することを目的に作成された情報である．

ヒヤリ・ハット事例：患者
に被害を及ぼすことはな
かったが，日常診療の現
場で，"ヒヤリ"とした
り，"ハッ"としたりし
た経験を有する事例を指
す．

8）回収情報

医薬品及び医療機器の回収（リコール）情報をまとめたものである．回収理由と
危惧される具体的な健康被害についても記載されている．回収される製品によりも
たらされる健康への危険性の程度により，クラス分類されている．

9）副作用が疑われる症例報告に関する情報

製薬企業及び医療機関・薬局から報告のあった症例が取りまとめられており，
（独）医薬品医療機器総合機構が提供する医薬品副作用データベースである．2004
年度以降の報告については，「症例情報」と「報告副作用一覧」の2つの掲載方法
により情報提供されており，データはCSVファイルでダウンロード可能である．
医療現場などにおいて，添付文書には記載されていない副作用を疑う症例について
調べたい場合などに活用できる．

10) コンビネーション製品の不具合が疑われる症例情報

コンビネーション医薬品とは，機械器具と一体的に製造販売される医薬品のことである．コンビネーション医薬品の機械器具部分の不具合が疑われる症例報告に関する情報が掲載されている．

11) 医薬品リスク管理計画（RMP）

第4章を参照のこと．

12) 重篤副作用疾患別対応マニュアル

厚生労働省では，医薬品の使用により発生する副作用疾患に着目した対策整備を行うとともに，副作用発生機序解明研究等を推進することにより，「予測・予防型」の安全対策への転換を図ることを目的として，2005年度から「重篤副作用総合対策事業」をスタートしている．このマニュアルは，本事業の第一段階「早期発見・早期対応の整備」(4年計画) として，重篤度等から判断して必要性の高いと考えられる副作用について，患者及び臨床現場の医師，薬剤師等が活用する治療法，判別法等を包括的にまとめたものである．

13) 厚生労働省発表資料（医薬品関連）

厚生労働省が安全性について公表した資料が掲載されている．各種調査会等の報告や企業提供の安全性情報を入手することができる．

14) 安全対策関係通知

厚生労働省等が発出した医薬品の安全性に関する通知や添付文書の改訂指示通知などの情報が掲載されている．

15) 医薬品安全対策情報（DSU）

第4章を参照のこと．

16) 医療安全情報

学会，職能団体，医薬品又は医療機器の業界団体が発信している医薬品や医療機器を安全に使用するための医療安全情報などが掲載されている．

また，ヒヤリ・ハット事例を医薬品・医療機器の名称などから検索できる．

17) 保険適用される公知申請品目に関する情報について

わが国における深刻な問題の1つにドラッグラグがある．特に，欧米では使用が認められているが，国内では承認されていない医薬品が問題になっている．これを受け，厚生労働省に「医療上の必要性の高い未承認薬・適応外薬検討会議」が設置されており，医療上の必要性が評価されている．検討会議からの公知申請への妥当

性に関する報告書に基づき，薬事・食品衛生審議会で事前評価され，薬事承認を待たずに保険適用されることになる．

18）ジェネリック医薬品品質情報

ジェネリック医薬品は，生物学的同等性試験等により，品質，有効性および安全性が先発医薬品と同等であることを確認した上で，医薬品医療機器等法に基づき承認されている．しかしながら，品質に対する懸念も見られることから，ジェネリック医薬品普及のためにその品質の信頼性の向上を図ることが急務となっている．2008年より，厚生労働省の委託を受けて，国立医薬品食品衛生研究所がジェネリック医薬品の品質に関する意見・質問・情報等について学術的観点からの検討を実施している．そこで検討された議事概要，会議資料並びに試験結果が掲載されている．

19）副作用救済給付の決定に関する情報

副作用救済給付の実態の理解と医薬品副作用被害救済制度の周知を図ることを目的に，本情報が公表されている．

5.3　新薬の承認審査，新薬の再審査，既承認医薬品の再評価の情報

上述の通り，（独）医薬品医療機器総合機構の業務として承認審査があり，新医薬品，医療機器，再生医療等製品，一般用医薬品・要指導医薬品，医薬部外品について，品目ごとに品質，有効性，安全性の審査が行われている．

新薬の承認審査に関する情報，新薬の再審査に関する情報，既承認医薬品の再評価の結果が，（独）医薬品医療機器総合機構のホームページで公開されている．以下，これらについて解説する．また，第6章及び第7章も参照すること．

5.3.1　新薬の承認審査

新医薬品の承認時点における有効性・安全性の評価等に関する十分な情報を迅速に医療関係者等に提供することにより，当該医薬品の適正使用の推進と審査承認過程の透明性を確保する必要がある．このため，新医薬品の審査報告書や申請資料概要が公表されている．

審査報告書は，当該医薬品の審査経過，評価結果等を（独）医薬品医療機器総合機構が取りまとめたものであり，申請資料概要は，申請資料の内容を承認取得者が取りまとめたものである．

5.3.2　新薬の再審査

　再審査結果が厚生労働省から関係各方面へ通知された個々の医薬品について，再審査報告書を取りまとめ，PDF 化したものが掲載されている．使用成績調査を中心に詳しい情報が公表されている．

5.3.3　既承認医薬品の再評価

　既承認医薬品の有効性，安全性等を再評価した結果が公表されている．医薬品の再評価が終了すると，その結果は厚生労働省から通知され，結果を受けた製薬企業は「おしらせ文書」を作成し，医療現場に情報を伝える．なお，再審査・再評価の結果は，「製造販売の承認取り消し」，「効能・効果，用法・用量の一部変更」，「承認の変更なし」の３つに区分される．

5.4　厚生労働省が監修または関与する資料・システム

1）医薬品等安全性関連情報

　厚生労働省ホームページの「医薬品・医療機器」のサイトにおいて，医薬品等安全性情報などの緊急情報，トピックス，重要なお知らせ，施策情報が掲載されている．

　医薬品等安全性情報の内容として，重要なお知らせ，緊急安全性情報（イエローレター）/安全性速報（ブルーレター），「使用上の注意」の改訂について，通知・事務連絡，医薬品・医療機器等安全性情報，重篤副作用疾患別対応マニュアル，医薬品・医療機器の安全使用に関する調査，医薬品等の適正使用に関するガイドラインがある．

2）日本薬局方

　医薬品医療機器等法第 41 条の規定に基づき，医薬品の性状及び品質の適正を図るため，厚生労働大臣が薬事・食品衛生審議会の意見を聴いて定めた医薬品の規格基準書である．また，関連書籍として JPDI 日本薬局方医薬品情報（(財)日本薬剤師研修センター編集）がある．局方収載医薬品を対象に，添付文書，医薬品インタビューフォーム，USP-DI，PDR，Martindale：Extra Pharmacopoeia を基本文献として編集されている．

日本薬局方：Japanese Pharmacopoeia

日本薬剤師研修センター：薬剤師の生涯学習を支援し推進することを目的として設立された財団法人で,各種研修会の開催,研修認定薬剤師の認定,学習用の書籍・教材の刊行等の事業が行われている.

PDR：Physicians' Desk Reference（米国の医薬品集の１つ）の略である.

Martindale：英国の医薬品集の１つである.

第5章　厚生労働省から提供される情報　　　　89

3）後発医薬品品質情報

ジェネリック医薬品品質検討会（5.2 18）項を参照）の情報をはじめ，後発医薬品の使用に際し有用な情報を提供することを目的に，厚生労働省より発行されている．

4）医療用医薬品品質情報集（オレンジブック）

医療用医薬品の内用固形製剤の品質を確保するために，溶出性について品質再評価が 1998 年から実施された．医療用医薬品品質情報集は，再評価が終了するなど溶出性に係る品質が適当であると確認されたもの，及び再評価中の品目を取りまとめたもので，品質再評価結果の通知の毎におよそ年 4 回発行されている．公的機関における測定例の例示や，溶解度などの基本的情報も含まれている．後発医薬品が溶出性について先発医薬品と同等性を有しているかの判断に用いることができる．

5.5　章末問題

以下の記述について○，×で答えよ．

1. 医薬品・医療機器等安全性情報は厚生労働省から提供されている．
2. 医薬品・医療機器等安全性情報は隔月で発行されている．
3. 医薬品・医療機器等安全性情報は新薬承認時の安全性に係る重要な情報源である．
4. 医薬品・医療機器等安全性情報は印刷物としてのみ提供されているので，定期的に購入する必要がある．
5. 医薬品・医療機器等安全性情報は，医薬品の普及と適正使用の推進を目的として，医薬品の概略を記載した印刷物である．
6. 医薬品・医療機器等安全性情報は，患者向けに医薬品の使用について解説した内容となっている．
7. 医薬品・医療機器等安全性情報は，厚生労働省において収集された市販後の副作用等の情報をもとに提供される．
8. 医薬品・医療機器等安全性情報には，注目すべき副作用の解説や「使用上の注意」改訂に係る情報が含まれる．
9. 薬剤師は，医薬品・医療機器等安全性情報を定期的に確認する必要がある．
10. 新薬の承認審査に係る情報は機密事項であり公開されていない．
11. 厚生労働省が収集した副作用に関する情報は公表されていない．
12. 医薬品の再評価が終了すると，その結果は厚生労働省から通知され，結果を受けた製薬企業は「おしらせ文書」を作成し，医療現場に情報を伝える．
13. 新薬の再審査に関する情報は，（独）医薬品医療機器総合機構ホームページから得ることができる．
14. 医薬品医療機器総合機構の業務の 1 つに医薬品副作用被害救済がある．
15. 医薬品の開発の段階から市販後に至るまで常にリスクを適正に管理する方策として，医薬品リスク管理計画が行われている．

16. （独）医薬品医療機器総合機構のホームページは医療関係者のみに公開されている.

17. （独）医薬品医療機器総合機構のホームページで添付文書情報が提供されているが，医療用医薬品のみが対象であり，一般用医薬品については提供されていない.

18. （独）医薬品医療機器総合機構のホームページでは医薬品の回収情報も掲載されている.

19. 医療用医薬品品質情報集（オレンジブック）は内用固形製剤の保存条件についてまとめたものである.

解　答

1. ○

2. ×　2001 年 6 月から月刊化されている.

3. ×　市販後の副作用・感染症報告で収集された情報がまとめられている.

4. ×　（独）医薬品医療機器総合機構のホームページで公表されている.

5. ×　問題の記述は「製品情報概要」にあたる.

6. ×　医療関係者に提供される文書である.

7. ○

8. ○

9. ○

10. ×　新薬の承認時点における有効性・安全性に関する情報を迅速に提供し，適正使用の推進と承認審査過程の透明性確保を図っている.

11. ×　（独）医薬品医療機器総合機構から「副作用データベース」が提供されている.

12. ○

13. ○

14. ○

15. ○

16. ×　誰でも閲覧可能である.

17. ×　一般用医薬品の情報も提供されている.

18. ○

19. ×　内用固形製剤の溶出性についての品質再評価をまとめたものである.

第6章

医薬品の開発過程で得られる情報

　医薬品の開発には候補物質の発見から承認販売に至るまで，多くの年月と費用が掛かるが，また，種々の医薬品に関する情報も発生する．医薬品としての有用性と品質を保証するための各種の試験が行われ，それらのデータは医薬品として臨床使用される場合の情報となる．非臨床試験や臨床試験で得られる物質に関する情報や，有効性，安全性に関する情報は，発売後の医薬品の適正使用のための情報として，医薬品の添付文書，医薬品インタビューフォーム，製品情報概要など各種医薬品情報に活かされている．

　第6章では，医療用医薬品について，医薬品の開発から製造販売承認申請に至る必要な各種試験と，そこから得られる情報について解説し，また，後発医薬品や一般用医薬品との違いについても解説する．

6.1　医療用医薬品

　医療用医薬品とは，医師もしくは歯科医師によって使用され，又はこれらの者の処方せん若しくは指示によって使用されることを目的として供給される医薬品をいう．一般的に新薬（新医薬品）という場合は，新たに市販される医療用医薬品を指すことが多い．また，後述する後発医薬品との比較で，先発医薬品ともいう．医薬品の開発には9〜17年の長い歳月と開発費が掛かる．医薬品開発の全体の流れ，臨床試験の流れと主な目的については，第1章参照のこと．以下，探索研究，非臨床試験，臨床試験，承認申請，審査・薬価収載・販売に分け，開発の詳細を解説する．

6.1.1　探索研究

　探索研究により開発候補化合物を創製する．大きくは，リード化合物の創製とリード化合物の最適化の2つのプロセスからなるが，具体的には，主に，以下のことを実施する．

リード化合物
　lead compound：新薬の候補となる化合物を指す．

① 化合物ライブラリーの作成及び標的分子の探索

　新規の医薬品となり得る物質を，合成，発酵，培養，抽出，バイオテクノロジー等の方法により創製や発見を行い，ライブラリーを作成する．また，生体の疾患や病状に関するゲノム情報やプロテオーム解析により，標的分子の探索も行われる．

② 物理化学的研究

　新規物質の性状や化学的性質，構造などを調べる．

③ スクリーニング

　新規物質から薬効のある物をふるいにかけ選び出し，リード化合物を見つけ出す．リード化合物に化学的修飾を加えた化合物群の中から，動物実験などで薬効と安全性の両面を検討し最適な化合物を選び出す．

④ 特許申請

　知的財産とは人間の創造的活動により生み出されるもので，知的財産権は特許権，実用新案権など知的財産に関して法令により定めた権利または法律上保護される利益に係る権利である．医薬品に関する知的財産として，標的分子の物質特許，機能に関する特許及びスクリーニング法の特許，新規物質の物質特許，既存物質の用途特許などが申請される．特許権の存続期間は原則20年であるが，医薬品に関しては最大5年期間延長が可能である．

6.1.2　非臨床試験

　探索研究により決定された開発候補化合物について非臨床試験を実施する．新規物質の有効性と安全性を動物や培養組織を用いて研究し，臨床試験への移行を検討する．その実施試験は，薬理試験，薬物動態試験及び毒性試験の大きく3種類に分類される．その試験の種類と内容を表6.1に示した．また，治験薬として使用するための物質や製剤としての品質や安定性についても試験を行う必要がある．医薬品の安全性を確認するための毒性試験は，得られた試験結果の信頼性が確保されなければならない．そのために，毒性試験のすべて，及び安全性薬理試験の一部の実施に際しては，GLPを遵守することが義務付けられている．それ以外の試験も，医薬品医療機器等法施行規則第43条「申請資料の信頼性の基準」に準拠して実施する．

GLP：good laboratory practice の略である．「医薬品の安全性に関する非臨床試験の実施の基準」のことである．

第6章　医薬品の開発過程で得られる情報　　93

表 6.1　非臨床試験の種類と内容

実施試験				試験の目的・内容
非臨床試験	薬物動態試験			被験物質の動物体内での吸収，分布，代謝，排泄などを明らかにする．動物の薬物体内動態の情報は薬理試験や毒性試験の投与量等の設定に役立ち，更にヒトの有効性・安全性の評価にも有用である．
	薬理学的試験	効力を裏付ける試験		期待した治療効果に関連する被験物質の作用及び治療効果の作用機序を明確にする．
		副次的薬理試験		期待した治療効果に関連しない被験物質の作用及び治療効果の作用機序を明確にする．効力を裏付ける試験と合わせて薬理作用の種類と程度を全般的に把握し，被験物質の薬理作用のプロフィールを明らかにする．
		安全性薬理試験*		① ヒトの安全性に関連あると思われる被験物質の望ましくない薬力学的特性を特定する． ② 毒性試験若しくは臨床試験で認められた被験物質の有害な薬力学的もしくは病態生理学的作用を評価する． ③ これまで認められた若しくは危惧される薬力学的有害作用の機序を検討する．
	*毒性試験	一般毒性試験	単回投与毒性試験	急性毒性試験といわれる．被験物質を動物に1回投与し，観察される状態を質的及び量的に解明する．
			反復投与毒性試験	亜急性あるいは慢性毒性試験といわれる．被験物質を動物に反復投与し，観察される状態を質的及び量的に解明する．
		特殊毒性試験	生殖・発生毒性試験	被験物質の動物の生殖発生過程への影響を検討する． ① 妊娠前及び妊娠初期 ② 胎児器官形成期 ③ 周産期及び出生後の母体機能
			遺伝毒性試験	被験物質の DNA に対する影響を検討する．本試験が陽性の場合，遺伝毒性，発がん性，催奇形性が予測される． ① 細菌を用いる復帰突然変異試験 ② 哺乳類培養細胞を用いる染色体異常試験（*in vitro*） ③ げっ歯類造血細胞を用いる染色体損傷検出試験（*in vivo* 小核試験）
			がん原性試験	発がん性の有無を調べる試験． ① 被験物質が発がん性を疑われる場合 ② 長期投与（6か月以上）にわたり投与される物質 ③ 間欠的に頻繁に用いられる物質　などに実施．
			その他の毒性試験	免疫毒性試験，依存性試験，局所刺激試験，皮膚感作試験など
	製剤化試験			長期安定性試験，加速試験，苛酷試験

*安全性に関する非臨床試験は GLP によって収集され，作成されなければならない．

6.1.3　臨床試験

　非臨床試験の結果，ヒトに投与して開発を進める価値があると判断できた場合に，臨床試験（治験）を実施する．この段階で開発候補化合物は治験薬と呼ばれる．臨床試験は，ヘルシンキ宣言に基づく倫理的原則に則り，GCP を遵守して行うことが義務付けられている．次の3点を柱に，常に被験者の保護を念頭に，実施されな

臨床試験：ヒトを対象とした試験のことである．

GCP：good clinical practice の略である．「医薬品の臨床試験の実施の基準」のことである．

けれAばならないA.

ければならない.

① 科学性：治験の有効性と安全性が論理的に検証され評価できるものでなければならない.
② 信頼性：治験実施計画どおりに実施された治験データであることが確認され，信頼性が保証されていなければならない.
③ 倫理性：治験に参加する患者（被験者）の人権が保護され，プライバシーが尊重されていなければならない.

また，すべての被験者から，治験に参加する前に，自由意思によるインフォームド・コンセントを得なければならない.被験者からの同意取得事項や同意取得方法が厳しく規定されており，治験の目的，方法，予想される副作用などについて記した文書（治験責任医師が作成）により説明を行い，文書により同意を得る.

臨床試験の目的は，治験薬の疾患に対する治療効果や，更にその使用に際しての危険性を，ヒトについて検討し，最終的には有効性と安全性を相対的に比較し，臨床における有用性を評価することにある.また，臨床試験はヒトを対象として実施するため，倫理的な配慮のもとに，科学的に適正な方法で行われなければならず，危険にさらされる可能性を最小にするように安全性に配慮した方法で行われなければならない.

治験薬をヒトに適応する前に，動物実験等の結果によって，薬剤の安全性が十分に保証されなければならない.また，治験中に得た安全性情報は，外国の事例も含め，速やかに厚生労働大臣に報告する義務があり，それらを治験審査委員会などで検討し，その治験の継続の適否が審議されなければならない.

臨床試験は，その目的によって区分され，先行する試験の成果を次の試験の計画に役立てるべきであるとされている.臨床試験は，これまで4つの開発の相（第I相〜第IV相）から成るという概念が広く用いられてきた.しかし，日米EU3極のICHによる合意に基づき「臨床試験の一般指針について」（1998年4月21日付医薬審第380号：ICH-E8）が通知され，臨床試験の分類として試験の目的による分類がより望ましいとされ，臨床薬理試験，探索的試験，検証的試験，治療的使用の4つの試験が示された.目的により分類された試験において実施すべき内容（目的）や試験の例を表6.2に示した.

臨床開発は，初期の小規模な試験から得られた情報を，より大規模で明確な目的をもった試験の計画および根拠付けに用いるという段階的な方法で進められる.第I相〜第IV相の試験の開発段階について表6.3に示した.

治験：国の製造販売承認を得るためのデータ収集を目的とした臨床試験のことである.治験は臨床試験の一部である.

インフォームド・コンセント informed consent：治験に参加する被験者に対して，治験責任医師より，治験について十分な説明がなされ，被験者から文書による同意を取得する.

日米EU医薬品規制調和国際会議 The International Conference on Harmonisation of Technical Requirements for Registration of Pharmaceuticals for Human Use：ICHと略す.医薬品の国際的な研究開発の促進と患者への迅速な供給のため組織された.

第 6 章　医薬品の開発過程で得られる情報

表 6.2　目的別臨床試験の分類

試験の種類	試験の目的	例
臨床薬理試験	・忍容性評価 ・薬物動態，薬力学的検討 ・代謝物と薬物相互作用の探索的検討 ・薬理活性の探索的検討	・忍容性試験 ・単回及び反復投与の薬物動態，薬力学的検討 ・薬物相互作用試験 ・吸収・分布・排泄・代謝試験
探索的試験	・目標効能に対する探索的使用 ・用法・用量の検討 ・検証的試験のデザイン，エンドポイント，方法論の根拠の提供	・比較的短期間で限られた対象を用い，代用あるいは薬理学的エンドポイントを用いた初期の管理された試験
検証的試験	・有効性の立証，確認 ・安全性の検討 ・承認取得を支持する良好なリスク・ベネフィット関係の根拠付け	・適切でよく管理された有効性検討試験 ・安全性試験 ・大規模臨床試験
治療的使用	・一般的な患者又は特殊な患者集団及び（又は）環境におけるリスク・ベネフィットの関係についての理解を更に正確にする ・より出現頻度の低い副作用の検出 ・用法・用量の追加検討	・有効性比較試験 ・死亡率／罹病率エンドポイント試験 ・大規模臨床試験 ・医療経済学的試験

忍容性：有害作用に被験者がどれだけ耐えうるかを示す程度のこと．

エンドポイント：臨床試験の有効性を評価する項目

（日本の薬事行政，2015.7，日本製薬工業協会より引用）

表 6.3　臨床試験の開発相による分類

ステージ	内　容	最も代表的な試験
第Ⅰ相試験（フェーズⅠ）	治験薬を初めてヒトに投与することから開始． ① 初期の安全性及び忍容性の評価 ② 薬物動態の検討 ③ 薬力学的な評価 ④ 初期の薬効評価	臨床薬理試験
第Ⅱ相試験（フェーズⅡ）	通常患者において治療効果を探索するための試験を開始する段階．この相の重要な目的は第Ⅲ相で用いる用法・用量を決定すること．	探索的試験
第Ⅲ相試験（フェーズⅢ）	治療効果の検証を主要な目的とする試験．主要な試験は，意図した適応や投与される患者群においてその薬剤が安全で有効であるという第Ⅱ相までに蓄積された根拠を検証するためにデザインされる．	検証的試験
第Ⅳ相試験（フェーズⅣ）	医薬品の承認後に開始され，承認された適応に関連するもの．市販後の製造販売後臨床試験．	多様な試験（治療的使用）

（日本の薬事行政，2015.7，日本製薬工業協会より引用，作表）

6.1.4 承認申請

　各種試験において新規物質の有効性，安全性，有用性が証明されたなら，製薬企業は，厚生労働大臣に対して，製造販売承認の申請を行う．医薬品の製造販売承認申請には表6.4に示す資料を提出する必要がある．表6.5及び表6.6には，申請区分による医療用医薬品製造販売承認等の申請の際に必要な提出書類を示した．新有効成分含有医薬品（有効成分が新規なもの），新医療用配合剤，新投与経路医薬品（投与経路を変更したもの），新効能医薬品（効能・効果が異なるもの），新剤型医薬品（徐放化した場合など），新用量医薬品（用量を変更したもの）などに区分されており，区分によっては，表6.4に示したすべての項目の資料が必要というわけではない．

表 6.4　医薬品の製造販売承認申請に必要な資料

イ．起原又は発見の経緯及び外国における使用状況等に関する資料
　　1．起原又は発見の経緯
　　2．外国における使用状況
　　3．特性及び他の医薬品との比較検討等
ロ．製造方法並びに規格及び試験方法等に関する資料
　　1．構造決定及び物理的化学的性質等
　　2．製造方法
　　3．規格及び試験方法
ハ．安定性に関する資料
　　1．長期保存試験
　　2．苛酷試験
　　3．加速試験
ニ．薬理作用に関する資料
　　1．効力を裏付ける試験
　　2．副次的薬理・安全性薬理
　　3．その他の薬理
ホ．吸収，分布，代謝，排泄に関する資料
　　1．吸収
　　2．分布
　　3．代謝
　　4．排泄
　　5．生物学的同等性
　　6．その他薬物動態
ヘ．急性毒性，亜急性毒性，慢性毒性，催奇形性，その他の毒性に関する資料
　　1．単回投与毒性
　　2．反復投与毒性
　　3．遺伝毒性
　　4．がん原性
　　5．生殖発生毒性
　　6．局所刺激性
　　7．その他の毒性
ト．臨床試験の試験成績に関する資料
　　臨床試験成績
チ．法第五十二条第一項に規定する添付文書等記載事項に関する資料
　　添付文書等記載事項

第6章 医薬品の開発過程で得られる情報

表6.5 医療用医薬品の製造販売承認申請の際に必要な提出書類

資料の種類（大区分）:
- イ 起原又は発見の経緯及び外国における使用状況等に関する資料
- ロ 製造方法並びに規格及び試験方法等に関する資料
- ハ 安定性に関する資料
- ニ 薬理作用に関する資料
- ホ 吸収，分布，代謝，排泄に関する資料
- ヘ 急性毒性，亜急性毒性，慢性毒性，催奇形性，その他の毒性に関する資料
- ト 臨床試験の成績に関する資料
- チ 法第五十二条第一項に規定する添付文書等記載事項に関する資料

申請区分	イ1 起原又は発見の経緯	イ2 外国における使用状況	イ3 特性及び他の医薬品との比較検討等	ロ1 構造決定及び物理的化学的性質等	ロ2 製造方法	ロ3 規格及び試験方法	ハ1 長期保存試験	ハ2 苛酷試験	ハ3 加速試験	ニ1 効力を裏付ける試験	ニ2 副次的薬理・安全性薬理	ニ3 その他の薬理	ホ1 吸収	ホ2 分布	ホ3 代謝	ホ4 排泄	ホ5 生物学的同等性	ホ6 その他の薬物動態	ヘ1 単回投与毒性	ヘ2 反復投与毒性	ヘ3 遺伝毒性	ヘ4 がん原性	ヘ5 生殖発生毒性	ヘ6 局所刺激性	ヘ7 その他の毒性	ト 臨床試験成績	チ 添付文書等記載事項
(1) 新有効成分含有医薬品	○	○	○	○	○	○	○	○	○	○	○	△	○	○	○	○	×	△	○	○	○	△	△	△	△	○	○
(2) 新医療用配合剤	○	○	○	×	○	○	○	○	○	○	○	△	○	○	○	○	×	△	×	×	×	×	△	△	△	○	○
(3) 新投与経路医薬品	○	○	○	×	○	○	○	○	○	○	○	△	○	○	○	○	×	△	○	○	△	△	△	△	△	○	○
(4) 新効能医薬品	○	○	○	×	×	×	×	×	×	○	○	△	△	△	△	△	×	△	△	△	×	×	△	△	△	○	○
(5) 新剤型医薬品	○	○	○	×	×	○	○	△	△	△	△	△	△	△	△	△	×	△	×	×	×	×	×	△	×	○	○
(6) 新用量医薬品	○	○	○	×	○	○	○	△	△	△	△	△	△	△	△	△	×	△	×	×	×	×	×	×	×	○	○
(7) バイオ後続品	○	○	○	×	○	○	○	○	○	△	△	△	△	△	△	△	×	△	○	△	△	△	△	△	△	○	○
(8) 剤型追加に係る医薬品（再審査期間中のもの）																											
(8)-② 剤型追加に係る医薬品（再審査期間中でないもの）	○	○	○	×	△	○	△	△	○	×	×	×	×	×	×	×	△	×	×	×	×	×	×	×	×	×	○
(9) 類似処方医療用配合剤（再審査期間中のもの）																											
(9)-② 類似処方医療用配合剤（再審査期間中でないもの）	○	○	○	×	△	○	△	△	○	×	×	×	△	△	△	△	△	×	×	×	×	×	×	×	×	×	○
(10) その他の医薬品（再審査期間中のもの）																											
(10)-② その他の医薬品（（10）の場合であって，生物製剤等の製造方法の変更に係るもの）																											
(10)-③ その他の医薬品（再審査期間中でないもの）	×	×	×	×	△	○	×	×	○	×	×	○	×	×	×	×	×	×	○	×	×	×	×	×	×	×	○¹⁾
(10)-④ その他の医薬品（（10-③）の場合であって，生物製剤等の製造方法の変更に係るもの）																											

○は添付，×は不要，△は個々の医薬品により判断.

1) 製造方法の変更又は試験方法の変更等，添付文書の記載に変更を生じない内容に関する申請に限り，原則として，チの資料の添付は要しない.

(日本の薬事行政，2015.7，日本製薬工業協会より引用)

表 6.6　医療用医薬品の申請区分

(1) 新有効成分含有医薬品とは，既に製造販売の承認を与えられている医薬品及び日本薬局方に定められている医薬品（以下「既承認医薬品等」という.）のいずれにも有効成分として含有されていない成分を有効成分として含有する医薬品をいう.

(2) 新医療用配合剤とは，日本薬局方に収められている配合剤及び医療用医薬品として製造販売の承認を与えられている配合剤とその有効成分又はその配合割合が異なる医療用医薬品たる配合剤をいう．ただし（9）に規定する類似処方医療用配合剤及び総合消化酵素並びに作用が緩和なパップ剤等のうち総合的に評価して新規性がないと判断されるものは除く.

(3) 新投与経路医薬品とは，既承認医薬品等と有効成分は同一であるが，投与経路（経口，皮下・筋肉内，静脈内，経皮，経直腸，経腟，点眼，点耳，点鼻，吸入等の別をいう.）が異なる医薬品をいう.

(4) 新効能医薬品とは，既承認医薬品等と有効成分及び投与経路は同一であるが，効能・効果が異なる医薬品をいう.

(5) 新剤型医薬品とは，既承認医薬品等と有効成分，投与経路及び効能・効果は同一であるが，徐放化等の薬剤学的な変更により用法等が異なるような新たな剤型の医薬品をいう．ただし，（8）に規定する剤型追加に係る医薬品は除く.

(6) 新用量医薬品とは，既承認医薬品等と有効成分及び投与経路は同一であるが，用量が異なる医薬品をいう.

(7) バイオ後続品とは，既に販売承認を与えられているバイオテクノロジー応用医薬品と同等／同質の医薬品をいう.

(8) 剤型追加に係る医薬品とは，既承認医薬品等と有効成分，投与経路，効能・効果及び用法・用量は同一であるが，剤型又は含量が異なる医薬品をいう.

(9) 類似処方医療用配合剤とは，日本薬局方に収められている配合剤及び医療用医薬品として製造販売の承認を与えられている配合剤とその有効成分及び配合割合が類似していると判断される医療用医薬品たる配合剤をいう.

(10) 生物製剤等とは，生物学的製剤基準に収載されているワクチン，血液製剤等の生物学的製剤，組換え DNA 技術応用医薬品，細胞培養医薬品その他バイオテクノロジー応用医薬品／生物起源由来医薬品をいう.

（日本の薬事行政，2015.7，日本製薬工業協会より引用）

6.1.5　コモン・テクニカル・ドキュメント

ICH において，新医薬品（医療用）の承認申請資料の調和を図るため，コモン・テクニカル・ドキュメント（国際共通化資料）(以下，CTD）の作成が合意されている．CTD は，日米欧において，新医薬品の承認申請に係る資料の重複を避け，安全な医薬品を迅速に提供することを目的としている.

CTD は，5 つの部（モジュール）から構成されている．第 1 部（モジュール 1）は各地域に特異な部分である．第 2 部から第 5 部（モジュール 2 からモジュール 5）は，全ての地域への申請において共通となるように意図されている．5 つのモジュールの内容を表 6.7 に示した．また，その概念図を図 6.1 に表した.

CTD：common technical document の略である.

表 6.7　CTDの構成と内容

構成（モジュール）	内　容
第1部（モジュール1）	申請書等行政情報及び添付文書に関する情報
第2部（モジュール2）	CTDのサマリー
第3部（モジュール3）	品質に関する資料
第4部（モジュール4）	非臨床試験報告書
第5部（モジュール5）	臨床試験報告書

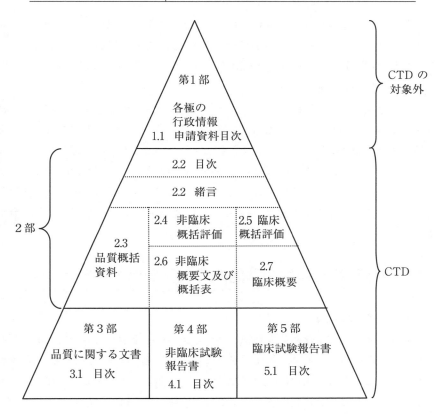

図 6.1　ICH コモン・テクニカル・ドキュメント（CTD）の構成の概念図
（一般社団法人レギュラトリーサイエンス学会監修（2015）医薬品製造販売指針 2015, じほうより引用, 改変）

6.1.6　承認審査, 薬価収載, 販売

（独）医薬品医療機器総合機構が各種審査を行う. 審査結果を厚生労働省医薬・生活衛生局医薬品審査管理課に通知する. 厚生労働省はその審査結果を薬事・食品衛生審議会に諮問し, その答申をもって承認を与える. 医薬品として承認されると, 製造販売が可能になり, 医療保険の対象となる医療用医薬品は, 厚生労働省より薬価基準制度に基づいて品目と薬価が決定され, 薬価基準に収載される. この薬価基

（独）医薬品医療機器総合機構 Pharmaceuticals and Medical Devices Agency：PMDA と略す.

準に収載されることにより保険医療での使用が可能となり臨床適用される．なお，（独）医薬品医療機器総合機構は後述の後発医薬品や一般用医薬品の審査も担っている．

6.2　後発医薬品

後発医薬品（ジェネリック医薬品ともいう）は，先発医薬品の再審査期間（原則，8年間），およびその特許期間（最長25年）が終了した後に発売され，原則として，先発医薬品と同一の有効成分を同一含量含む同一投与経路の製剤であり，効能・効果も用法・用量も同一である．

主に，規格試験，安定性試験及び生物学的同等性試験（内用薬）の3項目で承認審査されるので，先発医薬品と比べ，後発医薬品の情報量は圧倒的に少ない．先発医薬品のように毒性試験や臨床試験は必要とされない．これは有効成分の種類と量が同じであればヒトに対する影響は同じであるという考え方に基づいている．一方，製剤化プロセス（添加物の種類と量，製造工程など）に違いがあるので，製剤として同等であることを証明する必要がある．なお，原薬の安定性はすでに承認されていると考える．

6.2.1　後発医薬品の生物学的同等性試験ガイドライン

緒言で以下のように述べられている．

「後発医薬品の生物学的同等性試験の実施方法の原則を示したものである．生物学的同等性試験を行う目的は，先発医薬品に対する後発医薬品の治療学的な同等性を保証することにある．生物学的同等性試験では，通常，先発医薬品と後発医薬品のバイオアベイラビリティを比較する．それが困難な場合は，又は，バイオアベイラビリティの測定が治療効果の指標とならない医薬品では，原則として，先発医薬品と後発医薬品との間で，効力を裏付ける薬理作用，又は，主要効能に対する治療効果を比較する．また，経口製剤では，溶出挙動が生物学的同等性に関する重要な情報を与えるので，溶出試験を実施する．」

このように，生物学的同等性試験の実施が困難である，あるいはバイオアベイラビリティが治療効果の指標とならない場合は，臨床試験成績に関する資料も必要となる．

生物学的同等性試験では速度と量が評価される．各々，最高薬物血中濃度（C_{max}），血中濃度–時間曲線下面積（AUC）が指標として用いられ，健康成人の被験者により，同等性（許容範囲 $80 \sim 125\%$）が評価される．なお，平成7年以降，先発医薬品の承認申請に際して，原則として，溶出試験の結果の提出が義務づけら

第6章　医薬品の開発過程で得られる情報　　　101

れており，その後，後発医薬品についても同様に義務づけられている．ガイドライ
ンにおける記述はこのことを反映している．

6.2.2　後発医薬品の普及に向けて

　後発医薬品の薬価は先発医薬品の2～8割と安く設定されている．わが国の後発
品の使用頻度や認知度は欧米諸国に比べ低かったが，医療費抑制及び患者負担の軽
減の観点より，平成14年度より診療報酬等で後発医薬品使用に関する加算が新設
され，また，処方箋の形式が変わるなど後発医薬品普及に向けた環境整備が整い
つつある．現在の後発医薬品数量シェアは約56％（平成27年9月薬価調査の集計
値）であるが，政府は平成29年中に70％以上，平成30年度から平成32年度末ま
での間のなるべく早い時期に80％以上とする，新たな数量シェア目標を定めた．

　医療現場が製薬会社に求めるものは，① 薬効と品質の保証，② 安定な供給，
③ 適格で迅速な情報提供である．これらのどれが欠けても後発医薬品を導入する
ことへの不安はまぬがれない．厚生労働省は，後発医薬品の品質を再評価し，その
品質を確保しようとする目的で，医療用医薬品品質情報集（いわゆる日本版オレン
ジブック）を作成している．これは，医療用医薬品の品質再評価の実施に伴い，製
剤の溶出性等に係る品質情報の提供のため，その結果を取りまとめたものである．
オレンジブックとは米国FDAが後発医薬品のある製剤に対し，生物学的同等性を
評価するために作成されたものであるが，一方，日本版オレンジブックは同等性が
確認されたものだけが収載され公表されている．

　1960年代，米国にて，固形製剤からの薬物の溶出が問題となった．具体的には，
ジゴキシン錠において，銘柄間，ロット間の薬効の相違が臨床上問題となり，その
原因が製剤の生物学的非同等性にあり，更に溶出性の差に起因することが明らかに
なった．これにより溶出試験が製剤の品質を管理する重要な試験とみなされ，1970
年に米国薬局方に収載され，1981年には日本薬局方に収載された．以前は，銘柄
間，ロット間などの製剤の溶出挙動のバラツキを試験する品質試験の1つと位置づ
けられていたが，現在では，溶出試験を「医薬品の品質を一定水準に確保し，生物
学的非同等性を防ぐことを図るための試験」と位置づけている．

6.3　要指導・一般用医薬品

　要指導・一般用医薬品の種類，医療用医薬品との関係，販売制度改革などについ
ては第3章を参照すること．表6.8及び表6.9に要指導・一般用医薬品の承認申請
に際し添付すべき資料の範囲を示した．医療用医薬品と同様に，申請区分によって
必要な資料は異なる．

表 6.8　要指導・一般用医薬品の製造販売承認申請の際に必要な提出書類

資料の種類：
- イ　起原又は発見の経緯及び外国における使用状況等に関する資料（1. 起原又は発見の経緯／2. 外国における使用状況／3. 特性及び他の医薬品との比較検討等）
- ロ　製造方法並びに規格及び試験方法等に関する資料（1. 構造決定及び物理的化学的性質等／2. 製造方法／3. 規格及び試験方法）
- ハ　安定性に関する資料（1. 長期保存試験／2. 苛酷試験／3. 加速試験）
- ニ　薬理作用に関する資料（1. 効力を裏付ける試験／2. 副次的薬理・安全性薬理／3. その他の薬理）
- ホ　吸収，分布，代謝，排泄に関する資料（1. 吸収／2. 分布／3. 代謝／4. 排泄／5. 生物学的同等性／6. その他の薬物動態）
- ヘ　急性毒性，亜急性毒性，慢性毒性，催奇形性，その他の毒性に関する資料（1. 単回投与毒性／2. 反復投与毒性／3. 遺伝毒性／4. がん原性／5. 生殖発生毒性／6. 局所刺激性／7. その他の毒性）
- ト　臨床試験の成績に関する資料（臨床試験成績）
- チ　法第五十二条第一項に規定する添付文書等記載事項に関する資料（添付文書等記載事項）

申請区分	イ1	イ2	イ3	ロ1	ロ2	ロ3	ハ1	ハ2	ハ3	ニ1	ニ2	ニ3	ホ1	ホ2	ホ3	ホ4	ホ5	ホ6	ヘ1	ヘ2	ヘ3	ヘ4	ヘ5	ヘ6	ヘ7	ト	チ
(1) 新有効成分含有医薬品	○	○	○	○	○	○	○	○	○	○	○	○	○	○	○	○	×	△	○	○	○	△	○	△	○	○	○
(2) 新投与経路医薬品	○	○	×	○	○	○	○	○	○	○	○	△	○	○	○	○	×	△	○	○	×	△	△	△	△	○	○
(3)-① 新効能医薬品	○	○	×	×	×	×	×	×	×	○	×	△	△	×	×	×	×	△	×	×	×	×	×	×	△	○	○
(3)-② 新剤型医薬品	○	○	×	○	○	○	○	○	○	×	×	×	△	×	×	×	△	△	△	×	×	×	×	△	△	○	○
(3)-③ 新用量医薬品	○	○	×	×	×	×	×	×	×	○	×	△	△	×	×	×	×	△	×	×	×	×	×	×	△	○	○
(4) 要指導（一般用）新有効成分含有医薬品	○	○	○	○	○	○	○	○	△ *2	○	△	△	△	△	△	△	×	△	○	○	△	△	△	△	○	○	○
(5)-① 要指導（一般用）新投与経路医薬品	○	○	×	○	○	○	○	○	△ *2	○	△	△	△	△	△	△	×	△	○	○	×	△	△	△	△	○	○
(5)-② 要指導（一般用）新効能医薬品	○	○	×	×	×	×	×	×	×	○	×	△	△	×	×	×	×	△	×	×	×	×	×	×	△	○	○
(5)-③ 一般用（要指導）新剤型医薬品	○	○	×	○	○	○	○	○	△ *2	×	×	×	△	×	×	×	△	△	△	×	×	×	×	△	△	○	○
(5)-④ 一般用（要指導）新用量医薬品	○	○	×	×	×	×	×	×	×	○	×	△	△	×	×	×	×	△	×	×	×	×	×	×	△	○	○
(6) 一般用（要指導）新配合剤	○	○	×	○	○	○	○	○	△ *2	△	△	△	△	×	×	×	△	△	△	×	×	×	×	△	△	○	○
(7)-① 類似処方一般用配合剤	×	×	×	○	○	○	○	○	△ *2	△	△	△	△	×	×	×	×	△	△	×	×	×	×	×	△	×	○
(7)-② 類似剤型一般用医薬品	×	×	×	○	○	○	○	○	△ *2	△	△	△	△	×	×	×	×	△	△	×	×	×	×	×	△	×	○
(8) その他の一般用医薬品（承認基準品目等）	×	×	○ *1	○	○	○	○	○	△ *2	△	△	△	△	×	×	×	×	△	△	×	×	×	×	×	△	×	×

○は添付，×は不要，△は個々の医薬品により判断.

＊1　承認基準に適合する医薬品については，承認基準と申請品目の有効成分及びその分量に関する対比表を添付することでよい.承認基準に適合する医薬品以外については，処方設計の根拠及び有効性・安全性等について十分説明すること.

＊2　加速試験により3年以上の安定性が推定されないものについては長期保存試験成績が必要である. ただし，申請時において長期保存試験により，暫定的に1年以上の有効期間を設定できるものについては，長期保存試験の途中であっても承認申請して差し支えないこと. その場合，申請者は，承認時までにその後引き続き試験した長期保存試験の成績を提出するものとする.

（日本の薬事行政，2015.7，日本製薬工業協会より引用）

第 6 章　医薬品の開発過程で得られる情報　　　*103*

表 6.9　要指導・一般用医薬品の申請区分

(4)　要指導（一般用）新有効成分含有医薬品とは，要指導医薬品及び一般用医薬品のうち，新有効成分含有医薬品以外であって，既承認の要指導・一般用医薬品の有効成分として含有されていない成分を含有するものをいう．

(5)
① 要指導（一般用）新投与経路医薬品とは，新投与経路医薬品以外であって，既承認の要指導・一般用医薬品と有効成分は同一であるが，投与経路が異なるものをいう．
② 要指導（一般用）新効能医薬品とは，要指導医薬品及び一般用医薬品のうち，新効能医薬品以外であって，既承認の要指導・一般用医薬品と有効成分及び投与経路は同一であるが，効能・効果が異なるものをいう．
③ 一般用（要指導）新剤型医薬品とは，新剤型医薬品以外であって，既承認の要指導・一般用医薬品と有効成分，投与経路及び効能・効果は同一であるが，徐放化等の薬剤学的な変更により用法等が異なるような新たな剤型のものであり，要指導医薬品又は一般用医薬品のいずれかに区分されるものをいう．
④ 一般用（要指導）新用量医薬品とは，新用量医薬品以外であって，既承認の要指導・一般用医薬品と有効成分及び投与経路は同一であるが，用量が異なるものであり，要指導医薬品又は一般用医薬品のいずれかに区分されるものをいう．

(6)　一般用（要指導）新配合剤とは，既承認の要指導・一般用医薬品の有効成分として含有されている成分からなる医薬品であって，既承認の要指導・一般用医薬品と有効成分の組合せが異なる医薬品のうち，有効成分の組合せが類似していると判断されるもの以外のものであり，要指導医薬品又は一般用医薬品のいずれかに区分されるものをいう．具体的には，平成 20 年 3 月 31 日付薬食発第 0331053 号医薬食品局長通知の記第二の 1. の (1) ① のアからカの医薬品は，一般用（要指導）新配合剤に該当する．

(7)
① 類似処方一般用配合剤とは，既承認一般用医薬品の有効成分として含有されている成分からなる医薬品であって，既承認一般用医薬品と有効成分の組合せが類似処方の一般用医薬品をいう．
② 類似剤型一般用医薬品とは，新剤型医薬品以外であって，既承認一般用医薬品と有効成分，投与経路及び効能・効果は同一であるが，剤型が異なる一般用医薬品のうち，(5)-③ に該当しないものをいう．

(8)　その他の一般用医薬品とは，一般用医薬品であって，(1)から(7)までに該当しないものをいう．

（日本の薬事行政，2015.7，日本製薬工業協会より引用）

　上述の通り，要指導・一般用医薬品は承認審査を経て製造販売されている．一方，近年は国民の間で健康食品などが流行っているが，医薬品医療機器等法の規制を受けない民間薬や栄養補助食品（サプリメント）など錠剤・カプセル剤などの剤形のものも多くあり，一般用医薬品と混同されているものも少なくない．事実，サプリメントなどで健康被害も報告されており，専門家はサプリメントと一般用医薬品の違いをハッキリと広く啓蒙する必要がある．

6.4 医療機器

　医療機器は医薬品医療機器等法で「人若しくは動物の疾病の診断，治療若しくは予防に使用されること，又は人若しくは動物の身体の構造若しくは機能に影響を及ぼすことが目的とされている機械器具等（再生医療等製品を除く）であつて，政令で定めるものをいう.」と定義されている．また，人体に与えるリスクの程度により医療機器を分類（表 6.10）しており，この分類により規制方法も異なる．医療機器も医薬品と同様に開発から販売後にいたるまでそれぞれの段階で GMP，QMS，GLP，GCP 及び GPSP の調査が実施される．

　医療機器の製造販売承認申請に必要な書類を表 6.11 に示した.

　「医療機器の製造販売承認申請等に必要な生物学的安全性評価の基本的考え方について」(薬食機発 0301 第 20 号，平成 24 年 3 月）に，医療機器の市販前の安全性評価の一環として，生物学的有害作用（毒性ハザード）のリスク評価を行うための生物学的安全性評価に関する基本的考え方が示されている．開発される医療機器の接触部位及び接触期間による分類から試験実施を考慮すべき項目として以下の生物学的安全評価項目が示されている．

　細胞毒性試験，感作性，刺激/皮内反応試験，急性全身毒性試験，亜急性毒性試験，遺伝毒性試験，発熱性試験，埋植試験，血液適合性試験，慢性毒性試験，発がん性試験，生殖/発生毒性試験，生体内分解試験，免疫毒性試験，トキシコキネティック等

第6章 医薬品の開発過程で得られる情報

表 6.10　医療機器のクラス分類と規制

薬機法分類	クラス	リスク	医療機器例	承認・申請・届出	審査
一般用医療機器	クラス I	不具合が生じた場合でも，人体へのリスクが極めて低いと考えられるもの	体外診断用機器，鋼製小物（ピンセット，メス等），X線フィルム，聴診器等	届出	自己
管理医療機器	クラス II	不具合が生じた場合でも，人体へのリスクが比較的低いと考えられるもの	MRI 装置，消化器用カテーテル，電子式血圧計，歯科用合金等	承認又は認証	第三者登録認証機関またはPMDA
高度管理医療機器	クラス III	不具合が生じた場合，人体へのリスクが比較的高いと考えられるもの	透析装置，人工骨，人工呼吸器，血管用ステント等	承認又は認証	第三者登録認証機関又はPMDA
	クラス IV	侵襲性が高く，不具合が生じた場合，生命の危険に直結する恐れがあるもの	ペースメーカー，冠動脈ステント，人工心臓弁，中心静脈用カテーテル等	承認	PMDA

第三者登録認証機関：厚生労働大臣が基準を定めたものについては，大臣の承認を不要とし，あらかじめ厚生労働大臣の登録を受けた民間の第三者認証機関が基準への適合性を認証する制度.
PMDA：独立行政法人　医薬品医療機器総合機構
（（財）日本薬剤師研修センター編，医薬品・医療機器・再生医療品等製品 GLP ガイドブック 2015，薬事日報社より引用改変）

表 6.11　医療機器製造販売承認申請に必要な資料

イ．開発の経緯及び外国における使用状況等に関する資料	1．開発の経緯に関する資料 2．類似医療機器との比較 3．外国における使用状況
ロ．設計及び開発に関する資料	1．性能及び安全性に関する資料 2．その他設計検証に関する資料
ハ．法第41条第3項に規定する基準への適合性に関する資料	1．基本要件基準への適合宣言に関する資料 2．基本要件基準への適合に関する資料
ニ．リスクマネジメントに関する資料	1．リスクマネジメント実施の体制に関する資料 2．安全上の措置を講じたハザードに関する資料
ホ．製造方法に関する資料	1．製造工程と製造所に関する資料 2．滅菌に関する資料
ヘ．臨床試験の試験成績に関する資料又はこれに代替えするものとし厚生労働大臣が認めた資料	1．臨床試験の試験成績に関する資料 2．臨床評価に関する資料
ト．医療機器の製造販売後の調査及び試験の実施に関する省令第2条第1項に規定する製造販売後調査等の計画に関する資料	1．製造販売後調査の計画に関する資料
チ．法第63条の2第1項に規定する添付文書記載事項に関する資料	1．添付文書に関する資料

（薬食機参発 0120 第 9 号，抜粋）

6.5 章末問題

以下の記述について○，×で答えよ.

1. 医薬品の承認申請を目的に実施する試験を治験という.
2. 治験の第Ⅰ相試験ではマウスに投与する.
3. 「コモン・テクニカル・ドキュメント」は医薬品承認申請資料の調和を図るため日米2国間で合意された.
4. 医薬品の特許権の存続期間は最大20年まで認められている.
5. 医薬品の毒性試験の実施にはGMPの遵守が義務付けられている.
6. 非臨床試験にける薬物動態試験はヒトを対象としている.
7. 我が国での使用を目的としているので，外国における使用状況は医薬品の承認申請の添付資料として必要ではない.
8. 一般毒性試験のうち反復投与毒性試験はその方法により亜急性毒性試験ともいわれている.
9. 非臨床試験時に行う製剤化試験はGLP基準に基づき行う必要がある.
10. 治験の第Ⅱ相試験で初期の安全性及び忍容性を評価する.
11. 治験はストックホルム宣言に基づく倫理的原則を遵守しなければならない.
12. 被験者の治験への参加は自由意志であるが，治験は契約して実施するので，参加後は勝手にやめることはできない.
13. 治験はGLP基準を遵守して実施されなければならない.
14. 後発医薬品は先発医薬品と有効成分が同一であれば，添加剤が異なっても承認される.
15. 後発医薬品の製造販売承認の申請には苛酷試験に関する資料が必要である.
16. 医療用医薬品品質情報集（いわゆるオレンジブック）は，後発品の品質再評価の進捗状況を示すほか，溶出パターンなどの情報が記載されている.
17. 後発医薬品の製造販売承認申請には臨床試験の実施は絶対条件である.
18. 新一般用医薬品の製造販売の承認は都道府県知事が行う.
19. 一般用医薬品の第二類医薬品は薬剤師以外だれでも販売できる.
20. 先発医薬品の開発は3～5年の期間を要する.

解 答

1. ○
2. ×　　ヒトに投与する.
3. ×　　日米EUで合意された.
4. ×　　最大25年まで認められている.
5. ×　　GLPの遵守が義務付けられている.
6. ×　　動物を対象としている.
7. ×　　外国における使用状況は医薬品の承認申請の添付資料として必要である.

第 6 章　医薬品の開発過程で得られる情報　　*107*

8. ○
9. ×　非臨床試験時に行う製剤化試験は GLP 基準に基づき行う必要はない.
10. ×　第Ⅰ相試験で初期の安全性及び忍容性を評価する.
11. ×　ヘルシンキ宣言に基づく倫理的原則を遵守する.
12. ×　被験者はいつでもやめることができる.
13. ×　GCP 基準を遵守して実施されなければならない.
14. ○　後発医薬品と先発医薬品の添加物は必ずしも同一でない.
15. ×　加速試験が必要.
16. ○
17. ×　絶対条件ではない.
18. ×　新一般用医薬品の製造販売の承認は厚生労働大臣が行う.
19. ×　一般用医薬品の第二類医薬品は薬剤師と登録販売者が販売できる.
20. ×　先発医薬品の開発は 9 ～ 17 年の期間を要する.

第7章

製造販売後調査

治験においては，通常，対象患者数は数百人程度，用法・用量は画一的であり，投与期間も短い．一方，製造販売後では，相対的に，対象患者数は多く，用法・用量も画一的でなく，投与期間も長い．多様な患者に投与され，専門施設以外の医療機関で広く使用される．新薬（新医薬品）を適正に使用するためには，治験期間中に収集した情報だけでは不十分であり，市販後も，継続して，有効性，安全性，有用性などに関する情報を収集することが重要となる．これを製造販売後調査 post-marketing surveillance（PMS）という．市販後調査ともいう．

第7章では PMS，具体的には，市販直後調査，副作用・感染症報告，再審査，再評価について詳しく解説する．

7.1 製造販売後調査とは

7.1.1 製造販売後調査（PMS）とは

PMS の目的は，日常診療下での医薬品の有効性，安全性の確認及び製造販売後の医薬品の適正な使用法を確立することにある．PMS では適正使用に必要な品質，有効性及び安全性についての情報を収集・評価し医療関係者に提供する．

新医薬品が製造販売されるためには，GLP，GCP 等に従って実施された非臨床試験，臨床試験に基づき製造販売承認を得る必要がある．医薬品市販前に行われる臨床試験は，製造販売後の臨床現場における使用実態とは異なり，以下に示すような制約下で行われている．

治験で得られる情報の制約

① 検討症例数が少ない

② 成人主体で，小児，妊婦は通常組み込まれない

> GLP：good laboratory practice の略である．「医薬品の安全性に関する非臨床試験の実施の基準」(厚生省令第21号) のことである．
>
> GCP：good clinical practice の略である．「医薬品の臨床試験の実施の基準」(厚生省令第28号) のことである．

③ 併用薬，合併症，年齢等に制限が加えられた患者群の成績である

④ 長期投与時の効果が不明である

⑤ 他治療法との比較が十分行われていない

⑥ 代用のエンドポイントによる有効性評価であることが多い

⑦ 対象疾患の専門医による評価である

　一方，市販された医薬品は，日常診療の中で多彩な患者に投与されるため，下記のような臨床試験では得られなかった情報が収集される．したがって，PMS により製造販売後の情報の収集，評価，提供を行うことが必要である．

PMS で得られる情報

① 症例数が多いため，未知，重篤，まれな副作用（有害事象）

② 遅発性の副作用

③ 副作用の種類，頻度，程度

④ 肝機能，腎機能障害等の合併症のある患者での副作用

⑤ 小児，妊婦，胎児，高齢者での効果・副作用

⑥ 併用薬の影響

⑦ 長期投与時の効果

⑧ 他治療法との比較

⑨ 真のエンドポイントによる有効性評価

⑩ 一般臨床医による評価

　医薬品の適正使用のための情報は，製造販売承認後に製薬企業若しくは日本製薬団体連合会から添付文書，インタビューフォーム，製品情報概要，医薬品安全対策情報 Drug Safety Update 等を通じて提供される．また，厚生労働省からは，医薬品・医療機器等安全性情報等として提供される．

7.1.2　製造販売後調査の制度

　承認条件として付与される市販直後調査，常時安全性についてモニターする副作用・感染症報告制度，新医薬品を対象とする再審査制度とこれに関連する安全性定期報告，全ての医薬品を対象とする再評価制度から成り立っている．

　市販直後調査は，「医薬品，医薬部外品，化粧品，医療機器及び再生医療等製品の製造販売後安全管理の基準に関する省令」(good vigilance practice，改正 GVP省令，平成 26 年 11 月 25 日施行）に基づき実施される．再審査及び再評価のための調査は，「医薬品の製造販売後の調査及び試験の実施の基準に関する省令」(GPSP，good post-marketing study practice）に基づき，製造販売業者は，製造販売後調査等に関する業務を統括する者（製造販売後調査等管理責任者）を置き，

有害事象 adverse event：医薬品が投与された患者に生じたあらゆる好ましくない，あるいは意図しない徴候（臨床検査値異常を含む），症状又は病気のことであり，当該医薬品との因果関係を問わない．有害事象のうち，当該医薬品との因果関係を否定できないものを薬物有害反応 adverse drug reaction（ADR）という．副作用 side effect は本来薬理作用の主作用以外を示す用語であるが ADR のことを副作用とすることが多い．

管理責任者が企画・立案した計画書に従って調査・試験を実施する．再審査・再評価の結果によっては承認取り消しとなる場合もある．

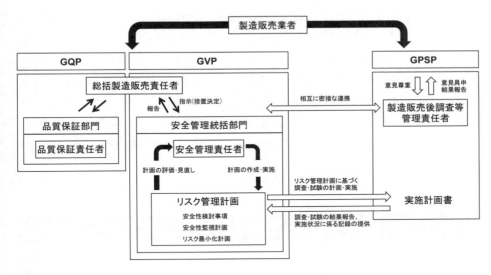

図 7.1　GVP と GPSP の関係

表 7.1　再審査・再評価後の措置

結　果	措　置
承認拒否事由に該当（有用性が認められるもの）	承認の取消し
承認事項の一部を変更すれば有用性が認められるもの	承認事項の一部変更（効能・効果等の削除又は修正）
有用性が認められるもの	特に措置なし

7.2　市販直後調査

　新医薬品の市販直後調査は安全確保業務のうち，医薬品の製造販売業者が販売開始後の 6 か月間，診療において医薬品の適正な使用を促し，重篤な副作用・感染症症例等の発生を迅速に把握するために行うものであって，医薬品リスク管理として行うものをいう．

　医薬品の販売開始後は，その医薬品の使用患者数は治験時に比べて急激に増加し使用患者の状況も多様化する．治験で得られた情報だけでは，新医薬品の発売後短期間に起こりうる副作用を予測することは困難である．市販直後調査により，販

売直後に重篤な副作用及び感染症の情報を迅速に収集し，必要な安全対策を実施し，その被害を最小にすることが可能となる．

　市販直後調査は，個別医薬品の承認条件として付与される．GVP に基づき実施されその標準的な方法については「医療用医薬品の市販直後調査の実施方法等について」(平成 18 年 3 月 24 日，厚生労働省医薬食品局安全対策課長通知，薬食安発第 0324001 号）に示されている．医薬品情報担当者 medical representative（MR）は販売開始後 6 か月間医療機関を定期的に訪問し，市販直後調査の対象期間であることを明示した「医療用医薬品製品情報概要」，新医薬品の「使用上の注意」の解説書等を用いて適正使用に関する情報提供及び注意喚起を行う．重篤な副作用等の発生の情報を入手した場合は，製造販売後安全管理業務手順書に従い副作用等症例報告を行う．

7.3　副作用・感染症報告

　副作用・感染症報告制度には，製造販売業者及び医療関係者等が行う医薬品・医療機器等安全性情報報告制度，生物由来製品の製造販売業者等が行う感染症定期報告制度，及び国が行う WHO 国際医薬品モニタリング制度がある．

7.3.1　医薬品・医療機器等安全性情報報告制度

　医薬品等の製造販売業者は，製造販売する医薬品，医療機器，再生医療等製品等について当該品目の副作用によると疑われる疾病，障害又は死亡の発生，当該品目の使用によるものと疑われる感染症の発生，あるいは外国での当該品目の販売中止，回収などの措置などの情報を得たとき，厚生労働省令で定めるところにより一定期間内（内容に応じて 15 日又は 30 日以内）に，厚生労働大臣（(独) 医薬品医療機器総合機構へ委託，医薬品医療機器等法第 68 条の 10 第 3 項）に報告する制度である（医薬品医療機器等法第 68 条の 10，医薬品医療機器等法施行規則第 228 条の 20)（企業報告）．報告に際しては，副作用等について「当該医薬品との因果関係」，「予測性」及び「重篤性」についての判断が必要となる．

　薬局や病院，診療所の開設者，若しくは医師，歯科医師，薬剤師，登録販売者，そのほか医薬関係者は，当該品目の副作用その他の事由によるものと疑われる疾病，障害若しくは死亡の発生又は当該品目の使用によるものと疑われる感染症の発生に関する事項を知った場合において，保健衛生上の危害の発生又は拡大を防止するため必要があると認めるとき，その旨を厚生労働大臣（(独) 医薬品医療機器総合機構へ委託）に報告する制度である（医薬品医療機器等法第 68 条の 10 第 2 項）．

　厚生労働大臣へ報告された情報は，専門的観点から分析，評価され必要な安全対

策を講じるとともに，広く医療関係者に提供され，その結果医薬品及び医療機器の
市販後安全対策の確保が図られる．

7.3.2　再生医療等製品に関する感染症定期報告

医薬品医療機器等法第68条の14，医薬品医療機器等法施行規則第228条の25

　再生医療等製品の製造販売業者は再生医療等製品による感染症に関する最新の論
文その他により得られた知見に基づき当該再生医療等製品を評価し，その成果を厚
生労働大臣に製造販売の承認を受けた日から6か月ごとに報告しなければならない．
その内容は，当該再生医療等製品及びその原材料等から人に感染すると認められ
る疾病についての研究報告，感染症の種類別発生状況及び発生症例一覧（国内外），
適正な使用のために必要な情報及び行われた措置，報告者の見解等である．

7.3.3　生物由来製品に関する感染症定期報告

医薬品医療機器等法第68条の24，医薬品医療機器等法施行規則第241条

　生物由来製品はその原料が生物組織等であることから，未知の感染因子を含有し
ている可能性がある．生物由来製品の販売製造業者等は，最新の論文その他により
得られた知見に基づき当該生物由来製品を評価し，その成果を厚生労働大臣に6か
月ごとに報告しなければならない．その内容は，当該生物由来製品及びその原材料
等から人に感染すると認められる疾病についての研究報告，感染症の種類別発生状
況及び発生症例一覧（国内外），適正な使用のために必要な情報及び行われた措置，
報告者の見解等である．

生物由来製品：生物由来製品とは，人その他の生物（植物を除く）に由来するものを原料又は材料として製造（小分けを含む．以下同じ）される医薬品，医薬部外品，化粧品又は医療機器のうち，保健衛生上特別の注意を要するものとして，厚生労働大臣が薬事・食品衛生審議会の意見を聴いて指定するものをいう（医薬品医療機器等法第2条第10項）．特定生物由来製品とは，生物由来製品のうち，販売し，賃貸し，又は授与した後において当該生物由来製品による保健衛生上の危害の発生又は拡大を防止するための措置を講ずることが必要なものであって，厚生労働大臣が薬事・食品衛生審議会の意見を聴いて指定するものをいう（医薬品医療機器等法第2条第11項）．

7.3.4　WHO国際医薬品モニタリング制度

　世界保健機構（WHO）が，1961年に発生したサリドマイド事件を契機として
1968年より発足させた医薬品の副作用に関する情報を組織的に集める制度であり，
日本も1972年より参加している．国内で得られた情報をWHO国際医薬品モニタ
リングセンターに報告し，WHOが各国から収集し，整理した情報の提供を受ける
等の情報交換につとめている．

7.4 再審査制度

製造販売承認後一定期間，製造販売業者等に対して副作用等の使用成績等に関する調査を義務づけ，その結果に基づいて有効性と安全性の再確認を行うものである．GPSP省令（good post-marketing study practice，医薬品の製造販売後の調査及び試験の実施の基準に関する省令）を遵守して行う．

なお，希少疾病用医薬品・希少疾病用医療機器の指定制度に基づく支援措置として希少疾病用に指定され承認された医薬品・医療機器は，再審査期間が医薬品では最長10年間，医療機器では最長7年間に延長される．

7.4.1 新医薬品の再審査制度

希少疾病用医薬品・希少疾病用医療機器の指定制度：医療上の必要性が高いにもかかわらず，患者数が少ないことにより，本邦では十分にその研究開発が進んでいない医薬品や医療機器のうち，対象患者数が本邦において5万人未満であること，医療上特にその必要性が高いものなどの条件に合致するものとして，薬事・食品衛生審議会の意見を聴いて厚生労働大臣が指定するもの．

再審査の申請は，製造販売業者が調査期間を経過した日から起算して3か月以内に（独）医薬品医療機器総合機構に行う．申請資料は（独）医薬品医療機器総合機構にて再審査資料適合調査及び品質，有効性，安全性に関する確認後，厚生労働省に提出され薬事・食品衛生審議会で審議される．

新医薬品の再審査制度：医薬品医療機器等法第14条の4，医薬品医療機器等法施行規則第57，59条

再審査の調査項目は，副作用の発現状況，感染症，併用薬，特に注意を要する副作用，（小児，高齢者，妊産婦，腎機能障害又は肝機能障害を有する患者等の）承認時には得られていなかった安全性・有効性に関する情報，国内外の安全性・有効性に関する研究報告などがあり，再審査申請資料概要に検討した結果を記載する．なお，重要な項目については製造販売承認時に承認条件や指示として明示される．また，定められた期間ごとに，得られた調査結果等を安全性定期報告書として報告しなければならない．再審査の結果により，承認の取り消しや効能・効果，用法・用量等の承認事項の一部変更を命じられることがある．

厚生労働大臣が特に必要があると認めるときは，薬事・食品衛生審議会の意見を聴いて，調査期間をその製造販売の承認のあった日後10年を超えない範囲内にお

表 7.2　新医薬品の種類と再審査期間（原則）

新医薬品の種類	再審査期間
新有効成分を含有する医薬品（原則）	8年 *
新たな効能・効果を追加した医薬品	6年に満たない範囲
希少疾病用医薬品，厚生労働大臣が指定した医薬品	6〜10年
上記以外	6年

上記期間は原則であり，個別の医薬品に応じて判断されることがある．
＊新有効成分含有医薬品の再審査期間について（平成19年4月1日，薬食発第0401001号）

第7章　製造販売後調査　　　　　　　　　　　　　　　　　　　　*115*

いて延長することができる（医薬品医療機器等法第14条の4）．なお，再審査期間
中は，新医薬品と同一性を有する医薬品を後発医薬品として申請はできない（医薬
品医療機器等法施行規則第40条第2項）．

7.4.1.1　使用成績調査，特定使用成績調査及び製造販売後臨床試験について（GPSP）

　具体的な実施方法については「医療用医薬品の製造販売後調査等の実施方法に関
するガイドラインについて」（平成17年10月27日厚生労働省医薬食品局審査管理
課長通知，薬食審査発第1027001号）に示されている．各調査を実施する場合は調
査の目的を明らかにして目的ごとに実施する必要がある．

　製造販売後調査等（GPSP省令第2条）は，医薬品の製造販売業者が，治験や使
用成績調査あるいはその他の適正使用情報に関する検討を行った結果から得られた
推定などを検証するため，又は診療において得られない適正使用情報を収集するた
め，医薬品の品質，有効性及び安全性に関する情報の収集，検出，確認又は検証の
ために行う使用成績調査又は製造販売後臨床試験をいう．

7.4.1.2　安全性定期報告

　　　　　　　　　　　　　　　　　　　　　　　　　　　　　　　医薬品医療機器等法施行規
　　　　　　　　　　　　　　　　　　　　　　　　　　　　　　　　則第63条

　医療用医薬品の新薬として承認を受けた医薬品の製造販売業者は再審査期間中の
調査で得られた使用成績等に関する情報を，安全性定期報告として定期的に厚生労

表7.3　使用成績調査，特定使用成績調査及び製造販売後臨床試験

調査等の名称	調査等の定義
使用成績調査	診療において，医薬品を使用する患者の条件を定めることなく，副作用等の発現状況（発現頻度）や，品質，有効性及び安全性に影響を及ぼす情報の検出又は確認を行う調査をいう（GPSP第2条第2項）．本調査は，日常診療行為の下での調査であり，臨床試験と異なり，医師の処方習慣や日常診療行為に介入しない．
特定使用成績調査	診療において，小児，高齢者，妊産婦，腎機能障害又は肝機能障害を有する患者，医薬品を長期に使用する患者，その他医薬品を使用する条件が定められた患者における副作用の発現状況や，品質，有効性及び安全性に関する情報の検出又は確認を行う調査である（GPSP第2条第3項）．使用成績調査のうち，治験時において十分な検討が行われていない患者群に対する調査である．
製造販売後臨床試験	治験若しくは使用成績調査の成績に関する検討を行った結果得られた推定等を検証し，又は診療においては得られない品質，有効性及び安全性に関する情報を収集するため，当該医薬品について承認された用法，用量，効能及び効果に従い行う試験をいう（GPSP第2条第4項）．GCPの適用を受ける．

当該使用成績調査の目的を十分に果たしうる医療機関に対し，文書による契約を行い，調査する．

PSUR：定期的安全性最
新報告 periodic safety
update report の略であ
る．開発企業が，当該医
薬品と成分が同一のもの
を販売している海外の企
業から服用等の安全性情
報，各国での規制状況等
を収集し，分析・評価を
行った結果についてガイ
ドラインに沿って作成す
る．本邦では安全性定期
報告時に提出することに
なっている．

CCSI：企業中核安全情
報 company core safety
information の略であ
る．企業中核データシ
ート company core data
sheet（CCDS）の情報
の一部である．各国の添
付文書の「使用上の注
意」を作成する際に基準
となる安全性情報文書で
ある．

新再生医薬等製品の再審査
制度：医薬品医療機器等
法第 23 条の 29，医薬品
医療機器等法施行規則第
137 条の 38

医薬品医療機器等法第 23
条の 2 の 9，医薬品医療
機器等法施行規則第 114
条の 39，医療機器及び
体外診断用医薬品の製造
販売承認に係る使用成績
評価の取扱いについて
（平成 26 年 11 月 21 日，
薬食機参発 1121 第 44 号）

働省に報告する．通常，承認の際に厚生労働大臣が指定した日から 2 年間は半年ご
と，その後は，再審査期間が終了するまで 1 年ごとに定期報告を行う（平成 25 年
5 月 17 日薬食審査発 0517 第 4 号，薬食安発 0517 第 1 号；平成 25 年 5 月 17 日薬食
発 0517 第 2 号）．

　当該医薬品に関する外国での安全性情報の評価・分析結果に関する定期的安全性
最新報告（PSUR）を作成している場合には，PSUR を安全性定期報告の添付資料
として提出する．PSUR は，ICH において合意されたガイドライン（ICH E2C）に
基づくものである．医薬品を国際的に販売している会社は，PSUR に当該医薬品の
安全情報（CCSI：企業中核安全情報）を添付している．企業は日本の使用上の注
意点と CCSI を比較し，異なる点についてその理由を説明する必要がある．

7.4.2　新再生医療等製品の再審査制度

　再生医療等製品の再審査の申請は，調査期間を経過した日から起算して 3 か月以
内に行う．

表 7.4　新再生医療等製品の種類と再審査期間

新再生医療等製品の種類	再審査期間
新たな効能・効果，性能を追加した新再生医療等製品	6 年に満たない範囲
希少疾病用医薬品，厚生労働大臣が指定した新再生医療等製品	6 ～ 10 年
上記以外	6 年

※上記期間は原則であり，個別の医薬品に応じて判断されることがある．

7.4.3　医療機器及び体外診断用医薬品の使用成績評価

　厚生労働大臣の指定する医療機器及び体外診断用医薬品を対象としている．「使
用成績評価」では，医療機器及び体外診断用医薬品の特性に応じた調査期間を設定
し，当該期間中に使用成績等の調査を行った上で，品質，有効性及び安全性を調査
する．医療機器は短いサイクルで改善・改良が行われるものが多く，再審査期間の
経過後には既に対象製品が市場に存在しない場合がある．人工心臓等の植え込んで
使用される医療機器では，一定の期間情報を収集する必要がある場合があるため本
制度が定められた．

7.5 再評価制度

　新医薬品の再評価制度（医薬品医療機器等法第14条の6，医薬品医療機器等法施行規則第66条）とは，すでに承認された医薬品について，現時点での医学，薬学の学問水準からその品質，有効性及び安全性を見直す制度である．GPSP省令を遵守して行う．厚生労働大臣が，薬事・食品衛生審議会の意見を聴いて，再評価を受けるべき医薬品の範囲を指定し公示する．製造販売業者は指定を受けた医薬品について，必要とされる資料を収集・作成して再評価の申請を行い，厚生労働大臣による再評価を受ける．なお，再評価の結果によっては，有用性が否定され，その医薬品の適応症が取り消されることもある．

　再生医療等製品の再評価制度（医薬品医療機器等法第23条の31，医薬品医療機器等法施行規則第137条の46）も，同様に実施される．

7.6 医薬品リスク管理計画

　医薬品リスク管理計画 risk management plan（RMP）は，製造販売業者が医薬品の安全性と有効性に係る情報収集，調査，試験その他医薬品を使用することに伴うリスクの最小化を図るための活動を実施するとともに，その結果に基づく評価及びこれに基づく必要な措置を講ずることにより，当該医薬品の安全性及び有効性に係る適切なリスク管理を行うものである．これは承認条件として付与される．

　RMPに基づいて使用成績調査，市販直後調査等による調査・情報収集や，医療関係者への追加の情報提供などの医薬品のリスクを低減するための取組みを，医薬品ごとに計画して，必要な安全対策を実施することで，製造販売後の安全性の確保を効果的に実施することができる．

> GVP第2条，医薬品リスク管理計画指針について（平成24年4月11日，薬食安発0411第1号，薬食審査発0411第2号）

7.7 一般用医薬品及び要指導医薬品の製造販売後調査

　一般用医薬品及び要指導医薬品では，医薬品等安全対策部会が製造販売後調査の結果を踏まえリスク評価を実施し，リスク区分（第1類〜第3類）への移行，要指導医薬品から一般用医薬品への移行を行う．一般用医薬品（医薬品医療機器等法第4条の5の4）の製造販売後調査は「新一般用医薬品の市販後調査の実施の自主

> 要指導医薬品：セルフメディケーションに利用できる医薬品として，厚生労働大臣が薬事・食品衛生審議会の意見を聴いて指定する医薬品，毒薬及び劇薬をいう．薬剤師の対面による情報提供及び薬学的知見に基づく指導が必要である．

基準について」(昭和63年12月26日付け薬発第154号厚生省薬務局安全課長通知),
要指導医薬品（医薬品医療機器等法第4条の5の3）の製造販売後調査は「要指導
医薬品の製造販売後調査等の実施方法に関するガイドラインについて」(平成26年
6月12日,薬食審査発0612第5号,薬食安発0612第1号) を遵守して行われる.
要指導医薬品は,問題がなければ,一般用医薬品に移行してから1年間は第1類医
薬品となり,その後,1年間で安全対策部会において第1類〜第3類のいずれに分
類するか検討する.要指導医薬品の製造販売後調査はGPSPを参照し実施される
ものとされる.

7.8　PMS と法規制

製造販売業者は,医薬品等総括製造販売責任者（医薬品医療機器等法第17条),
医療機器等総括製造販売責任者（医薬品医療機器等法第23条の2の14),あるい
は再生医療等製品総括製造販売責任者（医薬品医療機器等法第23条の34),安全
管理責任者及び品質保証責任者のいわゆる製造販売業三役を設置する.企業の安全
確保業務（安全性情報の収集,評価,分析及び必要な措置）はGVPに基づいて実
施される（図7.1).

一方,市販後の調査や試験の実施についてはGPSPに基づいて実施される.
GPSPにより,医療用医薬品の再審査及び再評価申請資料は信頼性が確保される.

7.8.1　医薬品,医薬部外品,化粧品,医療機器及び再生医療等製品の製造販売後安全管理の基準に関する省令（GVP）

GVPは,医薬品等の製造販売業者が,その品質,有効性及び安全性に関する事
項や,適正使用のために必要な情報の収集,検討及びその結果に基づく必要な措置
（製造販売後安全管理）に関して遵守すべき事項を定めた基準である.GVPへの適
合はGQP (good quality practice：医薬品,医薬部外品,化粧品及び医療機器の品
質管理の基準）とともに製造販売業の許可要件となっており,5年ごとの許可更新
時に適合性調査を受ける.

GVPの安全管理情報とは,医薬品,医薬部外品,化粧品又は医療機器の品質,
有効性及び安全性に関する事項その他医薬品等の適正な使用のために必要な情報の
ことである（GVP第2条).安全確保業務とは,製造販売後安全管理に関する業務
のうち,安全管理情報の収集,検討及びその結果に基づく安全確保措置に関する業
務をいう（GVP第2条の2).

特に第一種製造販売業者は,総括製造販売責任者の監督下に,販売に関わる部門

GQP：good quality prac-
ticeの略である.「医薬
品,医薬部外品,化粧品
及び医療機器の品質管理
の基準」(厚生労働省令第
136号) のことである.

及び安全確保業務の適正な遂行に支障を及ぼす恐れのある部門から独立した安全管理統括部門をおき，その責任者として安全管理責任者を指名する．企業は製造販売後安全管理業務手順書を作成し，手順書に基づき安全管理情報の収集，検討及びその結果に基づく安全確保措置を講じる．

　GVP に基づく製造販売後安全管理業務のうち，厚生労働省令で定めるものは他者への委託が可能となっている（医薬品医療機器等法第18条の3）．製造販売業者が行うべきもの（安全管理情報の検討，措置の決定等）を除く，安全管理情報の収集，解析及び必要な措置の実施が委託可能な業務にあたる．

　GVP（GVP 第2条の4，5及び6）では，医薬品情報担当者，医療機器情報担当者及び再生医療等製品情報担当者は，医薬品あるいは当該製品の適正な使用に資するために，医療関係者を訪問することにより安全管理情報を収集し，提供することを主な業務として行う者をいうと規定されている．各情報担当者が医療機関等における安全性情報収集に果たす役割は極めて大きい．

　GVP では，製造販売業者の種類を取り扱う製品によって3種類に分類し，規制を区別している．

表7.5　GVP に基づく製造販売業者の種類（GVP 第2条）

第一種製造販売業者（処方箋医薬品，高度管理医療機器又は再生医療等製品の製造販売業者）	総括製造販売責任者，医療機器等総括製造販売責任者，再生医療等製品総括製造販売責任者をおく．安全管理統括部門及び安全管理責任者の設置が義務づけられている．GVP 基準を全て満たす．
第二種製造販売業者（処方箋医薬品以外の医薬品又は管理医療機器の製造販売業者）	安全管理統括部門の設置の必要はない．安全管理責任者の設置は必要（要件なし）．GVP 基準を一部満たす．
第三種製造販売業者（医薬部外品，化粧品又は一般医療機器の製造販売業者）	安全管理統括部門の設置の必要はない．安全管理責任者の設置は必要（要件なし）．GVP 基準を一部満たす．

7.8.2　医薬品の製造販売後の調査及び試験の実施の基準に関する省令（GPSP）

　GPSP は，医薬品及び医療機器の製造販売業者が再審査，再評価資料の収集・評価のために試験・調査の適正な実施及び資料の信頼性を確保することを目的として制定された．製造販売業者は，製造販売後調査等に関する業務を統括する者（製造販売後調査等管理責任者）を置き，管理責任者が企画・立案した計画書に従って調査・試験を実施することなどが定められている（GPSP 第4条）．GPSP の目的に応じて，医療用医薬品の再審査申請資料あるいは再評価申請資料についての GPSP 適合性調査が，（独）医薬品医療機器総合機構の担当職員により実施される．また，

厚生労働大臣が必要と判断した場合，GPSP 遵守状況調査が厚生労働省の担当職員により実施される.

7.9　章末問題

以下の記述について○，×で答えよ.

1. 製造販売後調査では，まれな作用や相互作用の情報が得られる場合がある.
2. 医薬品・医療機器等安全性情報報告制度では，医療関係者は副作用の内容を厚生労働大臣に報告する.
3. 医薬品，医薬部外品，化粧品，医療機器及び再生医療等製品の製造販売後安全管理の基準に関する省令は GVP である.
4. 医薬品の製造販売後の調査及び試験の実施の基準に関する省令は GPSP である.
5. PMS は，post-marketing surveillance の略である.
6. GPSP は，good post-marketing surveillance practice の略である.
7. PMS の再審査・再評価に係る部分は GPSP である.
8. PMS の安全対策に係る部分は GVP である.
9. 特定使用成績調査では，長期投与の有効性の評価が可能である.
10. 後発医薬品は，再審査制度の対象となる.
11. 再評価制度は，既に承認された医薬品を，現時点での医学・薬学の学問的水準から有効性・有用性を見直す制度である.
12. 製造販売後の情報収集システムに，ドクターレターがある.
13. 市販直後調査の調査期間は 1 年である.
14. 再評価の指定は，（独）医薬品医療機器総合機構が行う.
15. 使用成績調査では，事前に医師の処方方針に介入することはない.
16. 再評価制度とは，新医薬品の承認後一定の期間を定めて，有効性，安全性等の確認を行うものである.
17. 医薬品リスク管理計画は，開発段階から安全対策を実施することで，製造販売後の医薬品の安全性の確保をはかることを目的とするものである.
18. 市販直後調査結果は医薬品リスク管理計画に利用される.
19. 医療用医薬品に対して使用成績評価は実施される.
20. 新医薬品のうち希少疾病用医薬品の再審査期間は 20 年である.

解　答

1. ○
2. ○
3. ○
4. ○
5. ○

第 7 章　製造販売後調査　　　*121*

6.　×　　good post-marketing study practice の略である.
7.　○
8.　○
9.　○
10.　×　　新有効成分を含む医薬品が対象となる.
11.　○
12.　×　　ドクターレターは緊急安全性情報のことである.
13.　×　　6 か月である.
14.　×　　厚生労働大臣が指定する.
15.　○
16.　×　　新医薬品の承認後一定の期間を定めて, 有効性, 安全性等の確認を行うのは再審査である.
17.　○
18.　○
19.　×　　厚生労働大臣の指定する医療機器及び体外診断用医薬品が対象となる.
20.　×　　6 〜 10 年である.

第8章

データベース

効率的に医療・医薬品情報を収集するためのツールとして，各種のデータベースが作成されている．データベースを十分に活用するためには，検索技術に関する基本的な事項や種々の医療・医薬品情報データベースの特徴を理解する必要がある．

第8章では，データベースを検索する際の基本的な事項，及び代表的な医療・医薬品情報データベースとその利用方法について解説する．

データベース database

8.1　データベース

8.1.1　データベースとは

データベースとは，あるテーマに沿って収集したデータを管理し，蓄積したデータ群から目的とするデータを検索，抽出できるようにしたシステムのことである．通常，データベース管理システムと呼ばれるシステムにより，データの一貫性を確保し，セキュリティーを保持しながら，データを共有し，データの検索が可能となっている．

近年では，医療・医薬品情報に関しても，情報が電子化され，DVD等，イントラネットやインターネット上で利用可能なデータベースが数多く存在する．これらのデータベースにより，必要とする情報を短時間で検索，抽出することが可能となった．しかし，検索方法によっては，検索漏れやノイズ（目的としない情報，間違った情報）を抽出することがあるため，基本的な検索技術を理解し，習得する必要がある．

イントラネット：インターネットの技術を利用した組織内のネットワーク

8.1.2 データベースを検索する際の基本的事項

8.1.2.1 索引語，統制語，シソーラス

索引語（キーワード）
　keyword

統制語 descriptor
シソーラス thesaurus
自由語 free term

　検索時には索引語（キーワード）が必要となるが，同じ概念でも文献によって異なる用語で表現されている場合などがあるため，一貫性をもって検索することは難しい．そこで，1つの概念に対して様々な表現がある場合にも，1つの用語で検索できるように，索引語を統一したものが作成されている．これを統制語という．さらに，統制語を，上位下位などの関係で体系づけて構造化した語彙集をシソーラスと呼ぶ．自由語（思いついた索引語）で検索した際に，検索結果が多すぎたり，少なすぎたりした場合は，シソーラスを用いた検索が有効である．二次資料のデータベースでは，それぞれ独自のシソーラスを有しており，データベース上でシソーラスを検索することもできる．最近，索引語として自由語を入力しても，自動的に統制語にマッピングされる機能を有する検索システムも多くなってきている．

8.1.2.2 論理演算子

　データベースを検索する際には，複数の索引語を組み合わせることが多い．組合せ検索時には，図 8.1 に示す and, or, not の論理演算子を用いた and 検索，or 検索，not 検索がある．なお，データベースによっては and の代わりにスペースやコロンを，or の代わりに特殊記号を用いるなど，使用できる論理演算子が異なる場合もあるので，注意する必要がある．

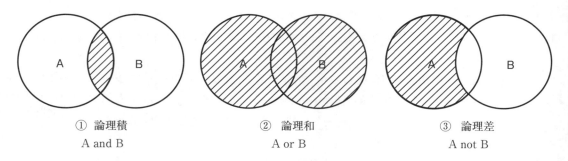

① 論理積　　　　　② 論理和　　　　　③ 論理差
A and B　　　　　A or B　　　　　　A not B

図 8.1　論理演算の模式図

① and 検索：A と B を含む．絞り込み検索とも呼ばれる．
② or 検索：A か B を含む．網羅的な検索ができる．
③ not 検索：B を除く A．単独で用いることはないが，and, or と組み合わせて検索することで，データを絞り込むことができる．

8.1.2.3 ワイルドカード

どのようなパターンにもマッチする特殊文字をワイルドカードという．任意の文字を意味する特殊文字であり，「*」や「?」などで示す．ワイルドカードを付けて検索すると，その語句を含む全ての文字列が検索される．例えば，「医薬品情報*」で検索すると，医薬品情報，医薬品情報学，医薬品情報論，医薬品情報集など，医薬品情報を含む全ての文字列が検索される．ワイルドカードの数で文字の数を定義することも可能である．索引語が不明瞭な場合等，検索漏れを防ぐ際に有用である．

8.1.2.4 検索効率

検索結果の効率を評価するパラメータとして再現率と適合率がある．再現率とは，データベース中に収録されている特定主題に適合するすべてのデータのうち，実際に検索できたデータの割合を意味する．一方，適合率とは，検索することができた全データのうち，検索主題に合致しているデータの割合を意味する．再現率も適合率も1に近いのが理想であるが，実際には，一方が高ければ，他方が低くなる．すなわち，orの多用などにより再現率をあげるとノイズが大きくなり，一方，andの多用などにより適合率を上げると検索漏れが増加する．再現率，適合率のどちらを重視するかによって，検索式／検索語の選定の考え方が異なってくる．

再現率 recall ratio
適合率 precision ratio

8.2 二次資料データベース

必要とされる情報を効率良く収集するためには，まず，目的に合致するデータベースを選択することが重要となる．そのためには，汎用されるデータベースの概要・特徴を把握する必要がある．代表的な医療・医薬品情報データベースを表8.1に示す．以下，二次資料データベースについて解説する．二次資料とは，多くの一次資料（原著論文，学会講演要旨など）を，要約，再編集したもので，一次資料を検索するために使用されることが多い．以下，主な二次資料データベースについて，解説する．

表8.1　主な医療・医薬品情報データベースの特徴

	データベース名（検索システム）	発行元	特徴
二次資料	医中誌データベース（医中誌 Web）	医学中央雑誌刊行会	医学中央雑誌を母体とする日本の医学・薬学・看護学等に関する文献情報データベース（有料）
	JMEDPlus（JDream Ⅲ）	（独）科学技術振興機構	医学・薬学系の文献情報データベース（有料）
	MEDLINE（PubMED）	米国国立医学図書館	Index Medicus を母体とする世界80か国の医学・薬学等に関する文献情報データベース（無料）
	EMBASE	Elsevier B.V.	Excerpta Medica を母体とする世界70か国の医学・薬学・生物等系に関するデータベース（有料）
	TOXLINE	米国国立医学図書館	あらゆる化学物質の安全性（副作用・中毒・毒性・環境化学など）に関連する文献情報のデータベース（無料）https://toxnet.nlm.nih.gov/newtoxnet/toxline.htm
三次資料	独立行政法人 医薬品医療機器総合機構ホームページ	（独）医薬品医療機器総合機構	厚生労働省及び製薬企業等から発出された医薬品・医療機器に関する情報が閲覧可能（無料）
	iyakuSearchPlus	（財）日本医薬情報センター	国内外の医薬品情報に関するデータベース（無料）
	Micromedex®	Truven Health Analytics	DRUGDEX®（医薬品情報），POISONDEX®（中毒情報），Reproductive Effects（催奇形性情報），RED BOOK Online®（米国の医薬品流通価格）などに関するデータベース（有料）
	Minds ガイドラインセンター	（財）日本医療機能評価機構	わが国で作成された診療ガイドラインのデータベース（無料）
	コクランライブラリー	コクラン共同研究	コクラン共同研究計画で作成された質の高い臨床試験の情報．インターネット・DVD で利用可能（有料）
	Up To Date®	Wolters Kluwer Health	日常診療における臨床意思決定を支援するツールであり，信頼性の高いエビデンスに基づく最新・最善の治療指針が要約されている（有料）
	LactMed	米国国立医学図書館	授乳中の使用薬の概要，乳汁中薬物濃度，乳児への影響などに関する詳細情報がリファレンスとともに記載されているデータベース(無料)https://toxnet.nlm.nih.gov/newtoxnet/lactmed.htm

8.2.1　医中誌データベース / 医中誌 Web

　医中誌データベースは，特定非営利活動法人 医学中央雑誌刊行会が作成，提供するデータベースである．前身である医学中央雑誌は，1903 年に創刊された国内最古の医学文献の抄録誌であり，現在は，Web（医中誌 Web，有料）で提供されている．なお，URL は http://www.jamas.or.jp/ である．

　医中誌 Web には，1997 年以降に国内で発行された医学，歯学，薬学，看護学系の定期刊行物等，約 6,000 誌から収録した約 1,000 万件の論文情報が公開されている．データは月 2 回更新される．医学用語や著者名，掲載雑誌名などの索引語から文献を検索し，その書誌事項及び抄録を閲覧できる．独自の医学用語シソーラスに基づいて，専門の索引者が各文献の主題を分析し，索引語を付与している．医中誌 Web では，入力された索引語に統制語を自動的に付与して検索が実行される自動マッピング機能がある．また，一部の文献がオンラインジャーナル等にリンクされるようになり，フルテキストの閲覧も可能となっている．

書誌事項：標題，著者名，雑誌名，巻・号，頁，発行年など

　医中誌 Web では，キーワード検索や履歴検索ができる．図 8.2 に検索画面を示す．検索語入力の際，論理演算子（and, or, not）が使用できる．論文の属性や種類等を指定して，検索対象を限定することもできる．検索を実施した結果，該当する文献が多数ある場合には，図 8.3 のように，必要とする文献に該当する項目にチェック，又はクリックして，絞り込み検索を行う．また，検索対象年も最新 5 年分に限定又は，検索対象年の範囲を自由に設定できる．検索結果は，書誌事項の詳細表示，印刷，ダウンロード，メール送信等することができる．

履歴検索：複数の検索を別々に行った際にも，ログオフするまで以前の検索が残っており，検索履歴同士の検索や検索履歴と索引語の掛け合わせ検索が可能である．

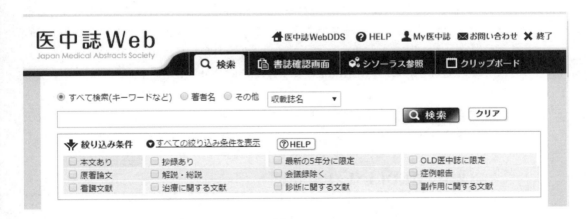

図 8.2　医中誌 Web における検索画面

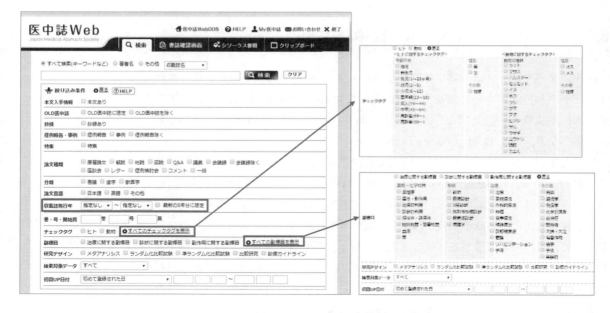

図 8.3　医中誌 Web での絞り込み検索画面

8.2.2　JMEDPlus と JSTPlus/JDreamⅢ

(独)科学技術振興機構
　Japan Science and Technology Agency：JST と略す．

　JMEDPlus と JSTPlus は，(独)科学技術振興機構が作成，提供するデータベースである．JMEDPlus は，医学，薬学系の文献情報データベースであり，1981 年以降の日本国内で発行された文献情報が収載されている（2013 年 3 月現在，約 662 万件）．データは月 4 回更新される．JSTPlus は，医学を含む科学技術全分野に関する文献情報データベースであり，1981 年以降の日本を含む世界 50 数か国で発行された文献情報が収載されている（2013 年 3 月現在，約 2,741 万件）．データは月 4 回更新される．JMEDPlus 及び JSTPlus は Web（JDream Ⅲ，有料）にて提供されている．JDream Ⅲ では，JMEDPlus や JSTPlus 以外にも様々なデータベースが契約内容によって使用できる．また，収載されている文献情報も一部は全文データベースにリンクしており，入手が可能である．

8.2.3　MEDLINE/PubMed

Index Medicus：
　累積版は 2000 年版，Monthly 版は 2004 年をもって発刊中止となった．

　MEDLINE は，米国国立医学図書館が作成，提供するデータベースである．医学，薬学系の文献情報データベースであり，世界 80 か国で出版されている約 5,700 誌以上の雑誌に掲載されている文献を検索できる．1879 年に創刊された索引誌 Index Medicus がその母体となっており，医薬情報の分野においては，最も重要なデータベースの 1 つとされている．1946 年以降の文献データが蓄積されている．

第 8 章　データベース　　　　　　　　　　　　　　　　　　129

データは毎日追加・更新されている．MEDLINE は Web（PubMed 等，無料）に
て提供されている．なお，URL は http://www.ncbi.nlm.nih.gov/pubmed である．
　PubMed には 1946 年以降に登録されたデータが収載されている（2016 年 4 月
現在，約 2,500 万件以上）．タイトル title，著者 author，ソース source，言語 lan-
guage，抄録 abstract，出版形式 publication type，MeSH 用語などのデータが収録
されている．なお，ソースとは，雑誌名，発行年，巻，号，ページのことである．
MeSH 用語とは，MEDLINE で使用される統制語のことである．専門家により 1
報の文献につき，通常 10 〜 12 語の MeSH 用語が文献情報に付与される．MeSH
には，26,000 語以上の MeSH 用語が登録されており，これもまた毎年更新される．
MeSH 用語は，階層構造となっており，上位の広い概念の用語の下に，より狭い
概念の用語が枝分かれしている．図 8.4 に hemorrhage を例として MeSH 用語の

MeSH：medical subject
headings の略で，米国
国立医学図書館で独自に
作成しているシソーラス
である．

階層構造 tree structure

```
All MeSH Categories
    Diseases Category
        Pathological Conditions, Signs and Symptoms
            Pathologic Processes
                Hemorrhage
                    Blood Loss, Surgical
                    Ecchymosis
                    Epistaxis
                    Exsanguination
                    Eye Hemorrhage
                        Choroid Hemorrhage
                        Hyphema
                        Retinal Hemorrhage
                        Vitreous Hemorrhage
                    Gastrointestinal Hemorrhage
                        Hematemesis
                        Melena
                        Peptic Ulcer Hemorrhage
                    Hemarthrosis
                    Hematocele
                    Hematoma
                        Hematoma, Epidural, Cranial
                        Hematoma, Epidural, Spinal
                        Hematoma, Subdural +
                    Hematuria
                    Hemobilia
                    Hemoperitoneum
                    Hemoptysis
                    Hemothorax
                        Hemopneumothorax
                    Intracranial Hemorrhages
                        Cerebral Hemorrhage +
                        Hematoma, Epidural, Cranial
                        Hematoma, Subdural +
                        Subarachnoid Hemorrhage
                    Oral Hemorrhage
                        Gingival Hemorrhage
                    Postoperative Hemorrhage
                        Endoleak
                    Purpura
                        Purpura Fulminans
                        Purpura, Hyperglobulinemic
                        Purpura, Schoenlein-Henoch
                        Purpura, Thrombocytopenic +
                        Waterhouse-Friderichsen Syndrome
                    Retrobulbar Hemorrhage
                    Shock, Hemorrhagic
                    Uterine Hemorrhage
                        Metrorrhagia
                        Postpartum Hemorrhage
```

図 8.4　MeSH 用語の階層構造（例：hemorrhage）

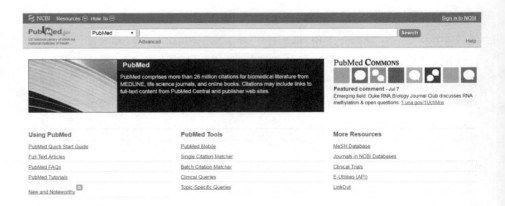

図 8.5　PubMed における検索画面

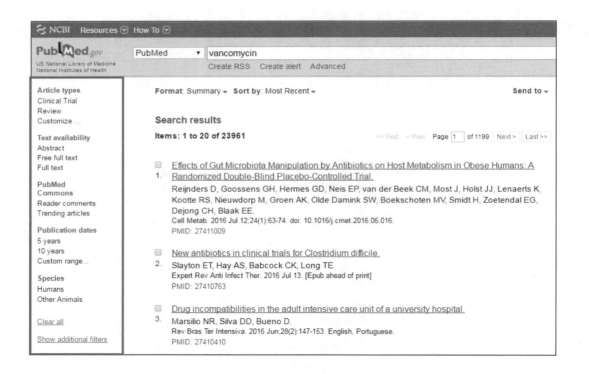

図 8.6　PubMed での Filter 機能

第 8 章　データベース　　　131

階層構造を示す．PubMed では，入力した語句を自動的に MeSH 用語に変換する
オートマッピング機能がある．検索時に自動的に MeSH 用語が付与されることで，
検索漏れを減らすことが可能となっている．近年，リンク機能が強化され，一部の
文献がオンラインジャーナル等にリンクされるようになり，フルテキストの閲覧も
可能となっている．また，検索された文献に関連した文献リストも表示される．

　PubMed における検索画面を図 8.5 に示す．検索語入力の際，論理演算子（and,
or, not）も使用できる．検索を実施した結果，該当する文献が多数ある場合には，
図 8.6 に示す Filter 機能を利用して，必要とする文献に該当する項目（記事区分
（ランダム化比較研究，メタアナリシス，ガイドラインなど），対象（ヒト，動物），
年齢，性別，言語など）について選択したい項目をクリックして，絞り込み検索を
行う．検索結果は，書誌事項の詳細表示，印刷，ダウンロード，メール送信等する
ことができる．これらの基本的な機能は医中誌 Web と同様である．

8.2.4　EMBASE

　EMBASE は，Elsevier B.V. が作成，提供するデータベースである．欧州を中
心とした医学，生物学系のデータベースであり，1946 年に創刊された医学，生
物学系の Excerpta Medica が母体となっている．世界 70 か国で発行されている
5,700 誌からの文献情報が収載されている．1974 年から現在までの検索が可能であ
り，データは毎週更新されている．EMBASE は Web（Ovid 等，有料）にて提供
されている．EMBASE では Emtree と呼ばれるシソーラスが用いられている．ま
た，近年，EMBASE と MEDLINE の 2 大データベースを統合した有料のデータベ
ース Embase がエルゼビア社より提供されている．Embase では，8,500 誌以上の
ジャーナル，1,000 種以上の会議録のデータを収録している．なお，EMBASE と
MEDLINE で重複するデータは，事前に慎重に除去されている．

8.3　三次資料データベース

　三次資料とは，多くの一次資料を，特定の観点から整理・集大成したもので，医
学・薬学の各種の専門書，教科書，医薬品集などが三次資料に該当する．代表的な
医療・医薬品データベースを表 8.1 に示す．医薬品医療機器等法で規定された公的
文書である医薬品添付文書，それを補完する医薬品インタビューフォームも三次資
料に該当する．以下，主な三次資料データベースについて，解説する．

8.3.1 独立行政法人 医薬品医療機器総合機構ホームページ

(独)医薬品医療機器総合機構（PMDA）が管理，運営している．医薬品等の品質，有効性，安全性に関する情報や承認審査に関する情報が提供されている．詳しくは第5章を参照すること．なお，URL は www.pmda.go.jp である．

(独)医薬品医療機器総合機構
Pharmaceuticals and
Medical Devices Agen-
cy：PMDA と略す．

8.3.2 iyakuSearch

iyakuSearch は，（財）日本医薬情報センターが提供する国内外の医薬品情報に関するデータベースである．iyakuSearch では，「医薬文献情報」，「学会演題情報」，「医療用医薬品添付文書情報」，「一般用医薬品添付文書情報」，「臨床試験情報」，「日本の新薬」，「学会開催情報」，「医薬品類似名検索」，「効能効果の対応標準病名」のデータベースを無料で検索することができる．なお，URL は http://www.japic.or.jp/ である．

(財)日本医薬情報センター
Japan Pharmaceutical
Information Center：
JAPIC と略す．

8.3.3 コクランライブラリー

コクラン共同研究は，1992年に英国の国民保健サービスの一環として，発足した治療・予防に関する医療の技術評価のプロジェクトである．このプロジェクトでは，治療・予防に関する臨床試験を可能な限り，網羅的に収集し，系統的な方法で，これらの臨床研究を吟味し，現時点での標準的な治療・予防に関する情報を提供することが主な仕事となっている．

コクラン共同研究計画で作成された質の高い臨床試験に関するデータベースがコクランライブラリーである．インターネットと DVD で利用可能である（有料）．コクランライブラリーに収載されている主なデータベースは次のとおりである．なお，コクランライブラリーの検索方法は，MEDLINE の検索方法に準じている．

CDSR：Cochrane Data-
base of Systematic Re-
views の略である．

システマティックレビュー：
あるテーマに関して，一定の基準を満たした質の高い臨床研究を収集し，あらかじめ設定した採択基準に合致した臨床研究のデータを統計学的に統合した結果をまとめた文献を指す．

① **コクランレビュー（CDSR）**：コクラン共同計画での成果であるシステマティックレビューの概要とその結果が収載されており，コクランライブラリーの中心をなす．データは毎月更新される（2012年8月時点で，7,404件）．コクランレビューの書誌事項・抄録は PubMed でも検索が可能である．

DARE：Database of Ab-
stract of Reviews of Ef-
fects の略である．

構造化抄録 structured ab-
stract：緒言，方法，主な結果，考察等の見出しが記載された抄録である．これにより，研究の概要を適切に理解でき，短時間で最低限のポイントを把握できる．

② **その他のレビュー（DARE）**：英国のヨーク大学 Centre for review and dissemination で，質的評価を受けた総説やシステマティックレビューの構造化抄録等が収録されている．データは年4回更新される（2012年8月時点で 18,306件）．

③ 臨床試験のデータベース（CENTRAL）：コクラン共同計画によって登録された既に発表されたランダム化比較研究や比較対照研究の論文等の書誌事項が収録されている．データは MEDLINE や EMBASE からの検索とハンドサーチにより収集されている．データは年4回更新される（2012年8月時点で674,751件）．医薬品の治療効果についての情報を収集する際に，利用価値の高いデータベースである．

CENTRAL：Cochrane Central Register of Controlled Trials を指す．

8.3.4 Minds

Minds は（財）日本医療機能評価機構が実施する医療情報サービスである．ここで提供される診療ガイドラインは，わが国で公開される診療ガイドラインを網羅

Minds：medical information network distribution service の略である．

診療ガイドライン：特定の臨床状況のもとで適切な判断を下せるよう，診療を支援する目的で体系的に作成された文書である．

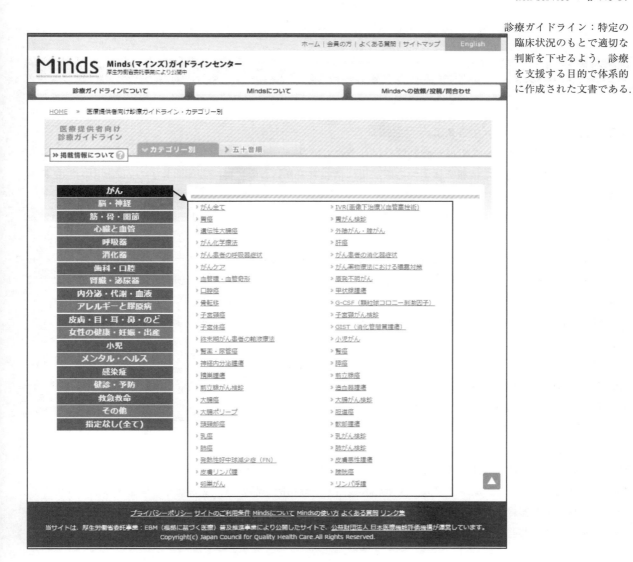

図 8.7　Minds の検索画面

的に検索し，主として作成方法の点から評価して信頼性の高いものであると評価されたものである．診療ガイドラインは，医療提供者向け情報と一般向け情報に大別される．

図 8.7 にその検索画面を示すように，カテゴリー別，50 音順で検索可能となっている．カテゴリーを選択すると，該当する疾患やテーマが表示されるので，目的とする情報を絞り込んでいく．Minds では，診療ガイドラインのほか，関連情報アーカイブとして医療提供者向け情報であるコクランレビュー・アブストラクト（コクラン共同研究のシステマティックレビューの日本語要約），Minds アブストラクト（ガイドライン作成後に発表された医学論文の日本語要約），トピックス（国内外で公表された最新の医学文献情報），Clinical Practice Guideline レビュー（国内外の臨床ガイドラインの比較や特徴の紹介）などが提供されている．

8.4　章末問題

以下の記述について○，×で答えよ.

1. 二次資料のデータベースでは，統制語は付与されていない.
2. データベースを用いて情報を検索する際，更に情報を絞り込む際には，論理演算子の or を用いた or 検索を行う.
3. データベースを用いて情報を検索する際，網羅的に検索をしたい場合には，論理演算子の and を用いた and 検索を行う.
4. 医中誌データベースは，国内発行の医学・薬学等の文献情報を扱うデータベースである.
5. 医中誌データベースでは，各文献データに統制語が付与されていないため，検索する際には注意が必要である.
6. MEDLINE は，厚生労働省が発行する医学・薬学等に関する文献情報を扱うデータベースである.
7. MEDLINE は，三次資料に該当する.
8. MEDLINE では，EMTREE と呼ばれる統制語が各文献に付与されている.
9. PubMed では，EMBASE を検索することができる.
10. EMBASE は，米国の文献を中心としたデータベースである.
11. EMBASE は，二次資料に該当する.
12. MEDLINE と EMBASE では，収載されている文献情報に重複はない.
13. JMEDPlus は，欧州を中心とした文献を収録したデータベースである.
14. iyakuSearch では，医療用医薬品，要指導医薬品や一般用医薬品の添付文書情報を検索することができる.
15. 医薬品医療機器総合機構ホームページで，厚生労働省と製薬企業等が発行している情報を検索できる.
16. 医薬品医療機器総合機構ホームページで，医療用医薬品の医薬品インタビューフォームを閲覧することはできない.
17. 医薬品医療機器総合機構ホームページでは，医療従事者向けの情報しか公開されていない.

第 8 章　データベース　　　*135*

18. コクランライブラリーには，コクラン共同研究で作成されたシステマティックレビューの結果が収載されている.

19. コクランライブラリーには，質の高い臨床試験の情報が公開されている.

20. Minds では主に作成方法の点から評価して信頼性が高いと評価されたわが国で作成された診療ガイドラインが医療従事者及び患者に対して公開されている.

解　答

1. ×　　二次資料のデータベースには，統制語が付与されていることが多い.
2. ×　　情報を絞り込む際には and 検索を行う.
3. ×　　網羅的に検索をしたい場合には or 検索を行う.
4. ○
5. ×　　医中誌データベースでは，独自のシソーラスに基づいて統制語が付与されている.
6. ×　　MEDLINE は，米国国立医学図書館が作成，提供する医学・薬学等に関する文献情報を扱うデータベースである.
7. ×　　MEDLINE は二次資料に該当する.
8. ×　　MEDLINE では MeSH 用語と呼ばれる統制語が付与される.
9. ×　　PubMed は MEDLINE を検索するシステムである.
10. ×　　EMBASE は，欧州の文献を中心としたデータベースである.
11. ○
12. ×　　EMBASE と MEDLINE では一部重複するデータがある，EMBASE では重複するデータは事前に慎重に除去されている.
13. ×　　JMEDPlus はわが国の文献を収録したデータベースである.
14. ○
15. ○
16. ×　　平成 21 年 4 月より，順次，医療用医薬品の医薬品インタビューフォームの閲覧が可能となっている.
17. ×　　医薬品医療機器総合機構ホームページでは，医療従事者向け，一般向け，アカデミア向け，企業向けの情報が公開されている.
18. ○
19. ○
20. ○

第**9**章

EBM

EBM とは「根拠（エビデンス）に基づく医療」の意味で用いられる言葉である．目前の患者における臨床上の疑問に対する問題解決の一手法が EBM である．

第 9 章では，EBM の概念，エビデンスレベル，臨床研究のデザイン，バイアス，リスク因子等の解析法，EBM 実践の手順について解説する．

EBM：evidence-based medicine の略である．

9.1 EBM

9.1.1 EBM の基本概念

D. L. Sackett らにより，EBM は，「個々の患者の医療判断の決定に，最新で最善の根拠を，良心的かつ明確に，思慮深く利用すること」と定義されている．EBM は，「入手可能な範囲で最も信頼できるエビデンス（質の高いエビデンス）を把握した上で，理に適った医療を行うための一連の行動指針」と解釈されている．

9.1.2 EBM における 3 要素

EBM とは，個々の患者に対して最適な医療を行うために，経験や直感のみに基づくのではなく，現在得られる質の高いエビデンスに基づいて，医療や治療を選択し，実践する手法の 1 つである．したがって，EBM を実践していく上で，① エビデンス，② 患者の価値観，③ 臨床的な専門技能・臨床経験，の 3 つの要素のバランスをとることがポイントとなる．すなわち，現時点における最良のエビデンスを，目前の患者に，患者の価値観と臨床的な専門技能や臨床経験に基づく判断等を踏まえ，どのように適用するかということが重要である．

9.2 エビデンスレベル

米国医療政策研究局
Agency for healthcare research and quality：AHRQ と略す.

メタアナリシス
meta-analysis：メタ解析ともいう．システマティックレビューとほぼ同じ意味で用いられることもある.

システマティックレビュー：あるテーマに関して，一定の基準を満たした質の高い臨床研究を網羅的に収集し，あらかじめ設定した採択基準に合致した臨床研究のデータを統計学的に統合して総合評価の結果をまとめた文献を指す.

EBM を実践する上で，玉石混淆の膨大な情報の中から，エビデンスとなりうる情報を取捨選択しなければならない．その際には，エビデンスレベルが1つの指標となる．米国医療政策研究局が提唱するエビデンスレベル分類を表 9.1 に示した．上位に示されるものほどエビデンスレベルは高い．この分類では，複数のランダム化比較試験（9.3.7 を参照）から得られたメタアナリシス（9.3.8 を参照）によるエビデンス（システマティックレビュー）が最もエビデンスレベルが高い．なお，診療ガイドラインでは，治療方法を推奨する際に，エビデンスレベルが付記されていることが多い.

表 9.1　臨床研究のエビデンスレベル分類

エビデンスレベル	種　類
Ⅰa	複数のランダム化比較試験から得られたメタアナリシスによるエビデンス（システマティックレビュー）
Ⅰb	少なくとも1つのランダム化比較試験から得られたエビデンス
Ⅱa	少なくとも1つの，ランダム化はされていないが，よくデザインされた比較試験から得られたエビデンス
Ⅱb	少なくとも1つの，よくデザインされた準実験的研究から得られたエビデンス
Ⅲ	比較研究，相関研究，症例対照研究など，よくデザインされた非実験的記述的研究から得られたエビデンス
Ⅳ	専門委員会の報告や意見，又は代表的権威者の意見や臨床経験から得られたエビデンス

（米国 AHRQ：Agency for healthcare research and quality）

9.3 臨床研究のデザイン

観察研究
observational study

介入研究
interventional study

臨床研究で用いられる主な研究デザインを表 9.2 にまとめた．研究デザインは観察研究と介入研究に大別される．以下，研究デザインについて解説する.

第 9 章　EBM

表 9.2　臨床研究で用いられる主な研究デザイン

		研究デザイン	概　要
観察研究	記述的方法	症例報告	特異な症状，治療経過を示す 1 症例を報告する．
		症例集積研究	特異な症状，治療経過を示す複数症例を報告する．
	分析的方法	症例対照研究	症例群と対照群を設定し，過去の曝露の有無を調査し，両群を比較する．
		コホート研究	曝露群と非曝露群に分け，経時的に観察し，症状等の発生を調査する．
介入研究		ランダム化比較研究	ある集団を無作為に 2 群（又は，それ以上）に割り付け，介入群と対照群を比較して，介入効果を評価する．

9.3.1　観察研究と介入研究

　観察研究では，研究者は，集団又は集団を構成している調査対象者に対して人為的な介入をせず，調査対象者の観察のみを行う．なお，観察研究は，記述的方法，分析的方法に大別される．一方，介入研究では，研究者が，研究プロトコールに従って，対象者を 2 群あるいはそれ以上のグループに能動的に割り付けし，介入した結果を比較する．

9.3.2　前向き研究と後向き研究

　研究開始時から将来に向かってデータを収集する研究を前向き研究（プロスペクティブ研究）という．一方，診療録などを用いて，過去に遡ってデータを収集する研究を後向き研究（レトロスペクティブ研究）という．

前向き研究
　prospective study

後向き研究
　retrospective study

9.3.3　症例報告

　症例報告は，稀な疾患や副作用等が発症した患者について，患者背景，症状，検査結果，治療方法，治療経過などを詳細に報告するものである．記述的な観察研究である．

症例報告 case report

9.3.4　症例集積研究

　症例集積研究は，例えば，特定のある医薬品の投与というように，ある共通の条件を満たす複数の症例について，特徴的な症状や所見等にフォーカスをあてて報告

症例集積研究
　case series study

するものである．記述的な観察研究である．症例報告や症例集積研究では，臨床的に有用なデータは集積されるが，対照をおかないため，疾患の原因や治療法の有効性などを評価することはできない．

9.3.5 症例対照研究

症例対照研究
case control study

　ある時点で，疾患や薬物応答性等の有無により，症例群と対照群を設定する．その原因と考える要因の有無を，過去に遡って調査し，両群を比較する．対照群と比較して，症例群で，その要因への曝露が多い場合は，要因との因果関係がある，と判定される．図 9.1 にその概略を示す．なお，症例群をケース，対照群をコントロールという．症例対照研究（ケースコントロール研究）は，分析的な観察研究の 1 つであり，後向き研究である．

　症例対照研究は，重篤な有害事象のような稀な臨床事象の危険因子の解明などを目的として行われる．比較的短期間で実施できるが，得られる情報は限定されており，疾患の発生率や寄与リスクなどを求めることはできない．なお，要因との因果関係に影響を及ぼす因子を交絡因子といい，症例対照研究では未知の交絡因子の影響を排除することはできない．

交絡因子
confounding factor

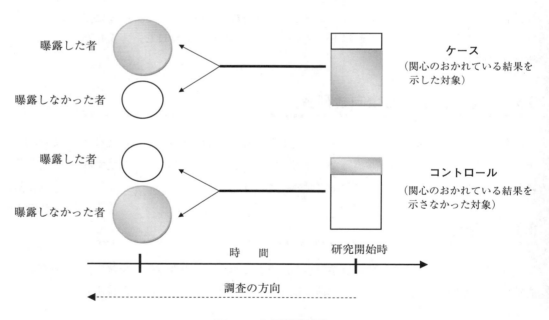

図 9.1　症例対照研究

9.3.6 コホート研究

同一地域に在住する集団（コホート）を調査対象として，ある危険因子に曝された対象（曝露群）と曝されていない対象（非曝露群）に分けて，症状等の発症を，ある時点から未来に向かって一定期間調査する．図9.2にその概略を示す．分析的な観察研究の1つであり，前向き研究である．なお，過去に遡って，過去から現在に向かって解析を行う場合もある．この場合，解析の向きは前向きであるが，データはすべて過去のものであることから後向きコホート研究と呼ばれている．

コホート研究は，疾患の発症，副作用の発現，予後などについて，それらに関連する因子を明らかにするために行われる．なお，発症頻度が低い稀な疾患，発生頻度が低い稀な副作用などを扱う場合は，大規模なコホートを長期間にわたり追跡調査をしなければならないため，多大な労力と費用が必要となる．なお，コホート研究でも，未知の交絡因子の影響を完全に排除することはできない．

コホート研究 cohort study

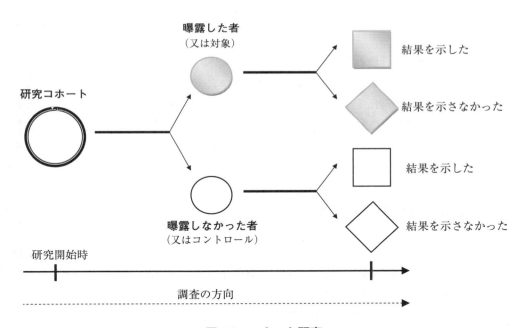

図9.2 コホート研究

9.3.7 ランダム化比較研究

被験者を，無作為に，介入群と対照群に割り付けることにより，目標とする事象（アウトカム）を将来に向かって経過観察し，介入した因子の影響を評価する．ランダム化とは無作為割り付けを意味する．図9.3にその概略を示す．介入研究であ

ランダム化比較研究 randomized controlled trial（RCT）

アウトカム outcome：結果，あるいは転帰と訳されることもある．

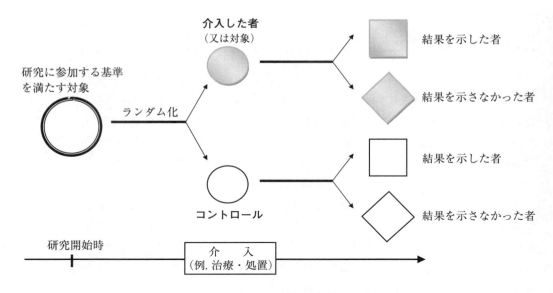

図 9.3　ランダム化比較研究

り，前向き研究である．

　ランダム化比較研究は，薬物や治療法等の有効性や安全性を評価するために行われる．ランダム化することにより，介入した因子以外の因子は，介入群と対照群の間で均等に分配されるため，介入した因子の効果のみを検証でき，交絡因子の影響を最小限にすることができる．ランダム化比較研究は，最高レベルのエビデンスを提供する臨床試験のデザインであるが，実施には時間と費用が必要である．

9.3.8　メタアナリシス

　メタアナリシス（メタ解析，メタ分析とも呼ばれる）は，既に発表されている同じテーマに関する臨床研究を収集し，質的評価をした上で，それらの結果について定量的・統計学的解析をして，結論を引き出す研究手法である．メタアナリシスの主な目的は，① 必要症例数（サンプルサイズ）を大きくすることにより，統計学的検出力を高めること，② 結論の一致していないテーマに関する臨床研究の結果を統合して，一定の見解を得ることである．

　メタアナリシスで統合される効果指標は，該当するアウトカムが名義変数であれば，オッズ比，リスク比などの"比"，連続変数であれば，平均値の差などの"差"になる．表9.3にメタアナリシスの手順を示すが，詳細については，他書を参考にされたい．

　メタアナリシスの統合結果は，通常，図9.4に示すようなフォレストプロットと呼ばれる図で表示される．フォレストプロットには，個々の臨床試験結果のオッズ

表9.3　メタアナリシスの手順

1. 研究テーマに関する仮説の設定
2. 関連する臨床研究の検索・収集
3. 解析対象とする臨床研究の採択基準の設定
4. 臨床研究の採択・データの抽出
5. 抽出データの統計学的な解析・統合結果の検討

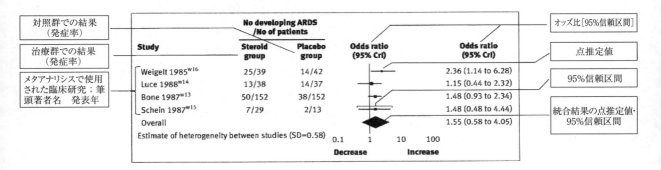

図9.4　フォレストプロットの例
(*BMJ* 336：1006, 2008, 一部改変)

比等とその95％信頼区間とともに，統合結果が示される．図中の■は，各臨床研究の点推定値（オッズ比等），水平線は95％信頼区間を示している．■の大きさは，重みの大きさ（症例数）を表す．図中の◆の中央は，点推定値（オッズ比等），◆の横幅が95％信頼区間を示している．この図のように，効果指標がオッズ比の場合は，中央の垂直線は1を示している（差の効果指標の場合には，中央の垂直線は0を示す）ので，◆が垂直線をはさまずに，垂直線より左側に位置すれば，試験薬の有意な結果を示している．

また，最下段には，異質性の検定結果と統合結果の検定結果が記載されている場合もある．異質性の検定には，一般的にコクランの統計量 Q（Cochran's Q test）が用いられる．Q は，自由度（研究数−1）の χ^2 分布に従う．またコクランの統計量 Q の検出力は研究数に依存するので，Q 検定統計量と自由度（研究数−1）から求められた I 統計量（I^2）も異質性の尺度として用いられる．

無作為化比較試験のメタアナリシスの結果は，表9.1に示したように，エビデンスレベルは最も高いとされているが，メタアナリシスの短所には，出版バイアスの影響を受ける可能性があることなどが挙げられる．

出版バイアスの評価方法の1つに，ファンネルプロットを描く方法がある．ファンネルプロットは，x 軸に効果指標の値，y 軸に効果指標の標準誤差，症例数，標準誤差の逆数などをとり，プロットする．その結果，出版バイアスが存在しなければ漏斗を逆さにしたような対称性が認められる．一方，図9.5に示すように，図の片側（無効側）下方のプロットが歪むか，欠けていれば，出版バイアスの存在を疑うことになる．

異質性 heterogeneity：複数の臨床研究における結論の不一致．概念的異質性（研究対象となった患者集団や研究デザインの相違など）と統計学的異質性（研究結果のばらつき等）がある．

I 統計量：0～25％は異質性なし，25～50％は中等度の異質性がある，50～75％は強い異質性がある，75～100％は非常に強い異質性があると判定される．

出版バイアス：研究は行われているが，その結果が公表されていないことにより生じるバイアス．

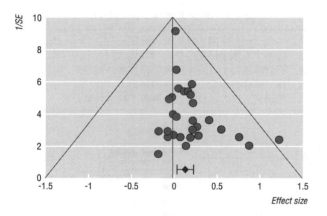

図 9.5 ファンネルプロットの例
(*BMJ* **320**：1574, 2000, 一部改変)

9.4 バイアス

バイアス bias

バイアスとはデータの偏りのことをいう．バイアスがあると誤った結論を導く危険性がある．臨床研究において起こりうるバイアスには，その原因となる因子によって選択バイアス，情報バイアスがある．先述の交絡因子もバイアスの原因の1つである．

ITT 解析：
ITT は intension to treat の略である．臨床試験で，割り付けられた介入（非介入）を続行できず，逸脱した患者をすべて含めた解析方法である．

1) 選択バイアス：対象とした集団が，母集団を代表しているか？
症例や対象者を選択するときに起こりうる．ランダム化などにより選択バイアスの影響をコントロールできる．

2) 情報バイアス：研究者による先入観がないか？
研究者によるデータの収集方法や被験者の知識などに起因する．盲検化などにより情報バイアスの影響を防げる．

マッチング：症例対照研究において，交絡因子となり得る因子を，あらかじめそろえて症例群と対照群を選択する方法である．

3) 交絡因子：特定の要因によるある結果に第三の要因が影響を及ぼし，真の因果関係を歪めていないか？
ランダム化，ITT 解析，マッチング，多変量解析などにより，交絡因子の影響を最小限度にとどめることが可能である．なお，観察研究では，交絡因子の影響を受ける可能性が常に存在していることに注意しなければならない．

多変量解析：データ解析時に考慮すべき交絡因子について統計学的手法を用いて調整する方法で，交絡因子の影響を最小限度にすることが可能である．

9.5 リスク因子等の解析

　表9.4にリスク因子等の解析についてまとめた．以下，治療効果を評価する指標について解説する．

表9.4　リスク因子等の解析

	アウトカム（イベント）	
	あり	なし
曝露（介入）群	a	b
非曝露（非介入）群	c	d

指　標	計算式
相対危険度（相対リスク；RR）	$a/(a+b) \div c/(c+d)$
相対リスク減少（RRR）	$1 - RR$
絶対リスク減少（ARR）	$c/(c+d) - a/(a+b)$
治療必要数（NNT）	$1 \div ARR$
オッズ比（OR）	$ad \div bc$

9.5.1　相対危険度・相対リスク減少

　相対危険度は，ある因子に曝露又は介入したときのアウトカム（疾患や症状等）の発生率の，曝露または介入しなかったときのアウトカムの発生率に対する比を示す指標である．すなわち，表9.4（左）において，曝露群においてアウトカムが発生する確率 P は $a/(a+b)$，一方，非曝露群においてアウトカムが発生する確率 P* は $c/(c+d)$ であり，相対危険度は P/P* となる．相対危険度が1.0より大きい場合は，曝露によりアウトカムが発症しやすいことを意味している．

相対危険度 relative risk：
相対リスクともいう．
RR と略す．

　例として，曝露群を喫煙患者，非曝露群を非喫煙患者，アウトカムを肺がん発症，a＝80，b＝20，c＝20，d＝80として考えてみる．この場合，喫煙患者で肺がんが発症する確率は0.8，一方，非喫煙患者で肺がんが発症する確率は0.2，相対危険度は4.0となる．相対危険度が1.0より大きいので，喫煙により肺がんが発症しやすい，ということになる．

　なお，アウトカムの発生率が小さい場合には，リスク因子の影響度を過大評価する傾向があるので，注意する必要がある．

　相対リスク減少とは，曝露又は介入に伴うアウトカムの発生率の相対的な変化を絶対差として評価する指標である．相対リスク減少は 1−P/P* で求める．相対リスク減少は，臨床上わずかな差でも大きな数字に置き換えられるので，その解釈には注意が必要である．

相対リスク減少
relative risk reduction：
RRR と略す．

9.5.2 絶対リスク減少，治療必要数

絶対リスク減少
  absolute risk reduction：
  ARR と略す．

治療必要数
  number needed to treat：
  NNT と略す．

絶対リスク減少とは，曝露又は介入に伴うアウトカムの発生率の変化を絶対値として評価する指標である．絶対リスク減少は P*－P で求める．治療必要数とは，ある曝露又は介入の効果が統計的に有意である場合，治療目標とするアウトカムを，非曝露（非介入）群より 1 名多く得るために何人の患者を治療する必要があるかを表す指標である．治療必要数は絶対リスク減少の逆数として計算される．治療必要数は相対危険度のように，アウトカムを過大評価しないので，患者に治療効果の大きさを説明する場合などに，よい指標といえる．なお，治療必要数が低いほど，優れた治療方法であるといえる．

9.5.3 オッズ比

オッズ比 odds ratio：
  OR と略す．

ある事象の起こる割合と起こらない確率の比をオッズという．オッズ比とは，曝露群におけるオッズと，非曝露群におけるオッズの比を示す．曝露により，相対的に，問題となるアウトカムがどれだけ起きやすくなるかを意味している．曝露群におけるオッズ p は ｛a/(a＋b)÷b/(a＋b)｝ となり，一方，非曝露群におけるオッズ q は ｛c/(c＋d)÷d/(c＋d)｝ となり，オッズ比は p/q，すなわち (a/b)÷(c/d)＝ad/bc となる．オッズ比が 1.0 より大きい場合は，曝露によりアウトカムが起きやすくなる．

9.5.1 と同様に，曝露を喫煙，アウトカムを肺がん発症，a＝80，b＝20，c＝20，d＝80 として考えてみる．オッズ比は 16.0 となり，喫煙により肺がんが発症しやすい，ということになる．

症例対照研究などの後向き研究では，症例数を任意に設定できるため，相対危険度，相対リスク減少，絶対リスク減少を算出することは適切でないのでオッズ比を用いる．一般に，イベント発生率が低ければ，オッズ比は相対危険度に近似する．コホート研究における相対危険度は曝露群と非曝露群の比較であるのに対して，症例対照研究におけるオッズ比は症例群と対照群の比較であり，見ている方向（研究方向）が異なる点に注意しなければならない．

9.5.4 ハザード比

ハザード比 hazard ratio：
  HR と略す．

死亡などのイベント発症を比較する臨床試験では，オッズ比やハザード比が使用される．一般に，オッズ比は試験最終時点でのデータを解析するが，ハザード比は，イベントが「いつ」発生したのかという情報も考慮して解析される．したがって，リスクが時間によって一定でないときに有用であり，生存率解析などの指標として用いられる．ハザード比は，治療群と対照群における時間を考慮したイベントの発

症率の比で表され，その結果が 1 よりも小さければ，治療群の方が抑制効果がある
ということを意味し，1 よりも大きければ対照群の方が効果があるということにな
る．

9.5.5　信頼区間

　標本データから，母集団の真の値はどの範囲にあるかを数量的に表現するのが，
信頼区間である．すなわち，95% 信頼区間とは，母集団における真の値が 95% の
確率で分布する範囲を表す．以下の式により，相対危険度，オッズ比の 95% 信頼
区間を求める．95% 信頼区間が 1.0 を含まない場合は統計学的に有意であると判断
できる．

信頼区間 confidence interval：CI と略す．

$$\text{相対危険度の 95\% 信頼区間} = \ln RR \pm 1.96 \sqrt{\frac{1 - a/(a+b)}{a} + \frac{1 - c/(c+d)}{c}}$$

$$\text{オッズ比の 95\% 信頼区間} = \ln OR \pm 1.96 \sqrt{\frac{1}{a} + \frac{1}{b} + \frac{1}{c} + \frac{1}{d}}$$

9.6　EBM 実践の手順

　EBM を実践する際には，つくる，伝える，使う（実践する），という 3 段階が
ある．

第 1 段階「エビデンスをつくる」
　臨床研究や薬剤疫学研究などの科学的な根拠を作成する．

第 2 段階「エビデンスを伝える」
　作成された科学的な根拠を，収集，評価，加工，提供する．例えば，コクラン共
同計画やガイドライン作成などが該当する．

第 3 段階「エビデンスを使う」
　科学的な根拠を医療で活かす．すなわち，EBM の実践に該当する．図 9.6 に
EBM 実践における各ステップを示す．

ステップ1
• 臨床的な疑問の定式化
ステップ2
• 疑問についての情報収集
ステップ3
• 得られた情報の批判的吟味
ステップ4
• 患者への適用
ステップ5
• 結果の評価

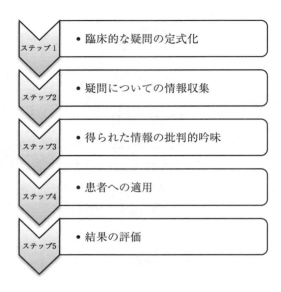

図 9.6　EBM 実践の手順

ステップ 1：臨床的な疑問の定式化

臨床上の疑問点を解決するためには，まず疑問点を明確にすることが重要である．そのためには，図 9.7 に示すように，4 つの要素を明確にして，臨床的な疑問を定式化する．4 要素は頭文字をとって PECO 又は（PICO）と呼ばれる．アウトカムについては，死亡や合併症の発症など，患者にとって重要なアウトカムを真のエンドポイントとして設定することが重要である．なお，検査値の変動など，真のエンドポイントと相関する可能性があるものの，真のエンドポイントではないものを，代用エンドポイントと呼ぶ．

真のエンドポイント
true endpoint

代用エンドポイント
surrogate endpoint

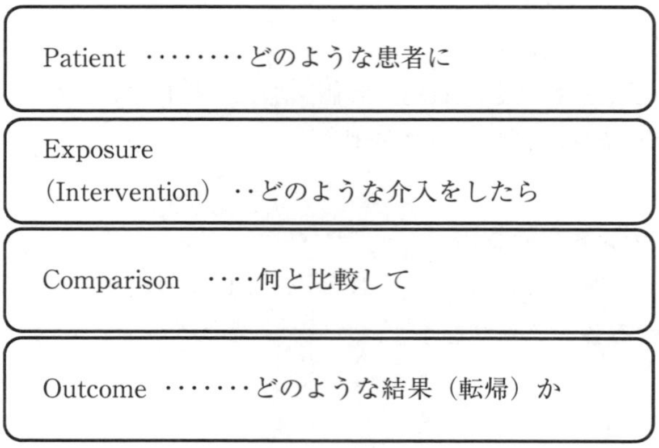

Patient ········どのような患者に
Exposure
(Intervention) ··どのような介入をしたら
Comparison ····何と比較して
Outcome ·······どのような結果（転帰）か

図 9.7　臨床的な疑問の定式化

ステップ2：疑問についての情報収集

ステップ1で定式化した疑問を解決するために，効率的に質の高い情報を収集する．

ステップ3：得られた情報の批判的吟味

ステップ2で得られた情報について，治療を行う根拠としての妥当性（内的妥当性）を評価する．以下の必要最小限の項目について，それぞれ批判的吟味を行い，内的妥当性を検討する．

批判的吟味
critical appraisal

① 仮説は適切か？
② 仮説を証明する方法は適切か？
③ 対象者は仮説を証明するのに適切か？
④ 症例数の設定は適切で十分か？
⑤ 統計学的方法は適切か？
⑥ アウトカムの選択は適切か？
⑦ アウトカムの測定は適切か？

ステップ4：患者への適用

ステップ3で評価された情報が，目前の患者に適用できるか（外的妥当性）について評価する．この際，患者の価値観を十分に勘案し，臨床的な専門技能・臨床経験に基づいて，外的妥当性を判断する．

ステップ5：結果の評価

自分たちが実行した一連のプロセスを事後評価する．そのプロセスは，患者の具体的な個別の問題からはじまり，個々の患者に戻ることが基本である．ここでの評価を次に活かすことが重要である．

9.7 章末問題

以下の記述について○，×で答えよ．
1. EBM は，根拠に基づく医療と訳される．
2. EBM を実践する上で，患者の価値観は重要な要素の1つである．
3. 症例対照研究は，最もエビデンスレベルが高い研究デザインである．
4. コホート研究は，観察研究ではなく介入研究に分類される．
5. 症例報告は，観察研究のうち分析的方法に分類される．
6. ランダム化比較研究は，後向き研究である．

7. 相対危険度は，1.0 より大きい場合，曝露によりアウトカムが発症しにくいことを意味している．

8. 治療必要数は，治療目標とするアウトカムを非曝露群より 1 名多く得るために，何人の患者を治療する必要があるかを表す指標である．

9. 治療必要数は，相対リスク減少の逆数で表される．

10. 症例対照研究などの後向き研究では，指標として，相対危険度が用いられる．

11. 選択バイアスの影響は，ランダム化でコントロールできる．

12. メタアナリシスの統合結果は，フォレストプロットで示される．

13. オッズ比の 95% 信頼区間が 1 を挟んでいる場合，そのリスク因子は統計学的に有意な因子である．

14. 出版バイアスを評価する方法の 1 つにファンネルプロットを描く方法がある．

15. ファンネルプロットでは漏斗を逆さにした対称性が認められれば，出版バイアスの存在が疑われる．

16. ハザード比は，試験最終時点での死亡率などのイベントデータを解析する指標である．

17. 臨床的な疑問を定式化する際には，患者，曝露又は介入，比較，アウトカムの 4 因子が重要である．

18. 臨床研究の論文を批判的吟味する際，研究結果にのみ注目すればよい．

19. 海外での情報を目前の患者に適用する場合には，遺伝的背景，生活習慣の違いなどを考慮すべきである．

20. 根拠に基づいて行った医療に関しては，事後評価する必要はない．

解　答

1. ○

2. ○

3. ×　　　ランダム化比較研究のメタアナリシスのエビデンスレベルが最も高い．

4. ×　　　コホート研究は観察研究に分類される．

5. ×　　　症例報告は観察研究のうち，記述的方法に分類される．

6. ×　　　ランダム化比較研究は前向き研究である．

7. ×　　　相対危険度が 1.0 より大きい場合，曝露によりアウトカムが発症しやすいことを意味している．

8. ○

9. ×　　　治療必要数は，絶対リスク減少の逆数で表される．

10. ×　　　症例対照研究などの後向き研究では，指標としてオッズ比が用いられる．

11. ○

12. ○

13. ×　　　オッズ比の 95% 信頼区間が 1 を挟んでいる場合，そのリスク因子は統計学的に有意な因子とはいえない．

14. ○

15. ×　　　ファンネルプロットにおいて，図の片側（無効側）下方のプロットが歪むか，欠けている場合に出版バイアスの存在が疑われる．

16. ×　　　試験最終時点でのイベントデータを解析するのは「オッズ比」である．ハザード比は時間を考慮したイベントの発症率の比で表される．

17. ○

18. ×　　　臨床研究の論文を批判的吟味する際には，研究結果だけでなく，仮説，研究方法などにも注目しな

第 9 章　EBM

けらばならない.

19. ○
20. ×　根拠に基づいて行った医療については，一連のプロセスを事後評価する
　　　 必要がある.

第10章

医療に必要な患者に関する情報

医療は，医療サービスを提供する医療者側と医療を求める患者（及び家族）側により成り立つ．医療は患者側の情報なしでは成り立たないことはいうまでもない．医薬品情報や医療者の知識，経験や考えだけで医療を進めていくと，パターナリズムな（押しつけの意）医療となる．

第10章では，医療に必要な患者に関する情報について解説する．加えて，患者側から得た情報をどのように管理し，臨床へ還元していくのかを解説する．また最後に患者の権利についても解説する．

10.1 患者に関する情報

医療には，患者自身に関する情報（患者背景，住所，氏名，年齢，家族構成など），患者自身から入手する疾病に関する情報（主訴など），診療情報，看護情報，検査情報，医薬品情報，薬歴情報，治療行為の記録，医療事務情報，その他の情報が必要である（表1.1）．ここでは，患者の主訴，診療録，看護記録，薬剤管理指導記録，検査情報について解説する．

10.1.1 主 訴

患者が話す主な訴えであり，患者から直接教えてもらえる情報である．したがって会話の主導権は患者側にある．患者が自分のペースで話しをできるように医療従事者は質問を投げかけ，大まかな症状の経過をつかむ．その中で患者が早急に取り除いてほしいことは何かという情報（治療の対象）を医療従事者と患者との間で共有する．患者が多くの問題を話すときは，優先順位を一緒に決め，1つずつ対処法を考え治療していく．

主訴 chief complaint

10.1.2　診療録

カルテ medical chart：
　カルテはドイツ語である．

　一般的にはカルテとして知られているものであり，診療記録ともいう．医師法第24条では，「医師は患者を診療したら遅滞なく経過を記録すること」と作成が義務づけられている．この記録は最低5年間保存することも義務づけられている．また医師法施行規則第23条において，以下の項目は必ず記載しなければならないこととして定められている．

1. 診療を受けた患者の住所，氏名，性別及び年齢
2. 病名及び主要症状
3. 治療方法（処方及び処置）
4. 診療の年月日

問診 interview

検査 examination/test

治療
　therapy/treatment/care

治療方針 strategy

薬物治療
　pharmacotherapy/drug
　therapy：*"pharmaco"*
　とは，ギリシャ語で，薬
　や毒を意味する言葉であ
　る．

　医師は患者の病態を正確に把握し，可能であれば疾患の原因を究明し治療方針を決定する．一般的に初診時は，問診，視診，打診，聴診，触診などにより身体所見を得て疑わしい疾患を考える．同時に問診により，主訴，既往歴，家族歴，合併症，過去のアレルギー歴・副作用歴，喫煙・飲酒などの嗜好品の使用の有無についての情報を入手する．次いで必要に応じ簡単な検査を行い，確定診断する．複雑な疾患の場合には，より高度な検査を実施することもある．これらの診断情報をもとに治療方針を決定し，薬物治療を行う場合には，その患者に最適な薬剤を選択し，用法・用量を決定する．治療は内科的治療と外科的処置に大別される．治療を入院で行うか，外来で行うかも治療方針を決めるうえで重要な要素となる．なお，その後の診療でも継続して患者の主訴に耳を傾け，治療の経過を把握する．検査を追加することも少なくない．最初に設定した治療方針については，その妥当性が評価され，病態の変化に伴い逐次変更される．以上の診療に関する情報を時系列で記録したものが診療録である．

　この診療録は良質な情報を提供するために必要不可欠なものである．一方医療訴訟のときは，診療内容の証拠として非常に重要なものとなる．必要な処置であっても診療録に記録がなければ，その処置を行ったとは認められない場合もある．なお，インフォームド・コンセント informed consent（後述）についても，説明内容と患者の同意を含めて，診療録に記載される．

10.1.3　看護記録

看護 nursing care

　看護師が行う患者情報の収集は，患者の病状のみならず，患者が日常生活を送る上で困っていることにも主眼をおく．多くの病院において看護師は3交替制勤務で24時間患者をみており，医療従事者の中で最も患者と接する時間が長い職種で

ある．患者の病状とともに，食事，更衣，移動，睡眠，排泄といった生活を営む
上で必要不可欠な基本的な行動も観察する．これら基本的な行動を日常生活動作
activities of daily living といい，英語表記の頭文字をとって ADL と略す．

　看護記録は，基礎情報，問題リスト，初期計画，経過記録から構成される．看護
記録には，患者の身体的，社会的，精神的健康について，患者と共に考え，より良
い方向へ向かうためにはどのような看護ケアを行うことが望ましいか，そのケアに
より患者がどのように変化していったのか，またケア時の患者の言葉，看護師が観
察した内容などが記録される．

基礎情報 database

問題リスト problem list

初期計画 initial plan

経過記録 progress note

1）基礎情報

　入院時看護記録ともいわれる．入院時に，患者にインタビューしながら観察し，
看護ケアに必要な情報をピックアップする．

2）看護問題リスト

　患者にとって問題となっていることを全てリストアップする．その中で患者にと
って今何が一番の問題で，早く解決しなければならないのか，最も優先される問題
点が明示される．

3）看護初期計画

　リストアップされた問題点ごとに，それらを解決するための患者目標，つまり，
患者自身が自分の問題を解決するために何をどのように行っていくかなどの具体的
な行動目標と，看護師が日々行う具体的な計画が記載される．

4）経過記録

　リストアップされた問題点ごとに，患者の言葉，看護師の観察内容，看護内容を
記載し，それが患者目標に合っていたか，何か実施できないことがあったのかなど
について記録する．

　なお，これらとは別に経過観察記録用紙が添付される．これは入院患者に対して
日々標準的に行われている医療・看護行為の実施内容が記載されているものである．
投薬，検査，食事，看護ケアなどが1つの表に記載されており，患者の現在の様子
が一目で読み取れる記録用紙である．

10.1.4　薬剤管理指導記録

　薬剤管理指導業務において作成する記録を薬剤管理指導記録という．医師が作成
する診療録に相当するものである．図 10.1 は薬剤管理指導記録の実例である．記
載事項については表 10.1 にまとめた．薬剤管理指導業務を確実に，かつ効率的に
実施するためには，薬歴の活用や，処方，適用される薬剤の説明文書の作成が重要
となる．薬歴とは，個々の患者に使用された薬剤の用法・用量を時系列に記録した
もので，薬剤管理指導記録の一部として機能する．図 10.2 には薬歴の実例を，図

患者ID	999999999	診療録番号	111111111	病棟	7 南 ㊗	診療科	心臓血管外科
フリガナ 氏名	キョウト タロウ 京都 太郎	⑨男 女	生年月日	M・T・⑤H 12年4月5日 71歳 1ヵ月	病室	721 号室

記入日	H 20 年 5 月 5 日	主治医	大阪 次郎	担当薬剤師	神戸 花子
入院日	H 20 年 5 月 6 日	退院日	年 月 日	転帰	□退院 □転科 □死亡

診断名	陳旧性心筋梗塞
既往歴	1990年 糖尿病指摘、 1992年 高血圧指摘、 2002年 腎機能低下指摘
現病歴	糖尿病、高血圧にて近医外来受診中に陳旧性心筋梗塞を指摘され、心臓カテーテルが施行された。 冠動脈バイパス術の適応となり、当院入院となる。 入院後、術前検査施行結果をもとに、手術が施行された。 術後、心房細動を発症し、抗不整脈薬の内服が開始されたが、その後低血糖症状が発現した。
副作用歴	☑無　□有　　　　　　　　回答者：☑本人　□家族（　　）　□その他（　　　）
アレルギー歴	☑無　□有　　　　　　　　回答者：☑本人　□家族（　　）　□その他（　　　）
障　害	☑無　□有　[□理解力、　□視力、　□聴力、　□手技力、　□その他（　　　）]
身　長	163 cm　体 重　　73 kg　BSA　　m²　BMI
喫　煙	☑無　□有（　　本/日 x　　年） （ 禁煙：1990年　から ）　飲 酒　□無　☑有（ビール650ml/日x40年）・機会飲酒 （ 禁酒：　　から ）
入院前薬歴	回答者：☑本人　□家族（　　）　□その他（　　　）
内服薬 □無 ☑有 　☑ヒート 　□一包化	・アスピリン（100mg）1T 分1 ・アムロジピンベシル酸塩（5mg）1T 分1 ・アテノロール（50mg）1T 分1 ・ボグリボース口腔内崩壊錠（0.2mg）3T 分3 ・テナグリド（30mg）3T 分3
注射薬 ☑無　□有	OTC薬・健康食品 　　　　　　　　　　☑無　□有
備考 主訴 血液型 職業 性格 など	・血液型：A型 ・職業：60歳で小学校教師を定年退職、現在無職 ・性格：非常に温厚

（経過記録）

・薬学的管理指導の内容
・患者への指導及び患者からの相談事項
・薬剤管理指導の実施日
・その他の事項

図 10.1　薬剤管理指導記録の実例

表 10.1　薬剤管理指導記録の記載事項

1) 患者の氏名
2) 生年月日
3) 性別
4) 入院年月日
5) 退院年月日
6) 診療録の番号
7) 投薬・注射歴
8) 副作用歴
9) アレルギー歴
10) 薬学的管理指導の内容
11) 患者への指導及び患者からの相談事項
12) 薬剤管理指導等の実施日
13) 記録の作成日
14) その他の事項

平成 20 年 3 月 5 日　保医発第 0305001 号
（厚生労働省）より

月		5																				
日	10	11	12	13	14	15	16	17	18	19	20	21	22	23	24	25	26	27	28	29	30	31
アスピリン（100mg）　1T 分1			1T	→																	→	
アムロジピンベシル酸塩（5mg）　1T 分1			1T	→																	→	
シンバスタチン（5mg）　1T 分1			1T	→																	→	
二硝酸イソソルビド（20mg）2C分2			2C	→																	→	退院
シベンゾリンコハク酸塩（100mg）3T 分3					3T	→						→										
ベラパミル塩酸塩（40mg）2T分2					2T	→															→	
フロセミド持続点滴			→																			
フロセミド（20mg）分1				2T	→ 1T	→															→	
フロモキセフナトリウム（1g）点滴静注			→																			

図 10.2　薬歴の実例（陳旧性心筋梗塞患者の例）

10.3 には，処方及び適用される薬剤の説明文書の実例を示した．

薬剤管理指導記録は，基礎情報，問題リスト，初期計画，経過記録から構成され，経過記録は SOAP 形式（後述）に従う．計画（SOAP の P は計画を示す）には，観察計画，ケア計画，指導計画などがある．患者の容態や服薬行動などを観察することにより，投薬されている薬剤の有効性，安全性，有用性を確認する．副作用や病状の悪化など，患者にとって好ましくないことが起こった場合，これに対処する．好ましくないことが起こる可能性があると判断した場合，医師や看護師と協議し対策を考える．また，患者に対しては服薬意義，病状悪化や副作用発現に対する予防法・対処法などを説明し，これらについても記録する．これらの計画をそれぞれ観察計画，ケア計画，指導計画という．なお，薬剤管理指導記録は，最終記録

【 お薬説明書 】

京都 太郎 様

心臓血管外科・7北病棟

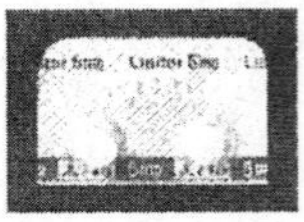

	お薬の名前	リピトール錠（ 5mg ）					
	飲み方／使い方	朝食後 服用					
	日数／回数	起床時	朝	昼	夕	就寝前	1回量
			◯				（錠）

作用・効果
・血液中のコレステロールを下げる薬
相互作用
・この薬は特定の薬と併用すると、効果が弱まったり思わぬ副作用がでることがあるため、服用していることをあらかじめ医師または薬剤師に伝えてください。
副作用
・筋肉が痛い、手足の力が入らない、尿の色が濃い（赤褐色になる）、手足がだるい、腕が上げづらい、いつもと異なる黄褐色尿、発熱、発疹、かゆみ等を伴う皮膚症状、水ぶくれ、のどの渇き、多尿

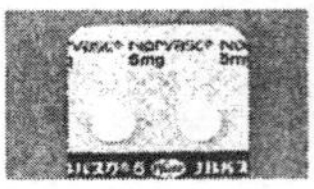

	お薬の名前	ノルバスク錠（ 5mg ）					
	飲み方／使い方	朝食後 服用					
	日数／回数	起床時	朝	昼	夕	就寝前	1回量
			◯				（錠）

作用・薬効
・狭心症の発作を予防する薬
・血圧を下げる薬
一般的注意
・めまいが起こることがあるので、自動車の運転等危険を伴う機械の操作や細心の注意を必要とする仕事は避けてください。
副作用
・いつもと異なる黄褐色尿、発熱、発疹、低血圧によるめまい、動悸、脈の乱れ、過敏症（発疹、かゆみ、皮膚が赤くなる、日光に当たった部分の発疹、発熱、紫のあざ、顔や手のはれ、じんましん）、歯ぐきのはれ

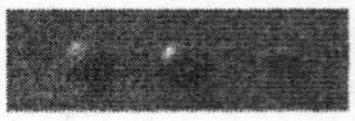

	お薬の名前	ペルサンチン錠（ 25mg ）					
	飲み方／使い方	毎食後 服用					
	日数／回数	起床時	朝	昼	夕	就寝前	1回量
			◯	◯	◯		（錠）

作用・薬効
・狭心症の発作を予防する薬
・尿中の蛋白を減少させる薬
・血栓ができるのを抑える薬
副作用
・胸痛、息切れ、冷や汗、ものが見えにくい、胃やみぞうちのもたれや痛み、黒く粘った便、頭痛、はきけ、鼻や歯ぐきの出血、のどがヒューヒュー鳴る、顔や手足のはれ、過敏症（じんましん、発疹）

副作用は初期症状を記載しています。
何かいつもと違うことがあれば、すぐに医師、薬剤師に相談してください。

〇✕△病院薬剤部　薬剤師：神戸 花子
電話 078-382-XXXX

図 10.3　薬剤の説明文書の実例

から最低3年間残しておかなければならない．薬剤管理指導記録は，診療録や看護記録と同様に，問題志向型診療記録 problem oriented medical record（POMR）であり記載方法は後述する問題志向型システム problem oriented system（POS）に従う．

診療録，薬剤師と患者の会話，検査情報の一例と，これらに基づいて作成した経過記録を，各々，図 10.4，10.5，10.6，10.7 に示した．

第10章　医療に必要な患者に関する情報　　159

患者住所	●●県▲▲市■■町1-2
患者氏名	薬学 太郎　　　性別 男　　年齢 50歳
病　　名	高血圧, 脂質異常症
主症状	薬を飲んでも脂肪が落ちない.
薬物治療	アムロジン錠5mg　　　　　　　1日1回　1回1錠　朝食後 リピトール錠10mg　　　　　　1日1回　1回2錠　夕食後 ベザトールSR錠200mg　　　　1日2回　1回1錠　朝夕食後
現病歴	昔から高血圧のために薬を飲んでいた. 血圧は服薬により改善している. 半年前の会社の健診でメタボリックシンドロームを指摘された. 病院での 精密検査を進められたが, 仕事が忙しいことを理由に受診しなかった. 半年間食事療法や運動療法をしたが, 改善はしなかった. 2ヶ月前に 病院へ行くと脂肪を下げる薬を出されたがやはり良くならなかった. 2週間前より, もう一つ薬が増えた.

図10.4　診療録の一例

薬剤師	薬を飲んでどうですか？
患者	なかなか脂肪の値がよくなっていないみたいで. 先生にちゃんと薬飲んでいる？と言われました.
薬剤師	薬は飲めていますよね？運動とか食事のほうはどうですか？
患者	はい, 食事には気をつけています. 運動も週に3, 4回はウォーキングをしています.
薬剤師	2週間前からもう一つ薬が増えましたよね. これから効果が 出てくると思いますのでもう少し飲み続けて様子を見ていきませんか？
患者	そうなんですが, 実はこの前増えた薬のことをお聞きしたいのですが.
薬剤師	どうぞ遠慮なさらずに, どうかされましたか？
患者	この前から少し筋肉痛があるんですよ, 特別何をしたわけではないのに. いつもの運動ではこんなことはありませんでした.
薬剤師	そうですか, それはたいへんですね. 先生には言われましたか？
患者	いえ, まだです. その前にちょっと薬局で聞きたかったので. 今日これから病院へ行くんで言います.
薬剤師	そうしてください. 他に何か変わったことはありませんか？
患者	気のせいか少しおしっこ色が紅茶みたいな色をしてるんです. これってなにか異常ですかね？
薬剤師	それはこの前増えた薬を飲んでからですよね. 薬が原因となっている可能性はありますね. 今日は必ず先生に筋肉のこととおしっこの色のことを 話してください. 私の方からも伝えておきます.

図10.5　薬剤師と患者の会話例

	11/11	4/28	6/12	6/30
AST	20	21	15	18
ALT	33	34	22	28
BUN	11	10	12	16
Cre	0.9	0.8	1.1	0.9
CK	82	94	122	403
T.CHO	240	252	271	272
TG	185	199	205	274
LDL-C	157	177	179	168
Na	144	142	136	140
K	3.8	3.9	4.2	4.1

図 10.6　検査情報例

S）2週間前に追加された薬を飲んでから，筋肉痛が出現してきた．
　　おしっこの色が紅茶のような色になっている

O）処方内容
　　アムロジン錠5mg　　　　1日1回　1回1錠　朝食後
　　リピトール錠10mg　　　1日1回　1回2錠　夕食後
　　ベザトールSR錠200mg 1日2回　1回1錠　朝夕食後
　　血液検査値
　　肝機能，電解質は特に変わりない．
　　腎機能は正常範囲内であるが，徐々にBUN値が高くなってきている．
　　脂質は，T.CHO，TG，LDL-Cすべて高値．

A）脂質の値に改善がない．きちんと服薬ができているのか？
　　2週間前にベザトールSRが追加されている．スタチンとの併用により横紋筋融解症のリスクは高まる．筋肉痛や茶褐色尿の訴えからこの副作用の可能性を強く疑う．

P）横紋筋融解症ならば服薬コンプライアンスが良い結果生じていると考えられる．
　　血液検査を実施してもらい，CK値，腎機能を確認．
　　ベザトールが原因である可能性が高いので，他の増強薬を考える．医師と要相談．
　　フィブラート系ではない薬を．

図 10.7　経過記録の例

　薬剤師は，患者が服薬するということをどのように感じているのか，薬の効果を自覚できているか，あるいは副作用などの不快な症状が現れて困っていることはないかという主観的なことも把握しなければならない．患者の訴えなどの主観的情報と検査値などの客観的情報とをアセスメントし，薬物のリスク・ベネフィットを考慮し，医療従事者と患者が一緒に治療を行っていかなければならない．客観的要因が増えすぎると医療者側のパターナリズムな治療となり，一方，患者の主観的要因

第 10 章　医療に必要な患者に関する情報

が増えすぎると最適な治療が成立しないこともある.

10.1.5　検査情報

検査は，検体検査，生理機能検査に大別される．検体検査は，患者から採取した血液，尿などを用いて実施する検査の総称であり，一般検査，血液学的検査，生化学的検査，免疫学的検査などに分類される．血液検査と称される検査は，血液学的検査と生化学的検査を指していることが多い．生理機能検査では，何らかの機器を用いて，患者に由来するシグナルを物理的に評価する．心電図検査，脳波検査，超音波検査などがこれに該当する．なお，内視鏡検査や負荷試験は，どちらにも分類されない.

検査結果は，医療従事者や患者の主観が入らず，互いに客観的に受け入れることができる情報である．以下，検査情報の取り扱いを解説するとともに，薬物血中濃度モニタリングとバイタルサインについても解説する.

10.1.5.1　検査情報の取り扱い

図 10.8 に血液を用いて行う検体検査の用紙例を示した．検査情報から，患者の

略称	検査項目	検査値	略称	検査項目	検査値
肝・胆・膵機能検査			**血球検査**		
TP	総タンパク質		WBC	白血球	
Alb	アルブミン		RBC	赤血球	
Che	コリンエステラーゼ		Hb	ヘモグロビン	
LD	乳酸脱水素酵素		PLT	血小板	
AST	アスパラギン酸アミノトランスフェラーゼ		**血液凝固能**		
ALT	アラニンアミノトランスフェラーゼ		PT(%)	プロトロンビン時間	
γ-GTP	ガンマグルタミルトランスペプチダーゼ		**血糖検査**		
ALP	アルカリホスファターゼ		Glu	血糖	
T-Bill	総ビリルビン		HbA1c	ヘモグロビンA1c	
D-Bill	直接ビリルビン		**炎症反応検査**		
腎機能検査			CRP	C反応タンパク	
BUN	尿素窒素		**尿酸代謝**		
Cre	クレアチニン		UA	尿酸	
筋(肉)関連酵素			**電解質検査**		
CK	クレアチニンキナーゼ		Ca	カルシウム	
脂質代謝			P	リン	
T.CHO	総コレステロール		Na	ナトリウム	
TG	中性脂肪		K	カリウム	
HDL-C	HDLコレステロール		Cl	クロル	
LDL-C	LDLコレステロール				
甲状腺機能検査					
TSH	甲状腺刺激ホルモン				
FT4	遊離サイロキシン				
FT3	遊離トリヨードサイロニン				

図 10.8　血液を用いて行う検体検査用紙（一例）

体のどの臓器で障害が起きているのか，又は今後どのようなことが起こる可能性があるのかを推測できる．患者が直接訴える主観的情報を加味することで，より高い精度で，推測することも可能である．

検査結果については，一点を見て患者の状況を判断するのではなく，時系列的にその変化を捉えるべきである．例えば，ある一点の検査値が正常範囲内にあるとしても，その検査値は今後上昇するかも知れない．患者の訴えと服用薬の確認も重要である．表10.2に血液学的検査，生化学的検査などが必要な医薬品に関する緊急安全性情報をまとめた．新たな薬剤が追加，併用されてからの検査値の変化に注意を払い，安全な薬物治療の提供に努めなければならない．

表10.2　血液学的検査，生化学的検査などが必要な医薬品に関する緊急安全性情報

薬物名	副作用名	臨床検査値
チクロピジン塩酸塩	血栓性血小板減少性紫斑病 顆粒球減少症	血小板数，白血球数
オランザピン クエチアピンフマル酸塩	糖尿病性ケトアシドーシス	血糖値，HbA1c， TG，T. CHO
エダラボン	急性腎不全	尿素窒素，カリウム， 血清クレアチニン
ベンズブロマロン	劇症肝炎	AST，ALT

10.1.5.2　薬物血中濃度モニタリング

平成27年6月現在，約50の薬物が，特定薬剤治療管理料の対象，つまり薬物血中濃度モニタリング therapeutic drug monitoring（TDM）の対象となっている．TDMの対象となっている薬剤は「血中濃度が薬の効果や副作用の発現の指標となる」，「有効域と中毒域が接近している」，「簡便な血中濃度測定方法が確立されている」という特徴を有する．TDMを行うことにより，当該薬剤の有効性と安全性が確保される．薬物相互作用の有無を薬物血中濃度の変化で捉えることも可能であり，また患者の服薬アドヒアランスを確認することも可能である．詳しくは第11章で述べる．

抗てんかん薬カルバマゼピン，バルプロ酸や躁うつ病，躁病に用いる薬剤炭酸リチウム，免疫抑制薬シクロスポリンやタクロリムスなどでは，特にTDMが重要とされている．これらは，安全域が狭い上，患者の症状や検査データから用法・用量を決定することが難しいからである．

アドヒアランス adherence：患者が服薬を遵守したか否かの意味で用いる．以前，コンプライアンスという用語を用いたが，患者の意思尊重を理念に基づき，義務という意味のコンプライアンスという用語は用いなくなった．

10.1.5.3　バイタルサイン

　バイタルサインとは，脈拍，呼吸，血圧，体温の4つの生体情報を指す．これらは生命の兆候を意味し，生きている証となる生命に関する最も基礎的な情報を与える．

　脈拍は左心室が収縮し血液が全身に送り込まれる際に生じる波動が末梢の動脈で触知されるものである．正常値は毎分60～80回であり，一般的には，60回以下を徐脈，100回以上を頻脈という．

　呼吸は体内へ酸素を取り入れ二酸化炭素を排出する肺の伸縮運動を指す．延髄の呼吸中枢によって制御されており，脈拍と異なり，意図的に変化させることができる．

　血圧は動脈壁に及ぼす血液の圧力を指す．正常血圧は，収縮期が130 mmHg未満，かつ拡張期が85 mmHg未満である．

　体温は体内の物質代謝反応によって生じる．体温を下げるには血管を拡張させ，あるいは発汗することにより熱を体から放散する．一方，体温を上げるには血管を収縮させて体からの熱の放散を減らす．一般的には，36.0～37.0℃が基準といわれている．患者の状況を把握するためには，その患者の平熱についての情報が重要となる．なお，新生児の体温は高く，皮膚が薄いため，外気に影響を受けやすい．一方，高齢者では，皮膚の熱伝導が低く，体温は低い傾向を示す．

> バイタルサイン
> vital sign：生命兆候ともいわれる．

> 至適血圧は，収縮期が120 mmHg未満，かつ拡張期が80 mmHg未満である．血圧は測定環境により異なる．また，降圧目標は，疾患，年齢等により異なる．

10.1.6　診療記録の記載方法～問題志向型システム（POS）

　全ての診療記録，診療録，看護記録，薬剤管理指導記録は，問題志向型システムPOSに従って記載される．POSとは，患者の抱えている医療上の問題に焦点を合わせ，その問題解決のために最高のケアを目指す一連の作業システムである．単に診療記録を作成するのではなく，作成した記録を監査し，科学的な根拠に基づく記録として修正し患者ケアに活かす仕組みを提供するものである．POSに従って作成される記録を問題志向型記録（POR），特に医療に関するものを問題志向型診療記録（POMR）という．PORやPOMRはPOSを運用するための手段であると認識されている．POMRは，以下の4つから構成される．

1）基礎情報
2）問題リスト
3）初期計画：観察計画，ケア計画，教育計画
4）経過記録：SOAP形式で記載

　基礎情報には，患者の生活像，病歴，診療所見，検査データが含まれる．これら

> POS：problem oriented systemの略である．

> POR：problem oriented recordの略である．

> POMR：problem oriented medical recordの略である．

の情報は患者を治療していくことにより新しい情報が蓄積されていく．基礎情報は治療方針を決定する上で重要度が高いため明確でかつ早期に得る必要がある．基礎情報は患者のみならず，家族や重要他者，他職種から得ることにより多角的な情報となる．薬学的ケアの点からみる患者の基礎情報としては，アレルギー歴，副作用歴，病歴，薬歴，嗜好品などが挙げられる．基礎情報から明確になるのが，患者の抱える問題点である．

　問題リストとは，本の目次に相当するもので，診療記録の冒頭に置くべきものである．このリストには患者の問題点が箇条書きにされ，その問題の経過や状況がわかるようにまとめられるべきものである．このリストに挙げられるタイトルとしては，診断名，治療に役立つ症状や所見，更に社会的・精神的問題などが挙げられる．各職種が専門とする分野からの問題解決法を出し合い，職種の専門性を発揮することにより患者中心の全人的な医療に繋がるものである．

　初期計画とは，リストアップされた問題ごとに，それを解決するための目標とその目標を達成させるための計画である．初期計画には，観察計画，ケア計画，教育計画がある．観察計画は，主に検査データである．情報量が豊富であるため，患者の治療に必要な情報収集することが重要である．検査データより，治療効果や副作用の確認や患者の主観的な訴えとの関連性を確認する．観察計画で得られた結果をケア計画に反映させる．ケア計画では，薬による治療が必要であるのか否か，必要ならどの薬がこの患者に最適であるのか，副作用に関する情報の収集，患者の基礎データから患者の価値観や日常生活について情報を収集し，患者により良い医療を提供できるよう努める．教育計画については，患者のみならず家族に対して行う．治療の必要性についてはもちろん，治療や薬の有効性と安全性について，副作用対策及び症状悪化・再発の早期発見のポイントなどについて指導する．

　経過記録はリストアップされた問題ごとに初期計画に基づき治療を行った記録である．患者を観察することで見えてきたもの，治療の結果について，薬物治療による効果と副作用について，検査データの値の変化についてなどを記録する．また，患者や家族へ行った指導内容についても記載する．POS 実践のための経過記録の記載方法は後述する SOAP 形式に従い記録する．

10.1.6.1　SOAP

　経過記録の記載方法を示す．S は主観的情報，O は客観的情報，A は評価，P は計画を意味する．各々，subjective, objective, assessment, plan の頭文字をとっている．具体的な内容は以下のとおりである．

S：主観的情報
　患者が提供する主観的な情報を記載する．症状や今後の生活に対する不安，服薬後の体調，あるいは不快感などである．患者の訴えをそのまま記載する．

O：客観的情報

客観的なデータを記載する．病歴，身体所見，検査情報などである．

多職種との協議内容や服薬指導の内容を記載する．

A：評価

主観的情報（S），客観的情報（O）に基づいて，医師，薬剤師，看護師など専門家の立場から，解釈，評価を行う．

P：計画

評価に基づき，観察，治療，指導などの計画を立案する．

10.2　入院患者に対するファーマシューティカルケア

10.2.1　求められるチーム医療

　高齢社会の到来，疾病構造の変化，医療技術の高度化に伴い国民の医療に対するニーズは多様化している．薬剤師の職能も拡大し，活動の場も以前の薬局内の調剤室から患者や他職種のいる病棟などへと拡大しつつある．その目的は，患者の薬物治療における有効性の担保と安全性の確保，特に副作用及び薬害防止に向けて薬剤師が職能を発揮することである．近年医療崩壊の危機が社会的問題となり，個々の患者に最適かつ安全な医療を行うためには，チーム医療の一員として薬剤師がこれまで以上に積極的に患者の薬物治療に関わることが求められている．

　2010年厚生労働省医政局通知（医政発0430第1号）において，チーム医療の確立を推進した．その内容は「多種多様な医療スタッフが，各々の高い専門性を前提とし，目的と情報を共有し，業務を分担するとともに，互いに連携・補完し合い，患者の状況に的確に対応した医療を提供するチーム医療」である．更に医療の質の向上及び医療安全の確保の観点から，チーム医療における薬の専門家である薬剤師が主体的に薬物療法に参画することは有益であると指摘された．これにより現在の薬剤管理指導業務に加えて2012年度の診療報酬改定において，薬剤師が病棟において薬物療法の有効性と安全性の向上に資する業務，病棟薬剤業務実施加算が新設された．

10.2.2　チーム医療の実践

　病院では，保険薬局とは異なり，患者を多職種でみることができ，また診療録な

どの医療情報も得ることができる．したがって，患者の病名や薬剤の投与目的，病棟での生活状況などを把握することができる．診療記録を書く医師も看護師も院内にいるので，互いにわからないことがあれば，カンファレンスなど多職種が集まって相談することができる．最近では，薬剤管理指導や病棟薬剤業務実施のため病棟に常駐する薬剤師も多く，病棟内でもその存在は認知されつつある．

　これまででも患者に対する服薬指導など病棟業務を実施してきた薬剤師は多いが，とりわけチーム医療の推進，薬剤師の積極的な参画が強調されたのは，単に患者への薬の説明だけではなく，薬物治療を受けている患者のアウトカムを確認し，このままの薬物治療でよいのか否かということを医師と協議し，その後の医療チームで患者の処方を考えていくことや処方を提案することが求められているためである．薬物治療については，医師と対等に議論することができる薬剤師の養成が医療従事者のみならず社会のニーズとなっている．

10.2.3　薬剤管理指導業務

　病院などにおける入院患者を対象とした薬学的管理のことを薬剤管理指導という．薬学的管理とは，入院患者に行われた薬物治療の最適化のための管理であり，具体的には，治療効果や副作用を継続してモニタリングすること，処方された薬剤の種類と用法・用量の妥当性を確認・評価すること，必要に応じて処方内容の変更を立案すること（今後このようなファーマシューティカルケアを実施するために要する業務が後述する病棟薬剤業務実施加算の一部となる），服薬アドヒアランスを確認することなどを指す．患者に対する服薬指導も重要な要素である．患者への情報提供はもちろんのこと，薬剤管理指導業務により知り得た情報は，医師や看護師などの多職種にもフィードバックし，医療チームの一員として患者の治療に貢献することが求められる．

　表 10.3 に示す施設基準に適合している病院，診療所などが，地方社会保険事務局長に届けを出し，医師の同意の下で業務を行った場合に，「薬剤管理指導料」として算定される．算定は，週 1 回，月 4 回と規定されており，その点数は，以下のように分類されている．

区　分	対象となる患者	点　数
区分 1	特に安全管理が必要となる医薬品*が投薬されている患者	380 点
区分 2	区分 1 以外の患者	325 点

*抗悪性腫瘍剤，免疫抑制剤，不整脈用剤，抗てんかん剤，血液凝固阻止剤，ジギタリス製剤，テオフィリン製剤，カリウム製剤（注射薬に限る），精神神経用剤，糖尿病用剤，膵臓ホルモン剤又は抗 HIV 薬．

第 10 章　医療に必要な患者に関する情報

表 10.3　薬剤管理指導業務実施にかかる施設基準

1.　常勤薬剤師が 2 人以上勤務している
2.　医薬品情報管理室を有し，常勤薬剤師が 1 人以上配置されている
3.　医薬品情報管理室の薬剤師が薬学的情報の管理（有効性や安全性など）及び医師らに対して情報提供を行っている
4.　患者ごとに薬剤管理指導記録を作成し，薬学的管理を行い，必要事項を記録するとともに記録に基づく適切な患者指導を行っている
5.　緊急時を除いて，注射剤の管理についてもその都度処方箋により行う
6.　当該基準については，やむを得ない場合に限り，特定の診療科につき区別して届出を受理して差し支えない

　薬剤管理指導業務においては，薬剤師が医療に関する情報を提供するのみならず患者からの情報収集も重要となる．特に初回面談が重要となる．患者と初めて面談を行う前に，必要な情報は診療録などから入手しておく．初回入院でない場合は過去の記録より，患者背景や病気，薬についての理解度なども確認しておく．準備ができたら，病棟へ行き患者に初回面談を行う．患者に対して，自分が薬剤師であることを名乗り，来棟した目的を告げ，患者が面談できる状況であるかを確認したうえで面談を行う．自分の身体や病気のことを周りに知られたくない患者もいるので，環境には十分な配慮が必要である．初回面談で確認すべき内容は，患者自身に関する情報（氏名，年齢など），患者自身から得られる病気に関する情報（主訴など），薬歴情報（これまでの薬物治療の結果，特に，副作用歴やアレルギー歴など），持参薬，体質，OTC 薬や健康食品類の使用の有無，嗜好品の使用などである．

10.2.4　病棟薬剤業務

　薬剤師の病棟業務を通して以下 5 点のアウトカムを得ることが，この業務の目的である．

1) 入院患者に対する最適な薬物療法実施により有効性と安全性の向上
2) 疾病の治癒・改善，精神的安定を含めた患者の生活の質 quality of life（QOL）の向上
3) 医薬品の適正使用の推進による治療効果の向上と副作用防止による患者利益への貢献
4) 病棟における薬剤に関するインシデント・アクシデントの減少
5) 薬剤師の専門性を活かしたチーム医療の推進

　病棟薬剤業務実施加算は，病棟専任薬剤師が，薬剤管理指導業務に要する時間以外に 1 週間あたり 20 時間相当以上の病棟薬剤業務を実施する必要があり，1 週間に 1 回算定可能である．ただし，療養病棟入院基本料，精神病棟入院基本料又は特

定機能病院入院基本料（精神病棟に限る）を算定している患者については，入院した日から起算して8週を限度としている．

　病棟専任薬剤師とは，病棟に専任配置された薬剤師として，病棟内の薬物療法全般に責任をもつ薬剤師を指す．病棟専任薬剤師の業務内容は，投薬状況の把握，使用中の薬剤に関する情報の把握と医療従事者からの相談応需（ケースカンファレンスなども含む），入院時持参薬の確認及び服薬計画の提案，投与前の相互作用の確認，患者に対するハイリスク薬に関する投与前の詳細な説明，投与量及び投与方法の確認，抗がん薬等の無菌調製や医薬品情報の収集などが挙げられ，業務内容によっては，病棟以外で実施することもある．

10.2.5　診療記録の記載方法を共通化するメリット

　図 10.9 に POS を用いるメリットを示した．患者の問題点を共有し，それぞれの専門的な立場で解決策を考える．このことにより役割分担が明確になり情報の共有が容易になり，多角的なアプローチが可能となる．重要なことは，患者の問題点に対する解決策について，医療チームとして行ってきたことを振り返り，評価し，監査することにある．そうすることにより，計画や解決策の実行方法の修正ができ，よりよい医療をチームで患者に提供できることになる．

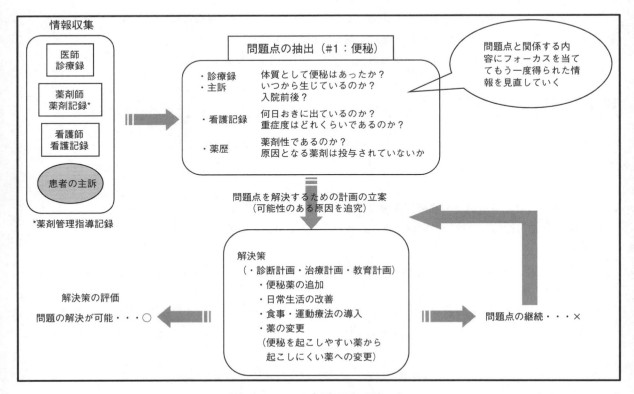

図 10.9　POS を用いるメリット

10.3　保険薬局におけるファーマシューティカルケア

10.3.1　保険薬局薬剤師の役割

　保険薬局における患者を対象とした薬学的管理のことを薬剤服用歴管理指導といい，薬剤服用歴管理指導料として算定できる．入院患者を対象とした薬剤管理指導業務に相当する．病院などに入院中の患者は，外来通院できない状態にあり，1日中医療従事者との生活を余儀なくされる．一方，保険薬局に来局する患者は，受診しているときや薬局へ来ているとき以外は健康人と同様に社会生活を送っている．医療の目的は，単に疾患を治療するだけでなく，患者の生活の質（QOL）の向上でもある．QOLとは，一般に，「人の生活の質，つまり，その人がどれだけ主観的に幸せを感じる生活を送ることができているか」ということを計るための概念である．それゆえに，保険薬局薬剤師の役割は，薬を服用している患者の安全管理だけではなく，地域住民の健康の増進，セルフメディケーション，疾病の予防及び悪化の防止，病気や健康に関する情報提供など多岐にわたる．保険薬局では一般用医薬

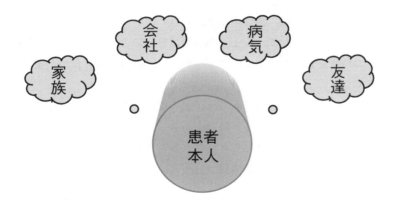

図 10.10　保険薬局における服薬指導業務の対象患者

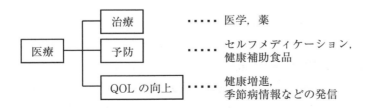

図 10.11　保険薬局における薬剤服用歴管理指導業務

品や健康補助食品などさまざまなものを取り扱うので，これらについても情報提供をしなければならない．

10.3.2　薬剤服用歴管理指導料について

保険薬局では，処方せんを受け付けると，毎回薬歴から残薬の確認，服薬状況，服薬期間中の体調変化についての情報を収集し，薬剤の適正使用のために必要な指導を行う．特に重篤な副作用を生じる恐れのある医薬品については，自覚症状を確認し，早期発見に努める．病院では看護師が24時間体制で患者をみることができるが，保険薬局ではそのような体制はない．そのため薬局薬剤師の服薬指導は，医師と同じように薬の効果だけを見るのではなく，医薬品の適正使用や副作用など患者の安全管理に重点をおくことが求められる．特に副作用については単にその名前だけを伝えるのではなく，初期症状について患者に説明し，可能な限り対処法を指導することも必要となる．本人が自ら異変に気づき，そのことを医療従事者に早期に伝えることができれば，次の対策や新たな治療方針の決定へスムースに進むことができる．

10.3.3　お薬手帳

入院患者を対象とした薬剤管理指導業務で用いる薬剤の説明文書（図10.3）に相当するものは服薬指導業務でも使用する．薬剤情報提供文書などである．「お薬手帳」も，この目的で利用される．

「お薬手帳」には，その患者がそれまで服用してきた薬の歴史（薬歴）や飲食物や薬剤によりアレルギー歴，副作用歴が記載されている．初めて薬局に来られた患者が「お薬手帳」を持参していると，薬剤師は容易にこれまでの患者の服薬歴や副作用歴などの情報を知ることができ，調剤する際に患者を相互作用や重複処方から守ることができる．

また患者が行く薬局は1箇所であるとは限らない．出張先，旅行先ではいつも行っている薬局に行くことができない場合もある．そのようなときでも薬剤師が患者の「お薬手帳」を確認することにより，アレルギーや副作用，相互作用から患者を守ることができる．そのため保険薬局では患者に「お薬手帳」を所持するよう推進している．

10.3.4　かかりつけ薬剤師

2016年4月より「かかりつけ薬剤師」制度が定められた．「かかりつけ薬剤師」とは，かかりつけ医と同じように，患者が，薬について服用方法や管理のみならず食事や体調など健康について全般的に相談できる薬剤師をもつことを意味する．

「かかりつけ薬剤師」は，薬局薬剤師経験が3年以上あり，その薬局で週32時間以上勤務し，その薬局に半年以上勤務していること，薬剤師認定制度認証機構が認定している研修認定制度等の研修認定を取得していること，医療に関わる地域活動

第 10 章　医療に必要な患者に関する情報　　　*171*

等に参画していることが条件となる．担当の患者に対しては，薬剤服用歴管理指導料についてはもちろん，医師への処方提案，必要に応じて訪問薬剤管理の実施，当該患者からの相談は 24 時間体制をとることとなる．

　患者は信頼できる薬剤師を一人選び，書面で同意を交わすことによりサービスを受けることが可能となる．ただし，かかりつけ薬剤師は他の薬局も含めて一人しか選ぶことができない．

10.3.5　身体なんでも相談所としての場

　保険薬局には地域住民が自身の健康について相談できる場所としての役割も求められている．なぜなら保険薬局の薬剤師は，他の医療従事者と比べて国民に一番近いところにいる医療従事者であるからである．医師や看護師に相談するには，医療機関を"受診"しなければならず，受診すると時間と費用がかかる．「病院へ行くまででもないが，ちょっと身体のことを相談してみたい」と悩む人は少なくない．このようなときに薬局薬剤師は，セルフメディケーションの推進や受診勧告など国民に適切な助言をすることも重要な役割となる．特に日本には四季があり，一年の寒暖差が大きく，また初春から始まる花粉症，梅雨時期の食中毒，夏季の熱中症，冬の風邪・インフルエンザなど比較的多くの人が罹患する疾患も多い．このような一般的な疾患に対する予防策の啓蒙も必要となる．

　昨今，医薬品に関わらず，世の中はさまざまな情報で溢れている．情報は，雑誌や図書，又はインターネットにアクセスすればすぐに得ることができる．しかしながら，それらの情報が適切な内容であるか否かについては不透明な部分も多い．患者は体調がすぐれないとき，一刻も早く苦しみから解放されたいため，時として何の疑いもなくそれらの情報を信じ込む傾向がある．それゆえ薬剤師は，人の健康や生命に関わる医薬品を扱う専門家として，さまざまな情報を適切に扱い，これを過不足なく的確に提供することが重要となる．

10.4　患者の権利と薬剤師の守秘義務

　患者へ医療を提供する上で，患者との信頼関係の構築は必須であり，患者の権利の理解と尊重，インフォームド・コンセントの実施，守秘義務の遵守が不可欠である．以下，これらについて説明する．

10.4.1　リスボン宣言

　医療における患者の権利は，1981 年リスボン（ポルトガル）にて開催された第

表 10.4 リスボン宣言の骨子

序　文
（略）以下に掲げる宣言は，医師が是認し推進する患者の主要な権利のいくつかを述べたものである．　（略），患者の権利を否定する場合には，医師はこの権利を保障ないし回復させる適切な手段を講じるべきである．

原則（項目のみ）
1）良質の医療を受ける権利
2）選択の自由の権利
3）自己決定の権利
4）意識のない患者
5）法的無能力の患者
6）患者の意思に反する処置
7）情報に対する権利
8）守秘義務に対する権利
9）健康教育を受ける権利
10）尊厳に対する権利
11）宗教的支援に対する権利

日本医師会訳

34回世界医師会総会において採択された「患者の権利に関するリスボン宣言」(世界医師会) にわかりやすく示されている．表 10.4 に要点をまとめた．患者は，良質の医療を受ける権利，選択の自由の権利，自己決定の権利などを有しており，何人もこれを侵害することはできない．医療従事者は，患者の権利を尊重しなければならず，必然的に付随する義務を負う．

10.4.2　インフォームド・コンセント

　患者や家族，医療従事者は，それぞれ固有の価値観や主張を持っている．また，医療従事者，特に医師は，医療上の意思決定に多くの責任を持つ．法で定められていることも多い．しかしながら，倫理的な問題については，必ずしも法で定められているわけではない．例えば，「薬を使うか否か」は法で定められるものではない．仮に，患者に説明することなく医師の独自の判断で決めた治療法を施行し，その結果，患者に副作用などの不利益が生じてしまったら，患者は「そのような副作用が出るなら治療を行う前に説明をしてくれたら断るのに」，「どうして治療前に説明してくれなかったのでしょうか？」という気持ちになるであろう．「医師の判断は絶対的である」というこれまでの医療はさまざまな問題を引き起こしてきた．

　また近年，患者や国民の医療に対する関心は高まり，これまでの医師中心の医療から患者中心の医療へ変遷しつつある．1997 年に成立した第三次医療法改正の中で，インフォームド・コンセントが定められ，医師のみで治療方針を決めないとされた．医師は患者に対して患者の容態と治療法について，患者が理解できるように説明しなければならない．その治療法のメリットのみならずデメリットについても，

第 10 章　医療に必要な患者に関する情報　　*173*

更にその他の治療法，また未治療時に予測される結果などを説明し，患者が自分自身の自由意思で同意，又は拒否できなければならない．提案した治療法を患者が拒否するなら，患者が同意できる治療法を提案しなければならない．インフォームド・コンセントとは，患者に対して十分な説明を行い，それに対して患者がその内容を十分に理解・納得した上で，文書で患者の同意を得ること，あるいはその文書を指す．患者の自己決定権の象徴である．

　近年，患者の希望に応える医療が進められており，医療への参画について，患者や家族の望みは大きい．特に命にかかわる疾患や不可逆的で重篤な副作用に関することなど，患者自身が治療方針の決定に参画することを望むことが少なくない．医療には絶対はなく不確実なものである．それゆえ医療従事者も患者も迷うが，医療に対する知識の差があり考えの違いもあるため，行き違いを生じる．その差を埋めるものがインフォームド・コンセントである．

10.4.3　守秘義務

守秘義務 confidentiality

　医療従事者は，職務上知り得た患者に関する情報を正当な理由なく他に漏らしてはならない．表 10.5 に示すように，「刑法第 134 条第 1 項」，「医薬品医療機器等法第 86 条第 2 項」に，違反した場合の罰則規定が設けられている．

　医療現場では，患者背景，性別，年齢，既往歴，家族歴，職業や病名など個人情報について知り得ることが多い．また医療従事者は職務上診療録などを自由に閲覧でき，処方薬からその患者がどのような疾患に罹患しているのかを知ることもできる．しかしながら，がんや感染症，性病，中枢性疾患，難治性疾患などの場合それが世間に知られることにより，身体的苦痛に加え社会的偏見などによる過度の精神的苦痛が生じる可能性がある．

　過去，ハンセン病や結核などは社会的偏見の対象となった．ハンセン病患者への差別の理由は，伝染病であることに加え，外貌の変化も生じることが挙げられる．更に遺伝病であるという誤解も差別を深いものにした．遺伝病でないことが明らかとなった後も，「子供を作らないほうがよい」という考えがあった．ハンセン病患者隔離療養所では断種が行われ，1948 年優生保護法によりハンセン病を理由にした断種と中絶が公認された．ハンセン病から我々が学ぶべきことは，疾患に対する正しい理解と患者の保護である．

　臨床現場でよく目のあたりにするのは，病棟の廊下やロビー，待合室などで医療従事者同士が情報交換している姿である．守秘義務の観点からこのような行動は決して行ってはならない．情報の内容そのものが患者の個人情報であり，十分に周りに配慮しなければならない．また近年カルテの電子化が進み，医局や薬局内など病院内の診療端末で患者情報を容易に閲覧することができる．コンピュータの画面に患者情報を掲示したまま席を離れると，部外の人が目にすることも可能となる．したがってカルテの閲覧が終了すれば，必ず画面を閉じるよう心掛けなければならな

表 10.5　薬剤師の守秘義務に関する罰則規定

刑法　第 134 条第 1 項

医師，薬剤師，医薬品販売業者，助産師，弁護士，弁護人，公証人又はこれらの職にあった者が，正当な理由がないのに，その業務上取り扱ったことについて知り得た人の秘密を漏らしたときは，六月以下の懲役又は十万円以下の罰金に処する．

医薬品医療機器等法　第 86 条第 2 項

この法律に基づいて得た他人の業務上の秘密を自己の利益のために使用し，又は正当な理由なく，権限を有する職員以外の者に漏らした者は，1 年以下の懲役又は 100 万円以下の罰金に処する．

い．このように臨床現場では，偶発的であれ，患者情報の漏洩など守秘義務に違反してしまう可能性は高い．患者がさらなる苦痛を被らないためにも，医療従事者として細心の注意を払い，患者情報の漏洩防止に努めなければならない．

10.5　章末問題

以下の記述について○，×で答えよ．

1. 医療従事者の経験や考え，知識で行う医療が最も良い医療である．
2. 主訴とは，患者から直接得られる訴えであり，治療を行うに当たって重要な情報となる．
3. 疾患の見落としを防ぐために，可能な検査は全てしなければならない．
4. 診療録には医療行為のみならずインフォームド・コンセントの内容なども記載する．
5. 看護記録には病状の経過のみならず ADL の記録なども記載されている．
6. 全ての病院で薬剤管理指導業務が可能であるとは限らない．
7. 治療アセスメントは，患者の主観的情報と検査などの客観的情報とを考慮して行う．
8. 検査情報だけでは障害を受けている臓器を予測することは不可能である．
9. ある一点の検査値から患者の状態を十分把握することができる．
10. 投与後に血液検査が義務づけられている医薬品もある．
11. 薬剤師がバイタルサインを確認することは越権行為である．
12. 病棟薬剤業務実施加算を算定するには，薬剤管理指導業務以外に週 20 時間相当以上の病棟薬剤業務を実施することが必要である．
13. チーム医療の推進に薬剤師の参画が求められている．
14. POMR は，監査を受け，必要に応じて修正される．
15. SOAP の P は問題点を意味する．
16. 病棟専任薬剤師とかかりつけ薬剤師は同じ業務が課せられる．
17. 保険薬局では，病院と異なり薬剤師以外に医療従事者がいないため，客観的情報だけで最良の医療を考えなければならない．

第 10 章　医療に必要な患者に関する情報　　*175*

18. 保険薬局の薬剤師は，地域住民が入院しないように，あるいは病気にならないように，積極的に健康管理に関する情報を提供しなければならない．
19. リスボン宣言では，患者が医療従事者より，治療に関する十分な説明を受けたあとに，治療を受け入れるか又はそれを拒否する権利を有することを認めている．
20. 医療従事者は，倫理的観点から患者の情報を漏らしてはいけないが，守秘義務は法律で定められているものではない．

解　答

1.　×　　医療は患者からの情報を加えて総合的に行う．
2.　○
3.　×　　必要な検査のみを行う．
4.　○
5.　○
6.　○
7.　○
8.　×　　障害を受けている臓器を予測することができる．
9.　×　　経時的な変化を追うことも必要である．
10.　○
11.　×　　バイタルサインの確認は可能である．
12.　○
13.　○
14.　○
15.　×　　P は計画（Plan）の内容を記載する．
16.　×　　病棟専任薬剤師は，病棟薬剤業務を担当する薬剤師，かかりつけ薬剤師は薬局で患者より選ばれる薬剤師である．
17.　×　　患者から主観的情報を得なければならない．
18.　○
19.　○
20.　×　　法律で定められている．

第11章

テーラーメイド薬物療法

医療機関等における薬剤関連業務は，全て，医薬品の適正使用を目指して実施されている，といっても大きくは間違っていない．医薬品の適正使用とは，理想的には，患者個々について，的確な診断に基づき患者の状態にかなった最適の薬剤，剤形と最も適切な用法用量が決定されること，これに基づき正確に調剤されること，患者に薬剤についての説明が十分理解されること，正確に使用されること，その治療効果や副作用が的確に評価されること，からなる一連の作業を指す．しかしながら，現実的には，薬物治療は多くの場合で画一的に実施され，不十分な治療効果若しくは予期しない副作用の発現を経験し，必然的に用法・用量の見直し，場合によっては治療薬剤の変更が行われているのが実状である．

1994 年米国の報告によると，処方箋約 30 億枚に対して，約 200 万人が副作用で入院，約 10 万人が死亡し，これは全米の死因の第 4 位に相当，副作用により派生した医療費は約 8.4 兆円に達するという．これは，医薬品開発において"平均"のみを科学し，平均的な患者に対して最適な医薬品を創出し，それを多様性に富む個人に適用した結果であると理解されている．このデータは，医薬品の適正使用，つまり患者個々への最適な薬物療法の提供の重要性を象徴している．

さて，患者個々に最適な薬物療法を提供すること，又はその概念をテーラーメイド薬物療法という．第 11 章では，薬物投与後の治療効果，副作用発現を規定する遺伝的素因，年齢的素因を解説するとともに，妊娠時，授乳婦，あるいは腎疾患，肝疾患，心疾患患者における薬物療法や薬物作用の日内変動を考慮した薬物療法などについても解説する．

> テーラーメイド薬物療法 tailor-made pharmaco-therapy：オーダーメイド薬物療法 order-made pharmacotherapy，個別化薬物療法 personalized pharmacotherapy とも呼ぶ．最近では precision medicine ともいう．テーラーメイド薬物療法は，テーラーメイド医療のうち薬物療法に関するものを指すが，一般に，テーラーメイド医療という場合はテーラーメイド薬物療法の意味で使用されることが多い．

> 医薬品の開発と適用に関する基本的方法が，この 10 年以上，大きく変化していないことを考慮すると，残念ながら，現在もなお，同様の比率で副作用が発現していると推定できる．

11.1　遺伝的素因

"個"を科学し，"平均"と"個"の違いを鑑別診断できれば，医薬品の適正使用を理想に近い形で実施することが可能であり，その結果，医薬品適用に伴う副作用の発現頻度も死亡者数も激減することが推察できる．これまでは"個"を科学する

遺伝子 gene：ヒトゲノム
29億塩基対の一部，タ
ンパク質をコードする部
分を遺伝子という．全ゲ
ノムの数％しかない．

遺伝子多型 genetic poly-
morphisms：29億塩基対
中に認められる多様性を
遺伝子多型という．遺伝
的多型ともいう．以前
は，遺伝子変異 genetic
variation という用語を
用いたが，最近では遺伝
子多型ということが多
い．遺伝子多型にはいく
つかの種類がある．この
うち，一塩基の違いを，
一塩基多型 single nucle-
otide polymorphism と
いう．SNP と略す．複
数あるので SNPs ともい
う．SNP は約1000塩基
対に1つの割合で存在す
るとされる．この他にも，
特定の配列が挿入された
り，欠失したり，繰り返
されたり，さまざまな遺
伝子多型がある．

QT 延長症候群 long-QT
syndrome：LQTS とも略
す．Torsades de pointes
と呼ばれる特殊な心室頻
拍や心室細動等の重症心
室性不整脈を生じ，めま
いや失神等の脳虚血症状
や突然死を来す症候群の
こと．先天性と二次性に
分けられ，先天性 LQTS
には明らかな遺伝性を認
める例を含む．

シトクロム P450
cytochrome P450：P450
又は CYP と略す．

ための情報と方法がなかったのであるが，2001年，ヒトゲノムシークエンスの大部分が公表され，ポストゲノム時代に突入，医療を取り巻く環境が大きく変化しようとしている．

11.1.1　薬物の作用に影響する遺伝的素因

　多くの薬物は，受容体との結合，酵素やイオンチャネルとの相互作用により効果を発現する．薬物に対する応答性が異なる一因として，薬物代謝酵素，薬物トランスポーター，受容体などの薬物ターゲットの遺伝子多型の影響を指摘する声は少なくない．

　例えば，スルホニル尿素受容体，アドレナリン β_2 受容体，イオンチャネルなどについて，遺伝的多型の存在が明らかになっており，更には，薬物の作用に対する影響が示唆されている．具体的には，インスリン非依存性糖尿病患者において，トルブタミド投与時のインスリン分泌が，スルホニル尿素受容体をコードする遺伝子の2つの多型により規定される．また，気管支喘息治療において，アドレナリン β_2 受容体刺激薬の長期連用に伴う有効性の減弱とそれによる過量投与の誘引が問題になっていたが，この事実は，アドレナリン β_2 受容体をコードする遺伝子の多型により説明される．更に，QT 延長症候群（家族性突然死症候群）については，心臓イオンチャネルのサブユニットをコードする遺伝子上に5つの多型が同定されており，これらがナトリウムイオンやカリウムイオンの輸送を規定しているとされる．

　これらの他にも，酵素も含めて，薬物の作用に関係する多くのタンパク質について，遺伝的多型の存在が明らかになっており，薬物投与後の治療効果，副作用発現を左右する可能性が高い．近い将来，それら遺伝的多型の影響の有無が明らかとなり，医薬品を適正に使用するためのツールとして，遺伝子診断が活用されると考えられている．

11.1.2　薬物動態に影響する遺伝的素因

　薬物の体内における濃度推移は，薬物の吸収，分布，代謝，排泄の4つのプロセスにより決定される．これらのうち，シトクロム P450（以下，CYP）をはじめとするいくつかの薬物代謝酵素について，遺伝子多型と基質薬物の体内動態との関係が明らかにされている．ヒトにおける主な CYP の分子種と基質薬物を表11.1に示した．CYP3A4 が CYP 全体の約4分の1程度を占め，CYP2C 群，CYP1A2 がこれに続き，これらで全体の半分以上となる．また，主に CYP によって代謝される薬物のうち，半数以上が CYP3A4 によるもので，CYP2D6 と合わせて，全体の4分の3以上を占める．

　主な薬物代謝酵素について遺伝子多型との関係を表11.2にまとめた．ここで遺

第 11 章　テーラーメイド薬物療法

表 11.1　ヒトでの CYP の基質となる代表的な薬物や物質

CYP 分子種	基質となる代表的な薬物や物質
1A2	カフェイン，テオフィリン，フェナセチン，プロプラノロール
2A6	クマリン，テガフール，ニコチン
2B6	エファビレンツ，シクロホスファミド
2C8	パクリタキセル
2C9	ジクロフェナク，トルブタミド，フェニトイン，ロサルタン，ワルファリン
2C19	イミプラミン，オメプラゾール，クロピドグレル，ジアゼパム，ボリコナゾール
2D6	アミトリプチリン，イミプラミン，コデイン，デキストロメトルファン，デシプラミン，ハロペリドール，プロプラノロール，メトプロロール
2E1	アセトアミノフェン，エタノール，クロルゾキサゾン
3A4/5	エリスロマイシン，カルバマゼピン，キニジン，クラリスロマイシン，シクロスポリン，ジルチアゼム，タクロリムス，テルフェナジン，トリアゾラム，ニフェジピン，ベラパミル，ミダゾラム，リドカイン

（柴崎正勝ら監修（2014）薬物動態学 第 2 版，p.86，表 4.6，廣川書店より引用・改変）

伝子多型発現リスクとは，特定の遺伝子多型により，酵素活性が低下又は失活する割合を示す．例えば，CYP2C19 をコードする遺伝子に遺伝子多型があり，アジア人では 3 〜 23% の割合で，CYP2C19 活性が低下又は失活する．プロトンポンプ阻害剤オメプラゾールの主な代謝酵素は CYP2C19 であり，そのような患者では，オメプラゾールを投与した後の血中濃度が高くなり，効果も強くなる．ジヒドロピリミジンデヒドロゲナーゼ（以下，DPD）は，フッ化ピリミジン系抗がん剤フルオロウラシル等の解毒的代謝反応を，*N*-アセチルトランスフェラーゼ 2（以下，NAT2）は，抗結核薬イソニアジド等の *N*-アセチル化反応を触媒する酵素である．アセチル化能が低い患者にイソニアジドを投与すると，イソニアジドの血中濃度が高く維持され，毒性発現の確率が高くなる．チオプリン *S*-メチルトランスフェラーゼ（以下，TPMT）は，チオピリジンやチオプリンの *S*-メチル化触媒酵素であり，白血病治療薬 6-メルカプトプリン（以下，6-MP）を解毒的に代謝する．UDP-グルクロン酸転移酵素（以下，UGT）には，UGT1 と UGT2 のサブファミリーが存在し，UGT1 は，更に UGT1A1，UGT1A2……と表記される．UGT1A1 により，抗がん剤イリノテカン塩酸塩の活性代謝物 SN-38 はグルクロン酸抱合体 SN-38G に不活化され，UGT1A1 の遺伝子多型により，骨髄抑制などの副作用の程度が決まるとされる．これらの点について次節で詳しく解説する．

ジヒドロピリミジンデヒドロゲナーゼ
　dihydropyrimidine dehydrogenase：DPD と略す．

N-アセチルトランスフェラーゼ
　N-acetyltransferase：NAT2 と略す．

チオプリン *S*-メチルトランスフェラーゼ
　thiopurine *S*-methyltransferase：TPMT と略す．

6-メルカプトプリン
　6-mercaptopurine：6-MP と略す．

UDP-グルクロン酸転移酵素 UDP-Glucuronosyltransferase：UGT と略す．

表 11.2　薬物応答性に影響を与える臨床上重要な薬物代謝酵素の遺伝子多型

遺伝子	遺伝子多型 発現リスク	薬　物	遺伝子多型が 関連する副作用
CYP2C9	14 〜 28% （ヘテロ接合体） 0.2 〜 1% （ホモ接合体）	ワルファリン トルブタミド フェニトイン ロサルタン	出血 低血糖 フェニトイン中毒症状 血圧降下作用の減弱
CYP2D6	5 〜 10% （代謝の遅いヒト）	不整脈用剤 精神・神経用剤 β遮断薬	催不整脈作用，心不全等 遅発性ジスキネジア β遮断作用の増大
CYP2C19	3 〜 6%（白人） 3 〜 23%（アジア人）	オメプラゾール	ヘリコバクター・ピロリ菌 除菌効果増大
DPD	0.1%	フルオロウラシル ジアゼパム	神経毒性，骨髄毒性 鎮静作用の延長
NAT2	40 〜 70%（白人） 10 〜 20% （アジア人）	サルファ剤 プロカインアミド イソニアジド	過敏症 薬剤誘発性ループス症候群
TPMT	0.3%	メルカプトプリン アザチオプリン	骨髄毒性
UGT1A1	10 〜 15%	イリノテカン	骨髄抑制，下痢

（石川智久監訳（2002）ファーマコゲノミクス，p.130，表 1，テクノミックより引用・改変）

11.1.3　遺伝的素因を考慮した薬物療法

　遺伝的素因を考慮した薬物療法にもいくつかの種類があり，例を表 11.3 に示した．例えば，乳がん治療における HER2 過剰発現例に対するトラスツズマブ投与や，結腸・直腸がん治療における *KRAS* 遺伝子野生型例に対するパニツムマブ投与，C 型肝炎治療におけるインターフェロン投与など，病態独自の遺伝子発現や感染源の遺伝子情報なども考慮される．ここでは，薬物代謝酵素をコードする遺伝子について，遺伝子多型の診断に基づく薬物療法について解説する．

HER2：human epidermal growth factor receptor type 2 の略．ヒト上皮増殖因子受容体タイプ 2

KRAS：v-Ki-ras2 Kirsten rat sarcoma viral on-cogene homolog の略．KirstenRNA 関連ラット肉腫 2 ウイルス遺伝子

第 11 章　テーラーメイド薬物療法　　　　　　　　　　*181*

表 11.3　遺伝的素因を考慮した薬物療法の例

商品名	一般名	効能又は効果（添付文書より抜粋）
アービタックス®注射液 100 mg	セツキシマブ	EGFR 陽性の治癒切除不能な進行・再発の結腸・直腸癌（*KRAS* 遺伝子変異の有無を考慮の上，適応患者を選択すること）
イレッサ®錠 250	ゲフィチニブ	*EGFR* 遺伝子変異陽性の手術不能又は再発非小細胞肺癌
グリベック錠®100 mg	イマチニブメシル酸塩	KIT（CD117）陽性消化管間質腫瘍 フィラデルフィア染色体陽性急性リンパ性白血病 FIP1L1-PDGFR α 陽性の好酸球増多症候群，慢性好酸球性白血病
ザーコリ®カプセル 200 mg，250 mg	クリゾチニブ	*ALK* 融合遺伝子陽性の切除不能な進行・再発の非小細胞肺癌
スプリセル®錠 20 mg，50 mg	ダサチニブ	再発又は難治性のフィラデルフィア染色体陽性急性リンパ性白血病
タイケルブ®錠 250 mg	ラパチニブトシル酸塩水和物	HER2 過剰発現が確認された手術不能又は再発乳癌
パージェタ®点滴静注 420 mg/14 mL	ペルツズマブ	HER2 陽性の手術不能又は再発乳癌
ハーセプチン®注射用 60，150	トラスツズマブ	HER2 過剰発現が確認された乳癌，治癒切除不能な進行・再発の胃癌
ベクティビックス®点滴静注 100 mg，400 mg	パニツムマブ	*KRAS* 遺伝子野生型の治癒切除不能な進行・再発の結腸・直腸癌

11.1.3.1　UGT1A1 遺伝子多型とがん化学療法

イリノテカン塩酸塩の添付文書，使用上の注意の項に，以下の記述がある.

> 　本剤の活性代謝物（SN-38）の主な代謝酵素である UDP-グルクロン酸転移酵素の 2 つの遺伝子多型（*UGT1A1*6, UGT1A1*28*）について，いずれかをホモ接合体（*UGT1A1*6/*6, UGT1A1*28/*28*）又はいずれもヘテロ接合体（*UGT1A1*6/*28*）としてもつ患者では，UGT1A1 のグルクロン酸抱合能が低下し，SN-38 の代謝が遅延することにより，重篤な副作用（特に好中球減少）発現の可能性が高くなることが報告されているため，十分注意すること.

*UGT1A1*6* や *UGT1A1*28* は，ある遺伝子多型を示す遺伝子に対して名付けられた名前であり，これらの遺伝子では，UGT1A1 活性は低い.*UGT1A1*6/*6, UGT1A1*28/*28, UGT1A1*6/*28* は遺伝子型（遺伝子型は遺伝子 2 つの組合せで表現される）である.UGT1A1 は，本剤の活性代謝物 SN-38 の不活性化を担う酵素であり，遺伝子型がこれら 3 種類のいずれかである患者では，グルクロン酸抱合能が低下し，結果的に，本剤投与に伴う重篤な副作用発現の可能性が高くなる.本剤の使用にあたっては，事前に，UGT1A1 の遺伝子型を判定し，上述 3 種類の

いずれかであれば，本剤の用量を下げることにより，重篤な副作用の発現を回避できる可能性が高い．

11.1.3.2　CYP2C19遺伝子多型とヘリコバクター・ピロリ除菌治療

　ヘリコバクター・ピロリ除菌治療では，プロトンポンプ阻害薬1剤に抗生物質であるアモキシシリンとクラリスロマイシンを併用する．プロトンポンプ阻害薬としてオメプラゾールやランソプラゾールが用いられる．図11.1にオメプラゾールの経口投与後の血漿中濃度推移を示した．オメプラゾールの代謝を担う主な酵素がCYP2C19である．*CYP2C19*2*や*CYP2C19*3*は，ある遺伝子多型を示す遺伝子に対して名付けられた名前であり，それらがない遺伝子は*CYP2C19*1*と命名されている．*CYP2C19*1*ではCYP2C19活性は保存，一方，*CYP2C19*2*や*CYP2C19*3*ではCYP2C19活性は失活している．したがって，遺伝子型が*CYP2C19*1/*1*である患者と比較して，*CYP2C19*2/*2*や*CYP2C19*2/*3*や*CYP2C19*3/*3*である患者ではオメプラゾールの代謝能力が低く，また，*CYP2C19*1/*2*や*CYP2C19*1/*3*である患者では，それらの中間の代謝能力を示す．各々，extensive metabolizer（EM），poor metabolizer（PM），hetero extensive metabolizer（hetero EM）という．PMでは，オメプラゾールの血中濃度を長時間維持でき，胃内pHが高く維持され，クラリスロマイシンの不活化を阻止する結果，除菌率が上昇する．ヘリコバクター・ピロリ除菌にあたっては，事前に，CYP2C19の遺伝子型を判定し，EMかhetero EMであれば，本剤の用量を上げることにより，より高い除菌率を達成できる可能性が高い．

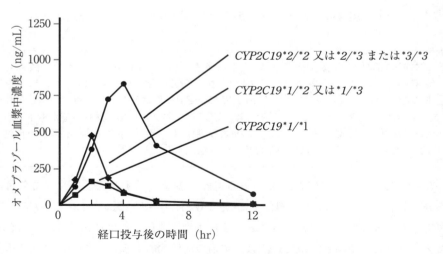

図11.1　オメプラゾール経口投与後の血漿中濃度推移
（Sakai *et al.*（2001）*Pharm.Res.*, **18**, 721-727 より引用）

11.1.3.3　NAT2 遺伝子多型と結核治療

　NAT2 活性が低下する遺伝子のうち，日本人では，*NAT2*5B*，*NAT2*6A*，*NAT2*7B* が大部分を占める．NAT2 活性が低下しない遺伝子は *NAT2*4* と命名されている．*NAT2*4/*4* を rapid acetylator（RA）という．一方，*NAT2*5B*，*NAT2*6A*，*NAT2*7B* のいずれかの組合せを slow acetylator（SA）という．イソニアジド投与後，SA では，RA と比べて，肝障害が発現しやすいとされる．イソニアジドの使用にあたっては，事前に，NAT2 の遺伝子型を判定し，SA または SA と RA の中間型であれば，本剤の用量を下げることにより，重篤な副作用の発現を回避できる可能性が高い．

11.1.3.4　TPMT 遺伝子多型と白血病治療

　白血病治療に用いられる 6-MP は TPMT によって不活化される．米国では，6-MP の添付文書において，TPMT 活性の低い患者では投与量の減量が必要との記載がある．なお，TPMT 活性が高い場合には，6-MP 血中濃度を維持できず，再発の危険性が高くなることから，寛解維持療法前の遺伝子診断が望まれる．

11.2　年齢的素因

11.2.1　新生児，乳児，幼児及び小児における薬物療法

　一部の例外を除いて，新生児，乳児，幼児及び小児（以下，これらをまとめて小児等という）を対象とした臨床試験が実施され，その結果に基づいて，効能・効果や用法・用量が設定されることはない．体重などから小児薬用量を導く計算式があり，ほとんどの場合でこれに従い投与量を算出する．

　小児等について，より有効で安全な薬物療法を行うためには，薬物の吸収，分布，代謝，排泄に影響を与える発達的変化を理解する必要がある．ヒトの身体組成や生理機能は，出生から新生児期（生後 1 か月まで），乳児期（1 歳まで），幼児期（1 歳〜小学校就学前），小児期，青年期への成長の過程で著しく変化する．表 11.4 に加齢に伴う体組織比率の変化をまとめた．また，表 11.5 に，薬物動態におよぼす生理的因子の新生児におけるレベルと成人レベルに達する時期の目安をまとめた．ここでは，小児等における薬物の吸収，分布，代謝，排泄の特徴，用量の設定方法などについて説明する．

表 11.4　加齢に伴う体組織比率の変化

	無機塩類（%）	タンパク質（%）	脂肪分（%）	水分（%）
新生児	3.2	13.4	13.4	70.0
1 歳児	3.0	13.4	22.4	61.2
10 歳児	4.2	17.3	13.7	64.8
成人	5.5	16.5	18.0	60.0
高齢者	4.0	12.0	30.0	54.0

(Puig M.（1996）Body composition and growth. in Nutrition in Pediatrics, ed. 2, edited by WA Walker and JB Watkins. Hamilton, Ontario, BC Decker, Fig 1 引用）

表 11.5　薬物動態におよぼす生理的因子の新生児におけるレベルと
成人レベルに達する時期

	新生児	成人レベルに達する時期
胃内 pH	↑	1 〜 2 年
胃内容排出	↓	8 〜 12 か月
経皮吸収	↓	3 〜 5 年
筋注後吸収	↓	12 か月
トランスポーター	↓↓?	?
タンパク結合		
酸性薬	↓	12 か月
塩基性薬	↓↓	3 〜 4 年
肝血流量	↓	6 か月
糸球体濾過量	↓	4 〜 8 か月
腎尿細管吸収	↓	3 か月
腎尿細管分泌	↓↓	8 〜 12 か月
尿の pH	↓	2 〜 3 か月
血液脳関門	（−）	1 〜 2 年
分布容積		
水溶性薬	↑	3 〜 5 年
脂溶性薬	↓	3 〜 5 年
薬物代謝	↓ 〜 ↓↓↓	1 か月 〜 5 年

（加藤隆一著（2009）臨床薬物動態学 改訂第 4 版, p.257, 図XⅢ-2, 南江堂より引用）

11.2.1.1 薬物の吸収，分布，代謝，排泄

　一般的に，成人と比べて，新生児では，胃内 pH が高く，また胃内滞留時間が長い．よって，経口投与後の吸収は遅い．これらは，約1年かけて，成人レベルに達する．

　新生児では，成人と比べて，体重当たりの水分量が多いので，水溶性薬物の分布容積は大きい．また，血清タンパク量が少なく，よって，薬物の血清中タンパク結合率は低い．

　新生児における CYP 等の薬物代謝活性は低く，肝代謝型薬物の血中半減期は長い．未熟児，新生児，小児，成人における薬物の半減期を表11.6にまとめた．成長に伴い薬物代謝活性は上昇する（血中半減期は小さくなる）が，薬物によってはこの限りではない．また，幼児や小児で，一過性に，成人の薬物代謝活性を超える（血中半減期が成人より小さくなる）という報告も多い．図11.2にテオフィリンのクリアランスと年齢の関係を示した．クリアランスは，新生児期に低く，おおよそ4歳までに急激に上昇し，その後低下する．

　腎臓などの臓器への血流量は少なく，腎排泄機構も未熟である．よって，腎排泄型薬物の血中半減期は長い．成長に伴い，腎排泄機構も成熟するので，腎排泄型薬物の血中半減期は短くなるが，やはり，薬物によってはこの限りではない．

　以上，小児等における薬物の吸収，分布，代謝，排泄を簡単にまとめたが，これらは，あくまで，一般的な傾向であり，患者個々によって，薬物によって，大きく異なる．大事なことは，不十分な治療効果，重篤な副作用の発現などが起こった時

表 11.6　未熟児，新生児，小児，成人における薬物の半減期

薬	未熟児	新生児	小　児	成　人
1）フェニトイン	–	25 ～ 50	10 ～ 20	14 ～ 24
2）ジアゼパム	32	15 ～ 20	15 ～ 30	30 ～ 40
3）テオフィリン	30	23 ～ 36	2 ～ 6	4 ～ 12
4）アンチピリン	20 ～ 50	20 ～ 25	5 ～ 8	11 ～ 16
5）インドメタシン	17	13	2 ～ 5	2 ～ 3
6）カルバマゼピン	30 ～ 60	15 ～ 20	3 ～ 8	18 ～ 30
7）アセトアミノフェン	–	5	4.5	3.6
8）ゲンタマイシン	11	3 ～ 6	1 ～ 3	1 ～ 2.5
9）ジゴキシン	38 ～ 80	37	13 ～ 18	31 ～ 53

1）～5）までの薬は CYP により代謝される，6），7）は抱合により代謝され，8），9）は主として尿中へ排泄される．それぞれ代謝および排泄速度の年齢差を反映しているものと考えられる．
（加藤隆一著（2009）臨床薬物動態学 改訂第4版，p.256，表XIII-1，南江堂より引用）

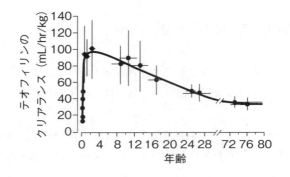

図 11.2　テオフィリンのクリアランスと年齢の関係
多くの文献より得た値をプロットし，データは平均値 ± SD で表示.
(千葉寛（1991）日児誌，**95**：1738)

に，薬物動態におよぼす生理的因子の違いを考慮し，何が原因かを推察し，より有効かつ安全な投与設計ができることである．

11.2.1.2　特有の副作用

新生児では薬物投与により特有の副作用を生じることがある．例えば，新生児では，グルクロン酸抱合の活性が低いため，クロラムフェニコールによるグレイ症候群発現の可能性があり，クロラムフェニコールは投与禁忌とされている．また，新生児出血の予防に用いるフィトナジオンの大量投与やサルファ剤の投与により，ビリルビンがアルブミンより遊離し，核黄疸やビリルビン脳症等を発症する場合がある．また，水痘やインフルエンザ患者に対するサリチル酸系製剤や非ステロイド性抗炎症薬の投与により，ライ症候群の発症等が報告されている．

11.2.1.3　用量の設定方法

表 11.7 に代表的な小児薬用量の算出式を示した．一般的には，成人薬用量から，年齢や体重，体表面積を指標として算出されることが多い．この方法により初期量を算出し，治療効果や副作用発現状況を観察しながら，必要に応じて，用法・用量は是正される．

第 11 章　テーラーメイド薬物療法　　　*187*

表 11.7　代表的な小児薬用量の算出式及び Von Harnack の表

Augsberger の式	$小児量 = \dfrac{(年齢 \times 4) + 20}{100} \times 成人薬用量$
Young の式	$小児量 = \dfrac{年齢}{12 + 年齢} \times 成人薬用量$
Crawford の式	$小児量 = \dfrac{体表面積(m^2)}{1.73} \times 成人薬用量$
Clark の式	$小児量 = \dfrac{体重(ポンド)}{150} \times 成人薬用量$

Von Harnack の表

未熟児	新生児	1/2 年	1 年	3 年	7 1/2 年	12 年	成人
1/10	1/8	1/5	1/4	1/3	1/2	2/3	1

11.2.1.4　薬物療法における工夫

　小児等における薬物療法では，アドヒアランス不良の割合は高く，治療に難渋する例も多い．小児等でのアドヒアランス不良の主な原因と対策を以下に示す．

1）薬物の剤形や形状，におい

　比較的低年齢の患児において，これらが原因でアドヒアランス不良になっているケースが多い．処方や調剤，与薬する上での工夫により回避可能である．例えば，散剤の場合，散剤を少量の水やシロップで練りペースト状にした状態で頬の内側につけ，その後，水や母乳，ミルクなどを飲ませて口の中に薬が残らないようにすると与薬しやすい．なお，ミルクに混ぜての服用は，ミルク嫌いの原因になることがあるため回避すべきである．

　哺乳後は，満腹で服用しないことや，食べ物と一緒に吐くことがあるため，医師の指示が特になければ，哺乳前（空腹時）に服用させるとよい．ドライシロップの場合には，溶解後の時間経過によって薬の苦みが出現し，また，力価低下の可能性がある．一度に数回分をまとめて溶解させることは避け，用時溶解するよう注意が必要である．

　服用に難渋する場合には，食品や飲料に混ぜる，フレーバーや市販の服薬用ゼリー飲料を使用する等で服用が可能になることもあり，患児の好みに合わせて対応するとよい（図 11.3，11.4）．ただし，ミルク等の主食は用いず，1 回分の薬を混ぜ，混ぜたらすぐに服用させる．薬の変性を防ぐため，熱いものに混ぜないよう注意が必要である．

アドヒアランス：患者が服薬を遵守したか否かの意味で用いる．以前，コンプライアンスという用語を用いたが，患者の意思尊重の理念に基づき，義務という意味のコンプライアンスという用語は用いなくなった．

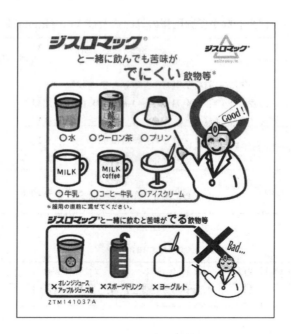

図 11.3 アジスロマイシン水和物（ジスロマック® 細粒小児用，（株）ファイザー）の服用説明書

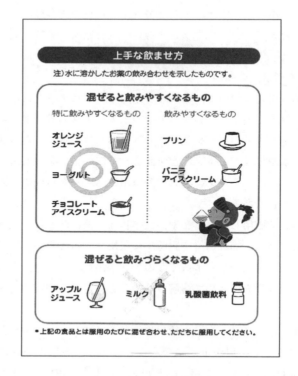

図 11.4 アモキシシリン・クラブラン酸カリウム（クラバモックス® 小児用ドライシロップ，（株）グラクソ・スミスクライン）の服用説明書

2）副作用

　学童以上の患児において，これが原因でアドヒアランス不良になっているケースが多い．ステロイド剤によるムーンフェイスや野牛肩を嫌がり，ステロイド剤の服用を拒否することも多い．このような場合には，保護者にのみではなく，患児本人にも，服薬の必要性をわかりやすく説明し，十分に納得させることが必要となる．保護者や医療スタッフによる服薬状況の監視や患児に対する励ましも大事である．

11.2.2　高齢者における薬物療法

　薬物動態に影響をおよぼす生理的因子の変動を表 11.8 にまとめた．高齢者では，生理機能の低下や臓器の萎縮に加え，薬物に対する感受性の変化も生じており，一般的には，薬物の作用は増強しやすく，副作用が発現しやすい．投与設計の際には，生理機能低下による薬物のクリアランス低下に注意を要する．また，高齢者では，

表 11.8　高齢者における薬物動態に影響をおよぼす生理的因子の変動

生理的因子	変化率
胃腸管血流量	20 〜 30% ↓
胃酸分泌	pH 1 〜 3 ↑
胃内容排出速度	0 〜 10% ↓
腸管運動	10 〜 20% ↓
心拍出量	30 〜 40% ↓
体内水分量	10 〜 15% ↓
体脂肪	20 〜 40% ↑
血漿アルブミン	15 〜 20% ↓
血漿 α_1 − AG	10 〜 20% ↑
lean body mass	20 〜 30% ↓
肝重量	18 〜 36%
肝代謝酵素活性	0 〜 15% ↓
肝血流量	30 〜 50% ↓
小腸酵素活性	0 〜 10% ↓
小腸微少絨毛の萎縮	15 〜 20% ↓
腎血流量	40 〜 50% ↓
腎糸球体ろ過量	20 〜 30% ↓
尿細管分泌能	30%

高齢者 65 歳以上を若年者 20 〜 30 歳と比較
（加藤隆一著（2009）臨床薬物動態学 改訂第 4 版，
p.265，表XIII-3，南江堂より引用）

複数の慢性疾患に対して長期にわたる多剤併用療法が実施されている例も多く，予想外の薬物相互作用の危険性も懸念される．ここでは，高齢者における薬物の吸収，分布，代謝，排泄の特徴などについて説明する．

11.2.2.1　薬物の吸収，分布，代謝，排泄

　一般的に，加齢に伴い，胃内 pH の上昇，胃内容排出速度の減少，消化管の内表面積の減少，消化管の血流量の減少，消化管の運動性の低下，能動的輸送機構の機能低下などが起こる．よって，薬物の経口投与後の吸収速度は低下する．しかしながら，吸収性の良好な薬物では，吸収率の低下はそれほどでもないといわれている．

　高齢者では，加齢に伴い，体重や，体重当たりの水分量は減少するが，体脂肪率は増加する．水溶性薬物の分布容積は小さくなり，リチウムやジゴキシンの血中濃度は上昇する可能性がある．一方で，脂溶性薬物の分布容積は大きくなるため，ベンゾジアゼピン系薬物の使用では，効果発現の遅延や蓄積に注意が必要となる．また，血清アルブミン濃度は低下するため，薬物の血清中タンパク結合率は低下する．特に，タンパク結合率の高い薬物では，組織移行量が増加し，作用増強や副作用発現の危険性が高まる．

　薬物代謝の第一相反応（酸化など）の速度は低下するが，第二相反応（抱合）の速度はほとんど変化しない．この代謝能の低下は，肝重量の減少，肝血流量の減少，酵素活性の低下などに起因する．よって，肝代謝型薬物の血中半減期は長くなる．

　腎機能低下により，腎排泄型薬物の血中半減期は長くなる．糸球体濾過速度の低下により，アミノグリコシド系抗生物質などでは，重篤な副作用発現の危険性が生じる．また，ペニシリン，セファロスポリン，ジゴキシンなど，尿細管分泌を主排泄経路としている薬物でも，クリアランスは低下する．表 11.9 に加齢に伴う腎機能の低下に注意すべき薬物をまとめた．

表 11.9　加齢に伴う腎機能の低下に注意すべき薬物

アミノグリコシド系抗生物質	ゲンタマイシン，トブラマイシン，アミカシン，ストレプトマイシン
グリコペプチド系抗生物質	バンコマイシン
セフェム系抗生物質	セファゾリンナトリウム，セフォチアム，セフメタゾールナトリウム，セフタジジム，セフォゾプラン，セフェピム，セファレキシン
抗ウイルス薬	アシクロビル
強心配糖体	ジゴキシン
ACE 阻害薬	カプトプリル，エナラプリル
β 遮断薬	アテノロール
抗不整脈薬	プロカインアミド

（柴崎正勝ら監修（2014）薬物動態学 第 2 版, p.158, 表 6.10, 廣川書店より引用）

第 11 章 テーラーメイド薬物療法

以上，高齢者における薬物の吸収，分布，代謝，排泄を簡単にまとめたが，これらは，あくまで一般的な傾向であり，患者個々によって，薬物によって，大きく異なる．大事なことは，小児等の場合と同様に，十分な治療効果を得られない時や重篤な副作用が発現した時に，生理的因子の変動を考慮し，より有効かつ安全な投与設計ができることである．

11.2.2.2 感受性の変化

高齢者では，生体の恒常性維持が十分機能しておらず，若年成人でほとんど認められない副作用発現の危険性が高くなる．例えば，血圧調節機能の低下により起立性低血圧を引き起こし，この平衡感覚の低下による転倒の結果，骨折の危険性が高まる．また，受容体感受性の変化や脳機能の全般的な低下に伴い，ベンゾジアゼピン系薬物の鎮静作用も増強する．一般的に，眠気や鎮静などの中枢抑制作用は増強するため，転倒や骨折等の危険性が高まる．一方で，アドレナリン β 受容体の感受性低下も知られている．

11.2.2.3 特に注意を有する薬物

高齢者では，複数の慢性疾患を合併していることが多く，治療薬選択には注意を要する．例えば，刺激伝導系障害のある患者では，β 遮断薬やジゴキシン，ジルチアゼム，三環系抗うつ薬，ベラパミルにより，心ブロックが起こりやすい．また，慢性腎障害のある患者では，アミノグリコシド系抗生物質や非ステロイド性抗炎症薬により急性腎不全が，認知症患者では，アマンタジンや抗コリン薬，抗けいれん薬，レボドパにより錯乱の増強やせん妄が発症しやすい．更に，クロルフェニラミンやジフェンヒドラミンのような抗ヒスタミン薬は，医療用医薬品のみならず一般用医薬品にも配合されているが，強力な抗コリン作用を有するため排尿障害や急性緑内障発作が惹起されやすく，前立腺肥大や緑内障のある患者では注意を要する．

11.2.2.4 薬物療法における工夫

加齢に伴う認知機能や視聴覚機能の低下は，高齢者のアドヒアランス不良の主な原因となる．また，多剤併用療法では用量や用法が繁雑となり混乱を招きやすい．高齢者のアドヒアランス確保には，治療薬の必要性を十分検証し漫然と長期投与を行わない，少量から治療を開始する，複雑な用法を避ける，服用（使用）しやすい剤形を選択する，薬袋や薬剤情報提供文書に記載する文字を大きく見やすくする等の配慮が必要となる．また，1 回量包装調剤や服薬補助器具（カレンダー方式の薬物保管箱等）の利用も有用な場合がある．

11.3　妊娠時，授乳婦における薬物療法

11.3.1　妊娠時における薬物療法

　母体と胎児の健康にとって薬物療法が必要な場合には，薬物が胎児に与える影響を十分に考慮した上で薬物療法を実施する必要がある．新生児の約 3% が何らかの先天異常を有し，そのうち環境要因で説明できるものは約 7%，薬剤などに起因するものは約 1% といわれている．薬剤師は，医薬品の専門家として，妊娠時における薬物療法をよく理解しておく必要がある．

11.3.1.1　薬物の影響度の表記

　わが国では，医療用医薬品については，医薬品添付文書の「医療用医薬品の使用上の注意記載要領について」(平成 9 年 4 月 25 日薬発第 607 号) により，「妊婦，産婦，授乳婦等への投与」に関する表現方法が定められており，表 11.10 に示した．危険度の高い薬物については，必要に応じ「警告」や「禁忌」の欄で注意喚起される場合もあるが，添付文書では，データ (A) に基づき，理由 (B)，注意対象期間 (C)，措置 (D) を組合せて記載するよう定められている．しかしながら，多くの添付文書では，「妊娠又は妊娠している可能性のある婦人には，治療上の有益性が危険性を上回る場合にのみ投与すること」等，ごく一般的な情報提供にとどまっているのが現状である．一方，欧米ではリスクカテゴリーを作成し，薬剤ごとにアルファベット（又は数字を組合せたもの）を付与して示しており，臨床現場では，米国食品医薬品局やオーストラリア医薬品評価委員会のカテゴリーを参照することもある．表 11.11 及び 11.12 に，各カテゴリーの分類を示した．なお，FDA ではこの単純なアルファベットの記載から生じる誤解を避け，適切に情報提供できるよう，詳細な情報を記述するよう改訂が進められている．

米国食品医薬品局
Food and Drug Administration：FDA と略す．

オーストラリア医薬品評価委員会 Australian Drug Evaluation Committee：ADEC と略す．

第 11 章　テーラーメイド薬物療法

表 11.10　妊婦，産婦，授乳婦への投与に関する表現方法

A（データ）	B（理由）
1. 本剤によると思われるヒトの奇形の症例報告があるとき	1. 催奇形性を疑う症例報告があるので，
2. 奇形児を調査したところ，母親が妊娠中に本剤を投与された症例が対象群と比較して有意に多いとの報告がある場合	2. 奇形児を出産した母親の中に本剤を妊娠中に投与された例が対象群に比較して有意に多いとの疫学的調査報告があるので，
3. 妊娠中に本剤を投与された母親を調査したところ，奇形児出産例が対象群と比較して有意に多いとの報告がある場合	3. 本剤を妊娠中に投与された患者の中に奇形児を出産した例が対象群と比較して有意に多いとの疫学的調査報告があるので，
4. 妊娠中に本剤を投与された母親から生まれた新生児に奇形以外の異常が認められたとする報告がある場合	4. 新生児に〇〇を起こすことがあるので，
5. 母体には障害はないが胎児に影響を及ぼすとの報告がある場合	5. 胎児に〇〇を起こすことがあるので，
6. 妊婦への投与は非妊婦への投与と異なった危険性がある場合	6. 〇〇を起こすことがあるので，
7. 妊娠中に使用した経験がないか又は不十分である場合	7. 妊娠中の投与に関する安全性は確立していないので，
8. 薬物がヒトの乳汁に移行し，乳児に対し有害作用を起こすとのデータがある場合	8. ヒト母乳中へ移行する（移行し〇〇を起こす）ことがあるので，
9. 動物実験で乳汁中に移行するとのデータがある場合	9. 動物実験で乳汁中に移行することが報告されているので，
10. 動物実験で催奇形性作用が認められている場合	10. 動物実験で催奇形性作用が報告されているので，
11. 動物実験で催奇形性以外の胎児（新生児）に対する有害作用が認められている場合	11. 動物実験で胎児毒性（胎児吸収…）が報告されているので，

C（注意対象期間）
1. 妊婦又は妊娠している可能性のある婦人には
2. 妊婦（～か月以内）又は妊娠している可能性のある婦人には
3. 妊娠後半期には
4. 妊娠末期には
5. 授乳中の婦人には

D（措置）
1. 投与しないこと
2. 投与しないことが望ましい
3. 治療上の有益性が危険を上回ると判断される場合にのみ投与すること
4. 減量又は休薬すること
5. 大量投与を避けること
6. 長期投与を避けること
7. 本剤投与中は授乳を避けさせること
8. 授乳を中止させること

（医療用医薬品の使用上の注意記載要領について（平成 9 年 4 月 25 日　薬発第 607 号）より引用）

表11.11　米国食品医薬品局のカテゴリー

カテゴリー A： ヒト対照試験で危険性が見出されない	ヒトの妊娠第1三半期における比較対照試験で胎児への危険性は証明されず（また，その後の三半期においても危険性の証拠はなく），胎児への障害の可能性は非常に低いもの．
カテゴリー B： ヒトでの危険性の証拠はない	動物生殖試験では胎仔への危険性は否定されているが，ヒト妊婦での比較対照試験は実施されていないもの．あるいは，動物生殖試験で有害な作用（又は出生数の低下）が証明されているが，ヒトの妊娠第1三半期における対照試験では実証されていない（また，その後の三半期においても危険性の証拠はない）もの．
カテゴリー C： 危険性を否定することができない	動物生殖試験では胎仔に（催奇形性，胎仔毒性，その他の）有害作用があることが証明されており，ヒトでの対照試験が実施されていないもの．あるいはヒト，動物ともに試験は実施されていないもの．ここに分類される薬剤は，潜在的な利益が胎児への潜在的危険性よりも大きい場合にのみ使用すること．
カテゴリー D： 危険性を示す確かな証拠がある	ヒトの胎児に明らかに危険であるという証拠があるが，危険であっても，妊婦への使用による利益が容認されるもの（例えば，生命が危険にさらされているとき，または重篤な疾病で安全な薬剤が使用できないとき，あるいは効果がないとき，その薬剤をどうしても使用する必要がある場合）．
カテゴリー X： 妊娠中は禁忌	動物又はヒトでの試験で胎児異常が証明されている場合，あるいはヒトでの使用経験上胎児への危険性の証拠がある場合，又はその両方の場合で，この薬剤を妊婦に使用することは，他のどのような利益よりも明らかに危険性の方が大きいもの．ここに分類される薬剤は，妊婦又は妊娠する可能性のある婦人には禁忌である．

（伊藤真也ら編集（2014）妊娠と授乳　改訂2版，p.100，表4-14，南山堂より引用）

表11.12　オーストラリア医薬品評価委員会のリスクカテゴリー

カテゴリー A		多数の妊婦及び妊娠可能年齢の女性に使用されてきた薬だが，それによって奇形の頻度や胎児に対する直接・間接的有害作用の発生頻度が増大するといういかなる証拠も観察されていない．
カテゴリー B	B1	妊婦及び妊娠可能年齢の女性への使用経験はまだ限られている薬だが，この薬による奇形やヒト胎児への直接・間接的有害作用の発生頻度増加は観察されていない．動物を用いた研究では，胎仔への障害の発生が増加したという証拠は示されていない．
	B2	妊婦及び妊娠可能年齢の女性への使用経験はまだ限られている薬だが，この薬による奇形やヒト胎児への直接・間接的有害作用の発生頻度増加は観察されていない．動物を用いた研究は不十分又は欠如しているが，入手し得るデータでは，胎仔への障害の発生が増加したという証拠は示されていない．
	B3	妊婦及び妊娠可能年齢の女性への使用経験はまだ限られている薬だが，この薬による奇形やヒト胎児への直接・間接的有害作用の発生頻度増加は観察されていない．動物を用いた研究では，胎仔への障害の発生が増えるという証拠が得られている．しかし，このことがヒトに関してどのような意義をもつかは不明である．
カテゴリー C		その薬理効果によって，胎児や新生児に有害作用を引き起こす，又は，有害作用を引き起こすことが疑われる薬だが，奇形を引き起こすことはない．これらの効果は可逆的なこともある．
カテゴリー D		ヒト胎児の奇形や不可逆的な障害の発生頻度を増す，又は，増すと疑われる，又はその原因と推測される薬．これらの薬にはまた，有害な薬理作用があるかもしれない．
カテゴリー X		胎児に永久的な障害を引き起こすリスクの高い薬であり，妊娠中あるいは妊娠の可能性がある場合は使用すべきではない．

http://www.tga.gov.au/australian-categorisation-system-prescribing-medicines-pregnancy
（伊藤真也ら編集（2014）妊娠と授乳　改訂2版，p.100，表4-15，南山堂より引用）

11.3.1.2 妊娠周期と胎児への影響

胎児に与える影響は，薬物の種類だけではなく，妊娠周期すなわち胎児の週齢によっても異なる．表11.13に妊娠周期と胎児への影響をまとめた．なお，男性に対する薬物投与の胎児への影響に関しては，ほとんど影響がないと考えられているものの，エトレチナートやコルヒチンでは胎児異常発生の危険性が示されている．

表11.13 妊娠周期と胎児への影響

妊娠週数	胎児への影響
受精前〜妊娠3週末（無影響期）	受精卵は，着床しない，流産して消失する，完全に修復し健児を出産する（all or none の法則）．ただし，風疹生ワクチン，金チオリンゴ酸ナトリウム等には注意が必要（残留性が懸念されるため）．
妊娠4週〜7週末（絶対過敏期）	胎児の中枢神経，心臓，消化器，四肢等の重要臓器が発生・分化する時期．催奇形性の観点で胎児が最も敏感な時期．妊娠と気付かず薬剤投与が行われることが多い時期であり十分な注意が必要．
妊娠8週〜15週末まで	性器の分化や口蓋の閉鎖などが問題になる時期．催奇形性の観点で胎児の感受性は低下するが，慎重に投与すべき時期．
妊娠16週〜分娩まで	催奇形性の危険性は低い時期．正常に形成された器官や組織の機能や成長への影響（胎児毒性）に注意が必要．子宮に重篤な緊張亢進を起こす場合には早産誘発の可能性があり注意が必要．

11.3.1.3 胎盤を介した薬物移行

胎盤は，母児間の物質交換など，多くの重要な機能を有している．母体から胎児に薬物が移行する経路としては，胎盤を介する経路と羊水を介する経路が存在するが，主経路は胎盤を介する経路であり，胎児への薬物の影響を考慮する際には，薬物の胎盤通過性が重要となる．例えば，妊婦に対する糖尿病治療では，新生児に重篤な低血糖をもたらす可能性があるため，胎盤を通過する経口血糖降下剤は使用されず，胎盤を通過しないインスリンが用いられる．同様に，ワルファリンも胎盤を通過するため，妊婦への投与は禁忌とされている．

11.3.2 授乳婦における薬物療法

母乳に含まれる薬物が乳児に与える影響は，母乳中の薬物濃度，乳児が摂取する母乳の量，乳児における薬物の吸収性や代謝能，乳児における薬物の毒性の強度などにより決まる．母乳中／血漿中濃度比（M/P比）は，母乳中の薬物濃度を血漿中の薬物濃度と比較したものであり，薬物の母乳中移行の程度を示す指標として知られている．

母乳中／血漿中濃度比
Milk-to-plasma drug concentration ratio：M/P比と略す．

11.3.2.1 薬物の母乳中への移行を規定する因子

薬物の母乳中への移行に関与する因子を表 11.14 に示す．母乳の pH は血漿と比較して若干低い．よって，塩基性薬物のほうが，酸性薬物より母乳中に移行しやすい．例えば，酸性薬物であるテオフィリン，サリチル酸，アセトアミノフェン，トルブタミドの M/P 比は，各々，0.67，0.22，0.76，0.25 である．一方，塩基性薬物であるモルヒネの値は 2.46 である．ちなみに，乳汁中に含まれる主なタンパク質は，カゼイン，ラクトフェリン，ラクトアルブミンであり，乳汁中のタンパク質濃度は 0.8 ～ 0.9 g/dL である．一方，血清中タンパク濃度は 6.5 ～ 8.0 g/dL であり，その約 60% は血清アルブミンである．血清アルブミンは酸性薬物と結合するので，これらのことも，酸性薬物が乳汁中に移行しにくいことと関係している．

表 11.14　母乳中への移行に関与する因子

---

(1) 薬物側の因子
　1) 薬物の pK_a
　　・血漿や細胞外液の pH は約 7.4，母乳の pH は 6.6 ～ 6.8 である．よって，塩基性薬物のほうが，酸性薬物よりも移行性が高い．
　2) 脂溶性
　　・脂溶性薬物は母乳中の脂肪に溶解しやすい．
　3) タンパク結合率
　　・血漿タンパクに結合した薬物は母乳中に移行しにくい．
　4) 分子量
　　・薬物の分子量が小さいほど移行しやすい．
(2) 母親側の因子
　　・腎機能の低下により薬物は母乳中へ移行しやすくなる．
　　・大量投与や長期投与では母乳中へ移行しやすい．
　　・母乳中の脂肪含量は授乳後半になるほど高い．

11.3.2.2 授乳婦における薬物療法時の注意事項

母親への投薬が必要な場合には，新生児や乳児への危険性を可能な限り回避する必要がある．そのためには，できるだけ副作用がないと考えられる薬物，母乳中への移行量の少ない薬物，速効性かつ血中半減期の短い薬物を選択するとともに，短期間の使用にとどめる必要がある．また，できる限り薬物の服用直前に授乳を行うとともに，授乳中は乳児の様子（母乳の飲み具合，眠り方，機嫌，発疹など）を確認する．授乳を一時中断する場合には，母乳が止まらないよう服薬期間中も搾乳を続ける必要があるが，この期間の母乳は廃棄する．

11.4 腎疾患，肝疾患，心疾患患者における薬物療法

　各種の病態で変動しうる生理学的因子のうち，薬物動態に対する影響が大きいものを表 11.15 にまとめた．ここでは，腎疾患，肝疾患，心疾患を取り上げ，それらを合併する患者における薬物療法について解説する．

表 11.15　各種病態で変動し得る生理学的因子のうち，薬物動態に対する影響が大きいもの

病態など	変動しうる生理学的因子
肝障害	肝血流量の低下 薬物代謝能の低下（CYP2C9，2D6 を除く） 血清タンパク質濃度の低下
腎障害	腎血流量の低下 薬物代謝能の変化 血清中タンパク非結合型分率の上昇（血清中タンパク質濃度の低下）
心不全	各臓器血流量の低下 浮腫 薬物代謝能の低下 α_1-酸性糖タンパク質の血清中濃度上昇（心筋梗塞発症時に一過性に上昇）
甲状腺機能低下	肝血流量の低下 腎血流量の低下 薬物代謝能の低下
肥満	腎血流量の上昇 血管外脂肪の増加 血中遊離脂肪酸濃度の上昇 α_1-酸性糖タンパク質の血清中濃度上昇 薬物代謝能の低下（特に CYP3A4，サブタイプによっては上昇）
火傷	心拍出量の低下 浮腫
手術後	血清アルブミン濃度の低下 α_1-酸性糖タンパク質の血清中濃度上昇 血中遊離脂肪酸濃度の上昇
炎症	α_1-酸性糖タンパク質の血清中濃度上昇

（柴崎正勝ら監修（2014）薬物動態学 第 2 版, p.163, 表 6.14, 廣川書店より引用・改変）

11.4.1　腎疾患を合併した患者における薬物療法

腎不全 renal failure

急性腎不全
　acute renal failure

慢性腎不全
　chronic renal failure

慢性腎臓病 chronic kidney
　disease：CKD と略す.

　腎機能が低下し生体の内部環境の恒常性を維持できなくなった病態を腎不全といい，急激な血圧低下や感染などに伴う急性腎不全と糖尿病などによる慢性腎不全に大別される．なお，慢性腎不全を含む，最終的に透析治療が必要な腎疾患を総称して慢性腎臓病という．慢性腎不全は慢性腎臓病の末期の状態である．腎不全では，血液尿素窒素や血清クレアチニン濃度が上昇し，腎不全の進行により尿毒症を発症し，腎臓以外にも，消化器系，循環器系，中枢神経系等に様々な異常を生じる．腎疾患を合併した患者における薬物療法では，主に以下の2点に注意が必要となる．

(1) 腎障害を起こしやすい薬物の使用は可能な限り避ける.
(2) 特に腎排泄型薬物の使用にあたっては腎機能に応じた投与設計を行う.

11.4.1.1　薬物による腎障害

　薬物による腎障害の発症機序は，投与量に依存して発症する直接型とアレルギー機序が関与する過敏型に大別される．腎毒性を惹起しやすい薬物には，抗生物質（セファロリジン，アミノグリコシド系抗生物質，バンコマイシン），非ステロイド性抗炎症薬，ヨード造影剤，抗悪性腫瘍薬（シスプラチン，メトトレキサート），免疫抑制剤（シクロスポリン，タクロリムス）などがある．一般的には，患者の腎機能が低下している場合には，腎機能正常時に比べ，これらの薬物による腎毒性が現れやすい．

11.4.1.2　腎疾患患者における薬物投与設計

　腎疾患により，腎血流量が低下し，腎排泄型薬物の血中半減期は長くなる．しかしながら，血清アルブミンと結合する物質の血中濃度が上昇し，薬物のタンパク結合を阻害するので，両者の影響が相殺される場合には，血中半減期は長くならない．更には，重度の腎不全では，血清中のタンパク質が尿中に排泄されるので，更に血清中タンパク非結合型分率が上昇する．なお，いくつかの肝代謝型薬物では血中半減期の変化が報告されており，腎疾患による肝臓への何らかの影響が示唆されている．

　腎疾患患者における薬物投与設計を行うにあたっては，腎機能を反映する指標が必要となる．臨床的には，糸球体濾過を表すクレアチニンクリアランス（CLcr）を利用することが多い．ただし，CLcr の正しい測定には蓄尿が必要であり，時間と手間を要するため，通常，血清クレアチニン濃度（Scr），年齢，体重を用いて

CLcr を推定する．この式を Cockroft-Gault 式という．

Cockroft-Gault 式（女性ではこれを 0.85 倍）
$$CLcr(mL/min) = 〔(140 - 年齢)・体重（kg）〕/〔72・Scr（mg/dL）〕$$

　最近では推算糸球体濾過量 eGFR を指標にすることも多い．これは，日本腎臓学会の「日本人の GFR 推算式プロジェクト」により，2008 年，日本人向けに作成されたものである．

GFR 推算式（女性ではこれを 0.739 倍）
$$eGFR(mL/min/1.73\ m^2) = 194 \times Scr(mg/dL)^{-1.094} \times 年齢^{-0.287}$$

　eGFR 値 60 以上 89 以下が軽度腎障害，30 以上 59 以下が中等度腎障害，15 以上 29 以下が重度腎障害，それより低いものを腎不全という．なお，Cockcroft & Gault 式は，カナダにある 1 施設のデータ，主に男性のデータに基づいて約 40 年前に提唱された式であり，最近では，eGFR 値を用いることが多い．
　アルベカシン等のアミノグリコシド系抗生物質，バンコマイシン等のグリコペプチド系抗生物質，ファモチジン等の H_2 受容体遮断薬などでは，添付文書中に腎機能低下患者に対する用法・用量が設定されている．

11.4.1.3　血液浄化施行時の薬物動態

　末期の腎不全患者では，生命維持のため，血液浄化が必要不可欠となる．血液浄化には，血液透析や腹膜透析，血液濾過，血液濾過透析等があり，このような血液浄化を行っている患者では，血液浄化による薬物の除去を考慮する必要がある．薬物除去の有無や程度は，対象となる薬物の物理化学的性質，薬物動態学的性質，血液浄化の機器（透析に用いる半透膜の孔径，膜面積など），処理条件などによって大きく異なる．

11.4.2　肝疾患を合併した患者における薬物療法

　通常の肝機能が病的に低下した状態を肝不全といい，急性肝不全と慢性肝不全に大別される．慢性肝不全は肝硬変を背景とする．肝疾患の場合も，肝障害を誘引する薬物の使用は避け，また，特に肝代謝型薬物の使用にあたっては，肝機能に応じた投与設計を行うことが必要となる．

血液透析
　hemodialysis：HD と略す．

腹膜透析
　peritoneal dialysis：PD と略す．

血液濾過
　hemofiltration：HF と略す．

血液濾過透析
　hemodialysis filtration：HDF と略す．

肝不全 hepatic failure

肝硬変 hepatic cirrhosis：過度のアルコール摂取や B 型肝炎などにより発症する．

11.4.2.1 薬物による肝障害

薬物による肝障害は中毒性肝障害とアレルギー性肝障害に大別される．中毒性肝障害は用量依存的で予測が可能とされ，起因薬物にはアセトアミノフェン等がある．一方，アレルギー性肝障害は，患者個々の体質に依存しており，予測が困難とされる．全ての薬物が起因物質になる可能性があり，投与量に関係なく発現する．代表的な起因薬物にはイソニアジドがある．

11.4.2.2 肝疾患患者における薬物投与設計

肝疾患により，肝血流量が低下し，肝代謝型薬物のうち，肝血流量依存型薬物の血中半減期は長くなる．また，薬物代謝能が低下するので，肝代謝能依存型薬物の血中半減期も長くなる．しかしながら，重度の肝障害では血清アルブミン濃度が低下するので，両者の影響が相殺される場合には，血中半減期は長くならない．

肝疾患患者における薬物投与設計は，エベロリムス等の一部の薬物では肝障害の程度を示す Child-Pugh 分類に応じた投与量が設定されているものの，一般的には，肝代謝能を適切に評価できる指標がないことや，薬物によって肝消失経路が多様であり肝機能の低下に伴い一様に消失能が低下するとは限らないため行われていない．肝血流量依存型薬物を使用した場合に，効果が強い，あるいは副作用が発現したのであるならば，その患者では，肝血流速度が低下している可能性が高いので，その他の肝血流量依存型薬物でも同じことが起こる可能性が高い．また，肝代謝能依存型薬物でも同様に考えるが，この場合は，薬物代謝酵素の種類が同じであるか否かがポイントとなる．

11.4.3　心疾患を合併した患者における薬物療法

11.4.3.1　心不全患者における薬物投与設計

心不全 heart failure

心筋梗塞
myocardial infarction：
心筋が虚血状態になり壊死した状態をいう．虚血性心疾患の1つである．

全身が必要な循環血液量の拍出が不十分な病態を心不全という．腎不全や肝不全と同様に，急性と慢性に大別される．例えば，心筋梗塞により発症する心不全が急性心不全に相当する．心不全により，循環血液量の減少，それに伴う組織機能の低下が起こり，薬物動態に様々な変化を生じる．

11.4.3.2　心不全時に注意を要する薬物

重篤なうっ血性心不全に対しては，カルシウム拮抗薬であるジルチアゼムやベラ

パミル，抗不整脈薬は投与禁忌とされている．なお，β遮断薬も投与禁忌とされているが，少量の使用では心不全の予後改善効果が認められており，最近ではむしろ積極的に使用される傾向にある．また，心不全とその既往歴のある患者に対して，インスリン抵抗性改善薬ピオグリタゾンは浮腫を生じるため投与禁忌とされている．心機能異常又はその既往歴のある患者に対して，ドキソルビシンやダウノルビシンなどのアントラサイクリン系抗悪性腫瘍薬は心毒性のため投与禁忌とされている．一般的に，アントラサイクリン系抗悪性腫瘍薬による心毒性は用量依存的に発症することから，総投与量が設定されている．

11.5 投与計画

11.5.1 薬物血中濃度モニタリング

薬物療法では，常用量を用いた画一的な治療が一般的であり，このため，薬物動態や薬物に対する感受性の個人差により，不十分な治療効果や重篤な副作用の発現が問題となることがある．ところで，この数十年の薬物体内動態学的研究の結果，薬物作用部位における薬物濃度が薬物血中濃度により代用できうるという理解が得られ，薬物体内動態学的要因を総括的に評価，診断できるパラメータとして薬物血中濃度が注目された．また，近年の測定技術，情報処理技術，並びに薬物体内動態学の急速な発展により，薬物血中濃度の迅速な測定と薬物血中濃度推移の予測が可能となった．その結果，医療現場では，薬物血中濃度測定とその結果に基づいて最適な投与計画の構築を行う薬物血中濃度モニタリング therapeutic drug monitoring, TDM が注目されるところとなった．TDM は，特定薬剤治療管理料の新設による制度上の支援もあって，薬剤師の新しい業務としてルーチン化され，薬物投与計画の設定や変更，処方の改善，アドヒアランスの徹底などを通じて，医薬品の適正使用に大きく貢献している．具体的には，薬物血中濃度データを用いて考察することにより，不十分な治療効果もしくは予期しない副作用を未然に回避することが可能となっている．

11.5.1.1 TDM 対象薬物

平成 28 年 4 月現在の特定薬剤治療管理料の対象薬，つまり TDM の対象薬を表 11.16 にまとめた．これらは，血中濃度が薬の効果や副作用発現の指標となる，有効域と中毒域が接近している，簡便な血中濃度測定方法が確立されているという特徴を有する．

表 11.16　特定薬剤治療管理料対象薬剤

対象薬剤	対象疾患・患者
ジギタリス製剤	心疾患
抗てんかん剤	てんかん
テオフィリン製剤	気管支喘息，喘息性(様)気管支炎，慢性気管支炎，肺気腫，未熟児無呼吸発作
以下の不整脈用剤を継続的に投与している場合 　プロカインアミド，N-アセチルプロカインアミド，ジソピラミド，キニジン，アプリンジン，リドカイン，ピルシカイニド塩酸塩，プロパフェノン，メキシレチン，フレカイニド，シベンゾリンコハク酸塩，ピルメノール，アミオダロン，ソタロール塩酸塩，ベプリジル塩酸塩	不整脈
ハロペリドール製剤，ブロムペリドール製剤	統合失調症
リチウム製剤	躁うつ病
バルプロ酸ナトリウム，カルバマゼピン	躁うつ病又は躁病
拒否反応の抑制を目的として投与される免疫抑制剤（シクロスポリン，タクロリムス水和物，エベロリムス，ミコフェノール酸モフェチル）	臓器移植術を受けた患者
シクロスポリン	ベーチェット病の患者であって活動性・難治性眼症状を有するもの又はその他の非感染性ぶどう膜炎（既存治療で治療不十分で視力低下のおそれのある活動性の中間部又は後部の非感染性ぶどう膜炎），重度の再生不良性貧血，赤芽球癆，尋常性乾癬，膿疱性乾癬，乾癬性紅皮症，関節症性乾癬，全身型重症筋無力症，アトピー性皮膚炎（既存治療で十分な効果が得られない患者），ネフローゼ症候群
サリチル酸系製剤（継続的に投与）	若年性関節リウマチ，リウマチ熱，慢性関節リウマチ
メトトレキサート	悪性腫瘍
タクロリムス水和物	全身型重症筋無力症，関節リウマチ，ループス腎炎，潰瘍性大腸炎，間質性肺炎（多発性筋炎又は皮膚筋炎に合併するもの）
トリアゾール系抗真菌剤	重症又は難治性真菌感染症，造血幹細胞移植（深在性真菌症の予防目的に限る）
バルプロ酸ナトリウム	片頭痛
イマチニブを投与している患者	
エベロリムス（抗悪性腫瘍剤として）	結節性硬化症に伴う上衣下巨細胞性星細胞腫
アミノ配糖体抗生物質，グリコペプチド系抗生物質（バンコマイシン，テイコプラニン），トリアゾール系抗真菌剤（ボリコナゾール）等	左記薬剤を数日間以上投与している入院中の患者

（診療報酬はやわかりマニュアル 2016 年 4 月改訂版，p.5 ～ 6，田辺三菱製薬（2016）より引用・改変）

11.5.1.2 TDMの実践

TDMは，薬物血中濃度の測定のみを指すのではなく，その結果に基づく投与設計を意味する．TDM実践の具体的手順を図11.5に示す．一般的には，定常状態に達してから血中濃度測定を行い，推奨濃度域と照合，必要に応じて，用法・用量を是正する．なお，推奨濃度域とは，有効性，安全性を確保できる可能性が高い濃度域を意味する．測定点も規定されている．例えば，トラフ値とは，次回投与直前を意味する．

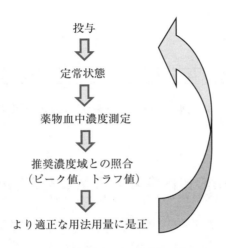

図11.5　TDM実践の具体的手順

11.5.1.3 ポピュレーションファーマコキネティクス

よりきめ細やかなTDMを実践するためには，薬物動態を詳細に把握することが重要であることはいうまでもない．しかしながら，このためには，いくつかの投与条件において，少なくとも合計数ポイントの採血が必要であり，これは現実的には不可能である．そこで，同じ薬物の投与を受けている同じような背景をもつ患者群を集団としてとらえ，患者個々から1〜2ポイントの薬物血中濃度データを集計し，その集団における平均的な薬物動態と個体間変動，更には，それらに対する病態学的要因などの影響を定量的に評価することが行われている．これは母集団解析の一種であり，ポピュレーションファーマコキネティクスと呼ばれている．いくつかの薬物で母集団解析モデルが得られており，更には，ベイジアン推定法により，1ポイントの薬物血中濃度データから，その患者における血中濃度推移を推定することが可能となっている．図11.6に強心配糖体ジゴキシンの解析結果を示した．初回

> ポピュレーションファーマコキネティクス
> population pharmacokinetics：PPK解析などといわれる．

投与が3月10日，1日1回　毎朝8時30分に，0.25 mgを反復経口投与しており，5回目投与の5分前の薬物血中濃度データがある．性別，年齢，体重などのデータを用いて，血中濃度推移を推定している．

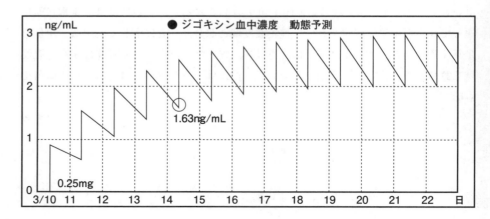

図11.6　強心配糖体ジゴキシンの血中濃度推移

11.5.2　薬物作用の日内変動を考慮した薬物療法

　近年，生体機能の日周リズムを考慮した治療の有用性が認識されつつあり，このような情報を応用し，薬物の有効性や安全性を高めようとする試み，あるいはその概念を時間薬物治療という．投薬時刻によって治療効果が大きく異なる場合もあり，気管支喘息治療薬，胃酸分泌抑制薬，降圧薬，脂質異常症治療薬，副腎皮質ホルモンなどの医薬品では，添付文書等に投薬時刻が指示されている．

11.5.2.1　生体機能の日周リズム

　多くの生体機能について約24時間を1周期とする生体リズムが認められている．生体リズムの発振源である体内時計は視床下部の視交差上核に位置し，時計遺伝子により制御されている．この体内時計に制御されているリズムをサーカディアンリズム（概日リズム）といい，ヒトでは約25時間周期を示す．これに光や食事，社会活動への参加など外部環境因子の周期的変化が加わり24時間周期に調整されたリズムのことを日周リズムという．図11.7に生体機能の日周リズムを示した．なお，数値は各々のピーク時刻を示している．

サーカディアンリズム
circadian rhythm

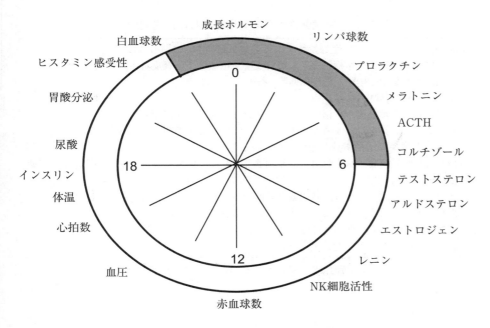

図 11.7 生体機能の日周リズム（ピーク時刻を示す）
（大戸茂弘ら監修（2007）時間治療の基礎と実践, p.2, 図 I 1-1, 丸善より引用・改変）

11.5.2.2 生体リズムと疾患

ホルモン分泌や神経活動などの生体機能の日周リズムに関連し，様々な疾患にも日周リズムが認められている．

- ・喘息発作による呼吸困難の増加や最大気流量の低下は深夜から早朝に起こる．
- ・消化性潰瘍における胃酸分泌の増加は夜間に起こる．
- ・高血圧症患者では1日の中で血圧が最高に達する夕方頃に高血圧症状を示す．
- ・コレステロールの生合成は夜間に高まる．
- ・歯などの痛みは夜間から早朝に発現する．

これらの疾患では，症状が悪化する時間帯が決まっているため，投薬のタイミングを設定することは比較的容易である．例えば，抗悪性腫瘍薬の適用にあたって，骨髄細胞や癌細胞の DNA 合成能に認められている日周リズムを利用することにより，骨髄毒性を最小限に抑えつつ，最大の治療効果を期待できる投薬時間の設定が可能であるといわれている．なお，表 11.17 に，時間薬物治療の有用性からみた薬剤の分類をまとめた．

表 11.17　時間薬物治療の有用性からみた薬剤の分類

Rank 1　添付文書などに至適投薬タイミングが記載されているもの
　（例）降圧薬，脂質異常症治療薬，気管支喘息治療薬，副腎皮質ホルモン，
　　　　消化性潰瘍治療薬，食欲抑制薬，利尿薬，睡眠薬
　（Rank 1 である理由）
　　疾患症状，生理機能，生活サイクルに明確な日周リズムが認められる.
　　投薬タイミングを設定するための生体リズムマーカーが明確である.
Rank 2　時間薬理学的所見が報告されているもの
　（例）抗悪性腫瘍薬，抗生物質，向精神薬，鎮痛薬，麻酔薬，内分泌・消化器系作用薬
　（Rank 1 でない理由）
　　疾患症状が多岐にわたり，時間薬理学的所見が整理，体系化（層別）されていない.
　　症状の変化，治療などにより生体リズムが変容している.
　　生体リズムマーカーが明確ではない.
Rank 3　時間薬理学的所見が明らかにされていないもの

（大戸茂弘ら監修（2007）時間治療の基礎と実践，p.3，表Ⅰ 1.1，丸善より引用・改変）

11.6　章末問題

以下の記述について○，×で答えよ.
1. マクロライド系抗生物質は，CYP3A4 を阻害するため，シクロスポリンとの相互作用が予測される.
2. イリノテカンは UGT1A1 により不活性化され，副作用発現状況には UGT1A1 遺伝子多型が関与している.
3. メトトレキサートの代謝過程には DPD が関与している.
4. オメプラゾールの代謝を担う主な CYP の分子種は CYP2C19 である.
5. CYP2C19 には遺伝子多型があり，代謝能力の低い患者では，オメプラゾールを用いたヘリコバクター・ピロリ除菌治療における除菌率は低い.
6. 遺伝的多型には人種差が存在する.
7. ほとんどの添付文書の用法・用量の欄に小児薬用量が記載されている.
8. 高齢者では水溶性薬物の分布容積は大きくなる.
9. ミソプロストールを妊婦に投薬してはいけない.
10. エトレチナートは妊婦に対して比較的安全に使用できる薬物である.
11. 塩基性薬物の方が，酸性薬物と比較して，母乳中に移行しにくい.
12. 授乳婦が薬物を服用した場合には，授乳を即座に中止すべきである.
13. 腎疾患がない患者と比べて，腎疾患患者では腎排泄型薬物の血中半減期は変動するが，肝代謝型薬物の血中半減期が変動することはない.
14. 腎機能低下患者にファモチジンを投与する際には，減量や投与間隔の延長を考慮する必要がある.
15. アスピリンは中毒性肝障害の起因薬物として知られている.

第 11 章　テーラーメイド薬物療法　　*207*

16. 心不全時には薬物の分布容積は減少する.

17. ワルファリンカリウムと他の薬物との相互作用が疑われたため,医師にワルファリンの血中濃度モニタリングを提案した.

18. ポピュレーションファーマコキネティクスは母集団解析の 1 つである.

19. コレステロールの生合成は夜間に高まる.

20. 喘息発作による呼吸困難の増加や最大気流量の低下は,夜間から早朝にかけて起こりやすい.

解　答

1. ○
2. ×　　UGT1A1 はイリノテカンの活性代謝物 SN-38 を不活性化する.
3. ×　　関与していない.
4. ○
5. ×　　除菌率は高い.
6. ○
7. ×　　記載されていない.
8. ×　　高齢者では体水分率が低下するため分布容積は小さくなる.
9. ○
10. ×　　エトレチナートは妊婦に対して使用禁忌である.
11. ×　　塩基性薬物の方が母乳中へ移行しやすい.
12. ×　　授乳の必要性や投与薬物に応じて適宜対応すべきである.
13. ×　　肝代謝型薬物の血中半減期も変動する.
14. ○
15. ×　　アセトアミノフェンである.
16. ○
17. ×　　血液凝固能検査を提言すべきである.
18. ○
19. ○
20. ○

第 **12** 章

医療現場での医薬品情報の活用

　最適な薬物治療を提供するためには，薬物治療に必要なさまざまな情報を適切に収集，評価，加工，管理し，これを医療チームや患者に対して過不足なく的確に提供することが重要となる．

　第 12 章では，外来担当医からの質疑（感染症内科），入院担当医からの質疑（循環器内科），薬局での患者からの相談について，各々実例を提示し，質疑に回答するために収集した情報がどのようなものであったか，収集した情報をどう評価したか，回答するにあたって情報をどのように加工し提供したか，について，情報の管理上の注意点とともに，詳しく解説する．また，院内採用医薬品選定の考え方についても解説を加えた．これらから医療現場での医薬品情報の活用手順とポイントを理解することが重要である．

12.1　外来担当医からの質疑

　感染症内科外来の担当医より以下の質疑があった．

授乳中の患者に抗結核薬を使用しても問題ないか？

12.1.1　基本的な情報

　以下に示す基本的な情報については，薬剤師であれば知っておくべき一般的知識であり，ここでは情報収集の対象とは考えていない．

1）肺結核の病態と一般的な治療法

　主に結核菌（*Mycobacterium tuberculosis*）による呼吸器感染症であり，気道を

介した飛沫核感染が主たる感染経路となる．初感染後，比較的早期に発病する初感染結核症（一次結核）と初感染後に長期間を経て発病する既感染発病（二次結核）がある．臨床症状の初期は風邪とよく似た症状で，咳，痰，発熱，全身倦怠感や寝汗などがみられ，症状が進行すると血痰や胸痛，息切れ，体重減少などの症状が起こり，喀血や呼吸困難によって死亡する場合もある．結核の治療は抗結核薬による薬物療法が中心となり，耐性菌発現を予防するため，患者の結核菌に感受性のある抗結核薬を 3 剤以上組み合わせた多剤併用療法が基本となり，治療には最低でも 6 か月の期間を要する．

2) 主な治療薬（一次抗結核薬）
- イソニアジド（INH）
- リファンピシン（RFP）
- ピラジナミド（PZA）
- エタンブトール塩酸塩（EB）
- ストレプトマイシン硫酸塩（SM）
- リファブチン（RBT）

3) 一般的な治療
　活動性結核に対しては，治療開始 2 か月間は INH，RFP，PZA に EB（又は SM）を加えた 4 剤を投与し，その後 4 か月間は INH と RFP を投与する標準治療 A 法が原則的に選択される．妊婦，80 歳以上の高齢者，HVB・HVC 陽性の慢性肝炎や肝硬変患者，副作用で PZA が服用できない症例には標準治療 B 法（治療開始 2 か月間は INH，RFP に EB（又は SM）を加えた 3 剤を投与，その後 INH と RFP を 7 か月間投与する）が選択される．

12.1.2　収集した医薬品情報

1) 情報収集のために用いた資料
① 各医薬品の医療用医薬品添付文書
② 各医薬品の医薬品インタビューフォーム
③ 妊娠と授乳 改訂 2 版（伊藤真也，村島温子編集，南山堂）
　妊娠時と授乳時における総論に加えて各医薬品に関する情報がまとめられている書籍であり，トロント小児病院や国立成育医療センター/妊娠と薬情報センター等の医師や薬剤師によって執筆されている．臨床現場で繁用されている書籍の 1 つであり，各医薬品に関する妊娠期及び授乳期の総合評価が記載されている．
④ Medications and Mother's Milk, 2014（Thomas W. Hale & Hilary E. Rowe 著，Hale Pub.）

授乳と薬に特化した書籍であり，薬物ごとに半減期，pK_a，M/P 比，分子量やタンパク結合率などの物性や薬物動態パラメータが記載されている．また，著者による独自の 5 段階のリスク分類が設けられている．

⑤ Drugs in Pregnancy and Lactation Tenth Edition（Gerald G. Briggs & Roger K. Freeman 著，Lippincott Williams & Wilkins）

　妊娠時及び授乳と薬物に関する書籍であり，妊娠時及び授乳時に関する独自のリスク分類が設けられている．

2）収集した情報

　肺結核の治療に用いる主な抗結核薬（12.1.1 で挙げた 6 種類）について，収集した情報を表 12.1 にまとめた．いずれの医薬品も医薬品添付文書では，授乳婦への投与区分は禁忌でないものの，RBT 以外では母乳へ移行することが記載されている．なお，EB と RBT 以外では，乳汁移行率や乳汁中濃度，M/P 比等の詳細データが医薬品インタビューフォームに記載されている．また，製薬企業が発行する情報源以外においては，妊娠と授乳 改訂 2 版ではいずれの医薬品も安全と区分されているものの，Medications and Mother's Milk, 2014 や Drugs in Pregnancy and Lactation Tenth Edition では各医薬品の分類は異なる．

12.1.3　情報の評価

　収集した情報（表 12.1）をもとに，各医薬品の授乳中の患者への投与可否について，以下のように評価した．

- ・INH：乳汁移行率は低く，限られたデータしか存在しないが授乳可能であると考えられる．ただし，乳児における軽微な有害事象の兆候を観察する必要がある．
- ・RFP：乳汁への移行は報告されているが，乳児に有害事象発現の報告はされておらず，乳汁を介した暴露量は問題ないと考えられる．
- ・PZA：乳汁移行率は低く，限られたデータしか存在しないが授乳可能であると考えられる．ただし，乳児における軽微な有害事象の兆候を観察する必要がある．
- ・EB：乳汁移行率は低く，限られたデータしか存在しないが授乳可能であると考えられる．ただし，乳児における軽微な有害事象の兆候を観察する必要がある．
- ・SM：乳汁への移行は報告されているが，経口投与での吸収性は低く，乳汁を介した暴露量は問題ないと考えられる．
- ・RBT：ヒトでのデータがなく乳汁移行性も不明であり，授乳は推奨しない．投与する場合には授乳を避けることが望ましいと考えられる．

　容易に入手でき，信頼性の高い情報源の 1 つである医薬品添付文書では，安全性と有効性の評価がなされていないことを理由に，投与しない，又は投与中は授乳を中断するよう記載されている医薬品が多い．よって，医薬品添付文書のみで授乳可

M/P 比 milk/plasma ratio：母乳中濃度と血中濃度の比．M/P 比の高い薬剤は母乳中に移行しやすく，M/P 比の低い薬剤は母乳中に移行しにくい．M/P 比の高い薬剤でも血漿中の薬剤濃度が低ければ，母乳移行量も少なくなり問題としなくてもよいことがある．

表12.1 主な抗結核薬の授乳婦への影響

一般名	商品名	「医薬品添付文書」での区分 使用上の注意記載内容	「医薬品インタビューフォーム」より抜粋	「妊娠と授乳改訂2版」での分類（注1）	「Medications and Mother's Milk, 2014」での分類（注2）	「Drugs in Pregnancy and Lactation Tenth Edition」での分類（注3）
イソニアジド（INH）	イスコチン® 原末 イスコチン® 錠 100 mg	－ 投与中は授乳を避けさせる． （母乳へ移行することがある）	〈300 mg 単回投与時〉 ・$t_{1/2}$：6 hr ・乳汁中濃度16.6 mg/L（投与3 hr 後） ・乳汁中濃度1 mg/L以下（投与11 hr 後） ・乳汁移行率：0.75～2.3%	安全	L3 Limited data-probably compatible ・M/P＝? ・Oral＝Complete	Limited human data-probably compatible
リファンピシン（RFP）	リファジン® カプセル 150 mg	－ 治療の有益性が危険性を上回ると判断される場合のみ投与する． （母乳への移行が報告されている）	〈300 mg 単回投与時〉 ・血中濃度の1/2以上の乳汁への移行性を認めた． ・乳汁中濃度0.63 mg/L（投与3 hr 後） ・T_{max}：約2 hr ・C_{max}：7.99 mg/L ・$t_{1/2}$：2.26 hr	安全	L2 Limited data-probably compatible ・M/P＝0.16～0.23 ・Oral＝90～95%	Compatible
ピラジナミド（PZA）	ピラマイド® 原末	－ 投与しないことが望ましいが，やむを得ない場合は授乳を避けさせる． （母乳へ移行することがある）	〈1 g 単回投与時〉 ・$t_{1/2}$：9 hr ・最高血中濃度42.0 mg/L（投与2 hr 後） ・最高乳汁中濃度1.5 mg/L（投与3 hr 後）	安全	L3 Limited data-probably compatible ・M/P＝? ・Oral＝Complete	Limited human data-probably compatible
エタンブトール塩酸塩（EB）	エサンブトール® 錠 125 mg エサンブトール® 錠 250 mg	－ 投与中は授乳を避けさせる． （母乳への移行が報告されている）	－	安全	L3 Limited data-probably compatible ・M/P＝1 ・Oral＝80%	Limited human data-probably compatible
ストレプトマイシン硫酸塩（SM）	硫酸ストレプトマイシン注射用1 g「明治」	－ 投与中は授乳を避けさせることが望ましい． （母乳へ移行する）	・M/P＝0.5～1.0 ・経口投与ではほとんど吸収されない．	安全	L3 Limited data-probably compatible ・M/P＝0.12～1 ・Oral＝Poor	Compatible
リファブチン（RBT）	ミコブティン® カプセル 150 mg	－ 投与中は授乳を避けさせる． （母乳への移行は不明）	－	安全	－	No human data-potential toxicity contraindicated（Patients with HIV infection）

（注1）授乳期の総合評価分類

＜安全＞疫学的な証拠が比較的豊富でほぼ安全に使用できると思われる薬．ただし，疫学的な証拠がなくても，薬理学的，また臨床的な経験からもほぼ安全に使用できると思われるもの．

＜慎重＞その薬が必要とされる典型的な疾患を持つ平均的な患者さんを想定し，他の薬に比較しても，より慎重な対応や患者さんへの説明が必要な薬．

＜禁忌＞疾患自体の緊急度と薬の毒性を考えた場合，明らかに授乳中の治療に適さないと判断される薬．

＜空欄＞疫学情報がないか極めて少なく，安全性・危険性を理論的に推定するしかない薬．

第 12 章　医療現場での医薬品情報の活用　　　*213*

(注 2) リスク分類：Dr. Hale's Lactation Risk Category
<L1 Compatible> 多くの授乳婦に使用経験のある薬剤であるが，この薬剤による乳児の有害事象発現頻度増加は報告されていない．授乳婦での比較試験では乳児への危険性は証明されず，乳児へのリスクは低い薬剤である．又は経口投与不可能な薬剤である．
<L2 Probably Compatible> 授乳婦には限られた使用経験しかないが，この薬剤による乳児の有害事象発現頻度増加は報告されていない．また，この薬剤の使用による授乳婦での有害作用発現の可能性は低い．
<L3 Probably Compatible> 授乳婦での比較試験は行われていないが，乳児への有害事象発現の危険性がある，又は，比較試験の結果から危険性の低いごく軽度な有害事象が発現する可能性がある．この薬剤は，潜在的な有益性が乳児への潜在的危険性を上回る場合にのみ使用されるべきである（公的な情報が存在しない新薬は安全性の程度に関わらず，ここに分類される）．
<L4 Possibly Hazardous> 乳児や母乳産生における危険性に関する明確な証拠がある．しかし，授乳婦への使用による有益性が乳児への危険性を上回る場合は容認される．（例；生命が脅かされている状況．重篤な疾患であり安全な薬剤を使用できない又は効果がない状況．)
<L5 Hazardous> 授乳婦での試験において，ヒトでの使用経験上，乳児に対する重大な危険性が証明されている，又は乳児に重大な障害を引き起こす可能性が高い薬剤であり，授乳婦への使用は，いかなる有益性よりも明らかに危険性の方が高い．授乳婦に禁忌である薬剤が分類される．

(注 3) リスク分類：Definitions of Breastfeeding Recommendations
<Compatible> 臨床上問題になるほどの乳汁移行性はない，又は授乳期に使用しても乳児に毒性を生じないと予想される．
<Hold breastfeeding> 乳汁移行する場合としない場合があるが，母体の治療の有益性が母乳育児のメリットより高い．母親の治療が終了する，又は使用薬剤が母体から排泄されるまで（又は低濃度になるまで）授乳を中断すべきである．
<No (Limited) human data-probably compatible> ヒトでのデータがない又は限定されているが，入手可能なデータでは，乳児に対して重大なリスクはないと推察される．
<No (Limited) human data-potential toxicity> ヒトでのデータがない又は限定されているが，薬剤の特性から，乳児に対して重大なリスクが及ぶ可能性が推察され，授乳は推奨されない．
<Human data suggest potential toxicity> ヒトでのデータにより乳児へのリスクが示唆されており，授乳中は薬剤の投与を回避すべきである．投与が必要な場合は可能な限り短期の使用に努め，潜在的な悪影響の有無について乳児を厳密に観察すべきである．
<No (Limited) human data-potential toxicity (mother) > ヒトでのデータがない又は限定されているが，薬剤の特性から，母体に対して重大なリスクが及ぶ可能性が推察され，授乳は推奨されない．
<Contraindicated> ヒトでの投与経験は不明であるが，乳児に重大な毒性をもたらす可能性が示されており，母親に適応症がある場合は授乳禁忌である．薬剤を服用している場合や適応症がある場合には授乳してはいけない．

否を判断すれば，乳児への薬の影響を回避するためには授乳の中断が最も安全であると考えられる．しかし，母乳育児には様々なメリットがあり，特に長期間にわたる薬物治療が必要な場合には，安易に授乳を中断するのではなく，薬物の使用による母乳育児への影響について，科学的根拠に基づき的確に判断することが重要となる．

12.1.4　情報の加工・提供

　専門領域の複数の情報源を利用して情報を入手し表 12.1 のようにまとめると，医師に情報提供しやすい．抗結核薬については，RFP は限られた使用経験下ではあるが乳児への有害事象発現の報告はなく，授乳は可能であると考えられる．また，注射での投与であれば SM も同様に授乳は可能であると考えられる．なお，INH，PZA や EB についても授乳は可能であると考えられるが，薬物特有の有害事象の発現に注意しながら投与する必要があると考えられる．また，1 日 1 回投与設計の薬物については，乳児への薬物暴露を可能な限り回避するため，母体が最高血中濃度に到達する時間の授乳を避けるよう，薬物投与のタイミングについても情報提供することが必要となる．

なお，質疑に対する回答例は以下のとおりである．

> 経口投与であれば，RFP，INH，PZA，EB では授乳は可能であるが，母体の薬物濃度が最高血中濃度に到達する時間を避けて授乳すること．
> その際には，乳児の様子を観察し，有害事象の発現に注意を払うこと．
> また，RBT については，投与する場合には授乳を避けることが望ましい．

12.1.5　情報の管理

　同様の質疑に速やかに対応するために収集・整理した情報の管理は必要であるが，将来的に今回と同様の情報を必要とする場面に遭遇した際に，今回と同じ情報をそのまま安易に提供してはならない．情報は常に更新されるため，その時点で再度情報を収集し，評価しなければならない．医薬品添付文書のみならず，今回利用した書籍も随時改訂されるが，情報源の利用方法を身につけておくと，将来的に同様の質疑に対して迅速に回答することが可能となる．常に最新の情報を収集できるよう，情報源に関する更新情報を把握しておく必要がある．

12.2　入院担当医からの質疑

　入院担当の循環器内科医より以下の質疑があった．

> 80 歳女性，体重 38 kg，腎障害患者（クレアチニンクリアランス（CCr）32 mL/min）の非弁膜症性心房細動 non-valvular atrial fibrillation（NVAF）患者への経口抗凝固薬の選択をどのようにすればよいか？

12.2.1　基本的な情報

　以下に示す基本的事項については，薬剤師であれば知っておくべき一般的知識であり，ここでは情報収集の対象とは考えていない．

1）心房細動患者における脳梗塞
　心房細動が原因の脳梗塞では，脳の広範囲が障害を受け，1 回の発作で死亡あるいは重度の後遺症を残し，予後が不良である．心房細動が原因の脳梗塞には脳の細い血管が詰まるラクナ梗塞，生活習慣病が原因の動脈硬化により脳の太い血管が詰まるアテローム血栓性脳梗塞，心房細動が原因の心原性塞栓症の 3 タイプがある．

第12章　医療現場での医薬品情報の活用　　*215*

2) 抗凝固薬について（表12.2）

① ワルファリン

肝臓におけるビタミン K 依存性凝固因子（Ⅱ，Ⅶ，Ⅸ，Ⅹ）の産生を抑制して

表 12.2　抗凝固薬の比較

一般名	ワルファリン	ダビガトラン	リバーロキサバン	アピキサバン	エドキサバン
製品名	ワーファリン	プラザキサ	イグザレルト	エリキュース	リクシアナ
標的因子	ビタミン K エポキシドレダクターゼ（VKORC）	トロンビン	第 Xa 因子	第 Xa 因子	第 Xa 因子
半減期	55 ～ 133 時間	10.7 ～ 11.8 時間	5.7 ～ 12.6 時間	6.1 ～ 8.1 時間	4.9 時間
T_{max}	0.5 時間	0.5 ～ 2 時間	1.4 ～ 4 時間	3.0 ～ 3.5 時間	1 時間
腎排泄率	なし	80%	36%	27%	50%
用法・用量 *	血液凝固能検査（プロトロンビン時間及びトロンボテスト）の検査値に基づいて，本剤の投与量を決定し，血液凝固能管理を十分に行いつつ使用する．	通常，成人には1回 150 mg を1日2回経口投与する．なお，必要に応じて，1回 110 mg を1日2回投与へ減量する．	通常，成人には 15 mg を1日1回食後に経口投与する．なお，腎障害のある患者に対しては，腎機能の程度に応じて 10 mg を1日1回に減量する．	経口投与．なお，年齢，体重，腎機能に応じて，1回 2.5 mg を1日2回投与へ減量する．	通常，成人には，体重 60 kg 以下：30 mg，体重 60 kg 超：60 mg を1日1回経口投与する．なお，腎機能，併用薬に応じて1日1回 30 mg に減量する．
禁忌 **		透析患者を含む高度の腎障害（CCr 30 mL/min 未満）のある患者	腎不全（CCr15 mL/min 未満）の患者	腎不全（CCr15 mL/min 未満）の患者	腎不全（CCr15 mL/min 未満）の患者
用法・用量に関連する使用上の注意 **	血液凝固能検査（プロトロンビン時間及びトロンボテスト）等に基づき投与量を決定し，治療域を逸脱しないように，血液凝固能管理を十分に行いつつ使用する．	1回 110 mg 1日2回投与を考慮し，慎重に投与する患者 [A] 中等度腎障害（CCr 30 ～ 50 mL/min）のある患者 [B] 70 歳以上の患者あるいは消化管出血の既往を有する患者のような出血の危険性が高いと判断される患者	CCr が 30 ～ 49 mL/min で 10 mg 投与する．CCr が 15 ～ 29 mL/min の患者ではこれらの患者における有効性及び安全性は確立していないので，本剤使用の適否を慎重に検討した上で，投与する場合は，10 mg を1日1回投与する．	80 歳以上，体重 60 kg 以下，血清クレアチニンが 1.5 mg/dL 以上のいずれか2項目を満たす場合には，1回 2.5 mg を1日2回経口投与する．	[A] 体重 60 kg を超える患者のうち，次のいずれかに該当する患者には，30 mg を1日1回経口投与する． 1）キニジン，ベラパミル，エリスロマイシン，シクロスポリンの併用 2）CCr 30 mL/min 以上 50 mL/min 以下 [B] CCr15 mL/min 以上 30 mL/min 未満の患者では，30 mg を1日1回経口投与する．

 * 非弁膜症性心房細動患者に対する用法．

 ** 主に腎障害に対する記載を添付文書より抜粋．

PT-INR：prothrombin time-international normalized ratio の略である．プロトロンビン時間国際標準比．

抗凝固作用を発揮する．過去の研究成果により心房細動患者の脳梗塞を有意に減少させることが示され，その有効性は十分確立されている．PT-INR などの血液中の凝固線溶系のマーカーを測定することにより，抗凝固作用の程度を確認することが可能である（目標 PT-INR：70 歳未満 2.0 ～ 3.0，70 歳以上 1.6 ～ 2.6）．

メリットとして，出血時や抗凝固作用が過度に増強した際に凝固能を回復させるための対処法（第 IX 因子複合体（保険適応外），新鮮凍結血漿及びビタミン K 投与）が確立していること，安価であることがある．デメリットとして，治療域や安全域が狭く，逸脱すると脳梗塞及び出血性合併症の危険性が増加し，頭蓋内出血を来した際は致死的となることがある．また，ワルファリンの代謝に関わる遺伝子多型（CYP2C9），薬効発現に関わる遺伝子多型（ビタミン K エポキシドレダクターゼ vitamin K epoxide reductase（VKORC））のため効果の個人差が大きい薬剤であり，患者によって投与量を調整する必要がある．いったん投与量を決定しても相互作用を有する薬剤，食事の影響（ビタミン K を含む食品（納豆，青汁，クロレラ食品））により効果が変動するため，少なくとも月 1 回の定期的な抗凝固能検査（PT-INR 測定など）が必要である．服用から効果発現までに時間がかかり，維持投与量の決定には 1 ～ 2 週間程度を要する．ワルファリン療法中の出血性合併症のリスクを評価する方法には HAS-BLED スコアが提唱されている．

HAS-BLED スコア：各種出血危険因子から出血を予測するスコア．

② 新規経口抗凝固薬 novel oral anti-coagulant（NOAC）（非ビタミン K 拮抗経口抗凝固薬 non-vitamin K antagonist oral anti-coagulant）

経口直接トロンビン阻害薬であるダビガトラン，第 Xa 因子阻害薬であるリバーロキサバン，アピキサバン及びエドキサバンがある．ワルファリンと比較した NOAC のメリットは，効果判定のための定期的な採血が不要であること，患者により投与量の調整が不要であること，頭蓋内出血発生率がかなり低いこと，食事の影響がほとんどないこと，他の薬剤との相互作用が少ないこと，効果が速やかに現れ半減期が短いため術前ヘパリンへの置換が不要ないしは短期間であることなどが挙げられる．一方，デメリットとして，高度腎機能低下例では投与できないことや，半減期が短く服用忘れによる効果低下が速いこと，重大な出血の際の対策が十分確立されていないこと，患者の費用負担増加の可能性があることなどがある．

術前ヘパリンへの置換：ワルファリン投与によりビタミン K 依存性凝固阻害タンパク質の活性が低下するため，一過性に過凝固状態となり，脳梗塞発症リスクを増加させる．そのため，脳梗塞発症リスクの高い症例ではワルファリンが十分な抗凝固能を発揮するまで，効果発現の早いヘパリン注射薬などの併用を考慮する．

12.2.2　収集した医薬品情報

1）情報収集のために用いた資料

・各医薬品の医療用医薬品添付文書
・各医薬品の医薬品インタビューフォーム
・心房細動治療（薬物）ガイドライン（2013 年改訂版；JCS 2013）
・原著論文（具体的には本文に記載）

2) 収集した情報
① 心房細動患者における脳梗塞リスク（心房細動治療（薬物）ガイドライン）

塞栓症（CHADS$_2$スコア，CHA$_2$DS$_2$-VAScスコア）及び出血性合併症（HAS-BLEDスコア）でのリスク評価の結果を併せて抗凝固療法の適否について個々の症例で検討する（図12.1）.

② ダビガトラン（一般名：ダビガトランエテキシラートメタンスルホン酸塩）

ダビガトランは2011年3月発売となった直接トロンビン阻害薬である．トロンビンの活性部位に結合し，フィブリノゲンからフィブリンへの変換を直接阻害する．本剤はプロドラッグであり，経口投与後，消化管から吸収されるとエステラーゼによって活性代謝物であるダビガトランに変換される．第Ⅲ相国際共同試験であるRE-LY試験で，CHADS$_2$スコアに関係なく，ワルファリンと比べてダビガトランは出血リスクを高めることなく脳梗塞の発症を低下させることが示されている（Connolly SJ *et al. N Eng J Med* 2009, **361**, 1139-1151）．試験は主要評価項目（脳卒中，全身性塞栓症）に関して，低用量でワルファリンと同等，高用量で有意に34％低いという結果が得られた．重大な出血の頻度はワルファリン群に比べて低用量で有意に少なく，頭蓋内出血は両用量でいずれも60％以上少なかった．

メリットとして，ワルファリンに比べてビタミンK代謝とは直接関係がないため，食物の影響が少なく，原則として効果確認のための定期的採血は不要である．この薬剤の代謝には肝臓のチトクロームP450は関与せず他の薬剤との相互作用が

CHADS$_2$スコア：
CHADS$_2$スコアは簡便で有用な脳梗塞リスクの評価法である．脳梗塞リスク因子のうち，脳梗塞の年間発症率が5～8%/yearほどのcongestive heart failure（心不全），hypertension（高血圧），age（75歳以上），diabetes mellitus（糖尿病）を各1点，12%/yearに相当するStroke/TIA（脳卒中/一過性脳虚血発作）の既往を2点とし，合計0～6点で評価する．

CHA$_2$DS$_2$-VAScスコア：
CHA$_2$DS$_2$-VAScスコアは，CHADS$_2$スコアよりもさらにリスクを細かく評価し，CHADS$_2$スコア1点以下の群から高リスク群や，極めて低リスクの群を抽出することを目的に導入された．特に低リスク患者の評価に優れていると考えられる．

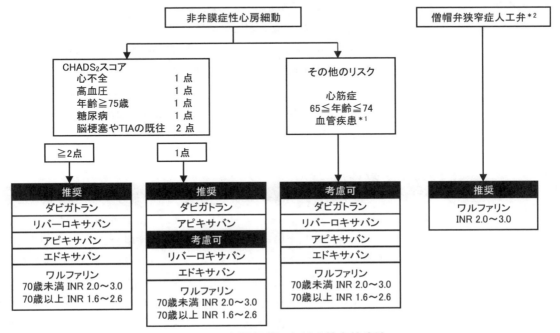

図12.1 心房細動における抗血栓療法

同等レベルの適応がある場合，新規経口抗凝固薬がワルファリンよりも望ましい．
＊1：血管疾患とは心筋梗塞の既往，大動脈プラーク，及び末梢動脈疾患などをさす．
＊2：人工弁は機械弁，生体弁をともに含む．

少ないとされる（ただし P-糖タンパク質阻害作用を有する薬剤などとの相互作用が指摘されているため注意が必要である）．また，薬効の発現が早く，半減期が短いためワルファリンのような術前ヘパリンへの置換が不要ないしは短期間である．デメリットとして，80％は腎臓から排泄されることから，高度腎機能低下例では出血性合併症リスクが増大するため投与できない．また，半減期が約 11 時間と短いため服用を忘れると効果消失が早く，血栓塞栓症のリスクが急激に増加する．したがって，服薬アドヒアランスが不良な患者での使用は困難となることがある．ワルファリン療法と異なり，出血時に凝固能を回復させるための対処法が確立していないために重大な出血の際の対策が十分確立していない．

③ リバーロキサバン

リバーロキサバンは，血漿中遊離型及びプロトロンビナーゼ複合体結合型の第 Xa 因子の活性部位を選択的かつ直接的に阻害し，トロンビンの合成を抑制することで抗凝固作用を発現する．未変化体として腎から排泄されるのは全体の約 1/3 であり，腎機能の寄与率はダビガトランより少ない．この薬剤は通常 1 日 1 回 10 mg 投与であるが，Cockcroft-Gault 式で求めたクレアチニンクリアランスが 30 ～ 49 mL/min で 1 回 10 mg に減量する（表 12.2）．本剤は CYP3A4 や P-糖タンパク質の強力な阻害薬との併用は禁忌となっているが，ワルファリンと比較して薬物相互作用は少なく，食物との相互作用は認められていない．投与回数は 1 日 1 回となり，1 日 2 回でのアドヒアランスが不良の患者に対しては有用と考えられる．

治験薬投薬下（on treatment）の解析ではワルファリンに対する優越性も確認された（Patel MR *et al. N Engl J Med* 2011, **365**, 883-891）．安全性主要評価項目（重大な出血事象又は重大ではないが臨床的に問題となる出血事象）の発現率は，リバーロキサバン群 18.0％/year，ワルファリン群 16.4％/year で非劣性が検証されている．また，頭蓋内出血はワルファリン群の約 1/2 と少なかった（Hori M *et al. Circ J* 2012, **76**, 2104-2111）．一方，デメリットとして，75 歳以上や 50 kg 以下の低体重でワルファリンよりも重大な出血や臨床的に有意な出血が多い可能性があることなどがある．

④ アピキサバン

アピキサバンの腎排泄率は約 25％と NOAC の中で最も低い．投与量・投与方法は 1 回 5 mg を 1 日 2 回となっているが，80 歳以上，体重 60 kg 以下，血清クレアチニンが 1.5 mg/dL 以上のいずれか 2 項目を満たす場合には，1 日量を 5 mg に減量する必要がある（表 12.2）．ワルファリンとアピキサバンの有効性と安全性を比較した ARISTOTLE Trial では，有効性の主要評価項目（脳卒中と全身性塞栓症）ではアピキサバンのワルファリンに対する優位性が示された（アピキサバン群 1.27％/year，ワルファリン群 1.60％/year）（Connolly SJ *et al. N Engl J Med* 2011, **364**, 806-817）．主要安全性評価項目の脳出血はワルファリンに比べてアピキサバ

Cockcroft-Gault の式：
〈男性〉CCr(mL/min) =
(140 − 年齢) × 体重(kg)/
72 × 血清クレアチニン値(mg/dL)
〈女性〉CCr(mL/min) =
0.85 × (140 − 年齢) × 体重(kg)/72 × 血清クレアチニン値(mg/dL)

ンで 49％，虚血性その他の脳卒中は 8％少なかった．ワルファリンと比較したアピキサバンのメリットは，脳卒中，全身性塞栓症をワルファリンより有意に減少させること，重大な出血が少ないことなどがある．更にワルファリンが使用できない脳梗塞リスクのある心房細動患者において，アピキサバンはアスピリンに比べて重大な出血を増加させることなく，脳卒中，全身性塞栓症を 55％減少させた．一方，デメリットとして 1 日 2 回投与によるアドヒアランス不良の可能性がある．

⑤ エドキサバン

　エドキサバンは腎から 50％，腎臓以外から 50％が排泄される．P-糖タンパク質阻害作用を有する薬剤との併用により，エドキサバンの吸収が増大し血中濃度が上昇し，出血性イベントが発現しやすくなることが予想されている．P-糖タンパク質阻害作用を有する薬剤としては，キニジン，ベラパミル，エリスロマイシン，及びイトラコナゾールなどがあり，これらの薬剤との併用時には減量して使用する．ワルファリンとエドキサバンの有効性と安全性を比較した試験では，有効性主要評価項目（脳卒中と全身性塞栓症）では，on treatment 解析でエドキサバン 60 mg群のワルファリン群に対する優越性，30 mg 群の非劣性が示された（エドキサバン60 mg 群：1.18％/year，30 mg 群：1.61％/year，ワルファリン群：1.50％/year）（Giugliano RP *et al. N Engl J Med* 2013, **369**, 2093-2104）．ITT 解析では両用量群とも非劣性が示された（各々 1.57％/year，2.04％/year，1.80％/year）．主要安全性評価項目（重大な出血の発生率）はいずれの群も有意に低かった（各々 2.75％/year，1.6％/year，3.43％/year）．

⑥ 周術期や出血時の対応

　周術期など観血的処置に際し抗凝固療法を中断する際は，中断に伴う血栓塞栓症の発症リスクと処置による出血のリスクを考慮し，抗凝固療法中断の可否について判断する必要がある．心房細動患者ではワルファリンを中止すると 30 日以内に 1％の頻度で血栓塞栓症を発症することが知られている．

　したがって，消化管内視鏡検査での粘膜生検，抜歯，止血可能な体表の小手術などであれば，ワルファリンや NOAC を継続したまま処置を行うことが推奨されている．出血リスクが高い手術に際しては，入院のうえ，抗凝固療法を中止し，代わりに周術期はヘパリン注射で対応する．術後にワルファリンを再開する際は，ワルファリンが抗凝固作用を十分に発揮し，PT-INR が目標範囲に達するまでヘパリンと併用する．NOAC については手術における出血リスクを考慮して 24 〜 48 時間以上前に投与を中止し，必要に応じヘパリン注射を開始する．主として腎排泄性のダビガトランに関しては，中等度の腎機能障害（30 〜 49 mL/min）の患者では 2〜 4 日前に休薬などの延長を考慮する必要がある．

ITT 解析：
　Intention to treat の原則に基づく解析のこと．治療に用いる治療方針により得られる効果は，実際に受けた試験治療ではなく，被験者を治療しようとする意図に基づくことにより最もよく評価できるという原則に基づき 1つの試験治療グループに割り付けられた被験者は，予定した試験治療のコースを遵守したかどうかにかかわらず，割り付けられたグループのまま追跡され，評価され，解析される．

12.2.3　情報の評価

　心原性脳塞栓症の主因である NVAF における抗凝固療法では，まずワルファリンに対する優越性を有する NOAC を考慮する．心房細動治療（薬物）ガイドライン（2013 年改訂版）では $CHADS_2$ スコア 2 点以上であれば，NOAC 若しくはワルファリンの投与が推奨されており，1 点の場合は第 III 相試験でエビデンスを有するダビガトラン又はアピキサバンが推奨されそれ以外は考慮可とされている．CHA_2DS_2-VASc スコアで追加された $CHADS_2$ スコア以外の危険因子も同ガイドラインでは「その他のリスク」として反映されており，その他のリスクのみ（CHA_2DS_2-VASc スコア 1 点相当）あれば NOAC，ワルファリンいずれも考慮可にとどまっている．

　3 つの第 Xa 因子阻害薬はほぼ同等の有効性，安全性が期待できる．各種 NOAC は薬理学的特徴や研究成果を参考に使い分ける．直接トロンビン阻害薬のダビガトランは，主として腎排泄のため，高齢者を含め腎機能低下例では選択されにくい．腎機能低下例では最も腎排泄率が低いアピキサバン，出血性合併症が強く危惧される患者ではワルファリンよりも脳出血のみならず大出血のリスク低下においても優越性がみられたアピキサバンもしくはエドキサバン，服薬アドヒアランス不良例では 1 日 1 回服用のリバーロキサバン，エドキサバンを考慮してもよいと思われる．

12.2.4　情報の加工・提供

　本症例では，最も腎排泄率が低いアピキサバンを推奨する．ただし，アピキサバンは 1 日 2 回服用であるため，アドヒアランスの確認は必須である．また，小柄な高齢者において eGFR では過大評価となることがあるため，Cockcroft-Gault 式で求められたものか否かの確認を行う．また，アピキサバン投与中に腎機能が低下すると過量投与となり副作用発現のリスクが増加するため，腎機能モニタリングが必要であることも伝える．

腎排泄率が低いアピキサバンを推奨する．
アドヒアランスの確認と腎機能モニタリングが必要である．

12.2.5　情報の管理

　今回参照した資料に，「心房細動治療（薬物）ガイドライン（2013 年改訂版）」がある．2008 年版の改訂版であり，旧ガイドラインからの大きな変更点として新

第 12 章　医療現場での医薬品情報の活用 *221*

規経口抗凝固薬（直接トロンビン阻害薬（ダビガトラン））や，第 Xa 因子阻害薬（リバーロキサバン，アピキサバン，エドキサバン）を追加したことがある．これらの新規経口抗凝固薬は，ワルファリンの持つ臨床上の問題を解決すべく開発された薬剤であるが，未だ使用経験が少なく，短期間の間に新知見が多く報告されてきていることから，医薬品情報担当者は新しい情報に十分な注意を払い続ける必要がある．今回参考にしたガイドラインに限定せず，諸学会などから公表されている各種のガイドライン，原著論文などについて，常に最新のものを参照できる環境を整備しておく必要がある．

12.3　薬局での患者からの相談

薬局において，かかりつけの患者から以下の相談の電話があった．

> 今飲んでいる薬に加えてサプリメントを服用したら，体に異常を感じるようになった．どうすればよいか？

12.3.1　基本的な情報

当該患者からの訴えと本事例に係る基本的事項を挙げる．後者は，薬剤師であれば知っておくべき一般的知識であり，ここでは情報収集の対象とは考えていない．

1）当該患者から聴取した内容

もらった薬をきちんと飲んでいるが，コレステロールの値が思うように下がらないので，「紅麹」を知人に勧められて購入した．主治医にサプリメントを飲んでもよいか尋ねたところ，「気休めだから飲んでも，飲まなくてもよい」と言われた．

サプリメントは 2 週間前から多めに（通常量の 2 倍）飲んでいる．数日前から，褐色の尿と手足の痺れを感じるようになった．

2）疾患・副作用について

「重篤副作用疾患別対応マニュアル」によると，横紋筋融解症は「骨格筋の細胞の融解，壊死することにより，筋肉の痛みや脱力などを生じる病態をいう」とされている．更に，血液中に流出した大量の筋肉の成分（ミオグロビン）により，腎臓の尿細管がダメージを受け，結果として急性腎不全を引き起こし，まれに呼吸筋の障害により呼吸困難になる場合がある重篤な疾患である．原因医薬品として頻度の

高いものは，脂質異常症治療薬，抗菌薬（ニューキノロン系）が知られている．薬剤師はこれらの薬が処方されている患者に対して，「手足・肩・腰・その他の筋肉が痛む」，「手足が痺れる」，「手足に力が入らない」，「こわばる」，「全身がだるい」，「尿の色が赤褐色になる」などの症状に気づいた場合，速やかに医師・薬剤師に相談するように注意喚起する．

3）サプリメントについて

サプリメントという言葉は法律的に定義された用語ではない．消費者庁の資料よると「特定の成分が濃縮された錠剤やカプセル形態の製品」と説明されている．しかし，明確な定義がないため一般消費者が認識している健康食品やサプリメントは通常の食材から，菓子や飲料，医薬品と類似した錠剤・カプセルまで極めて多岐にわたり食品にカテゴリーされる．そのため，一般消費者からすると医薬品とは異なり，安全性に関する意識が薄れる傾向にある．なお，欧米では dietary supplement や food supplement と定義されている．

サプリメントや健康食品の安全性に関する公的な情報は内閣府食品安全委員会のホームページに求めることができる．

12.3.2　収集した患者及び医薬品情報

1）情報収集のために用いた資料

患者が「褐色の尿と手足の痺れ」を訴えたことから，横紋筋融解症発症の可能性を考慮して情報を収集した．
・当該患者の薬歴
・各医薬品の医療用医薬品添付文書
・各医薬品の医薬品インタビューフォーム
・重篤副作用疾患別対応マニュアル（第5章 5.2 参照）
・サプリメントに関する情報：
　　「健康食品」の有効性・安全性情報（国立健康・栄養研究所）
　　内閣府食品安全委員会のホームページ
　　日本健康食品・サプリメント情報センターのホームページ
・原著論文（具体的には本文に記載）

2）収集した情報

① 当該患者が服用中の医薬品（薬歴からの抜粋）

67歳　男性

処方1

リピトール® 錠5 mg	1回1錠（1日1錠）
アロプリノール錠100 mg	1回1錠（1日1錠）

第 12 章　医療現場での医薬品情報の活用　　*223*

　　1 日 1 回　夕食後　14 日分

処方 2

　　ムコスタ® 錠 100 mg　　　　　　　1 回 1 錠（1 日 3 錠）

　　1 日 3 回　朝昼夕食後　14 日分

② 処方箋医薬品の情報

　この患者は，横紋筋融解症の原因医薬品とされるアトルバスタチンを服用している．リピトール® 錠 5 mg の添付文書によると，承認時までの臨床試験では，897 例中 78 例（8.7%）に副作用が認められ，また市販後の使用成績調査（再審査結果通知：2010 年 3 月）では，4805 例中 567 例（12.0%）に臨床検査値異常を含む副作用が認められたと報告されている．更に，重大な副作用の筆頭として「横紋筋融解症，ミオパチー」が挙げられているものの，骨格筋系として「CK（CPK）上昇，筋肉痛，背部痛，頸・肩のこり，こわばり感」，精神神経系として「めまい，不眠（症），四肢のしびれ（感）」の発現率は 0.1 ～ 5% 未満と高率であることが記載されている．

> CK：creatinine kinase の略である．

　また，アロプリノール錠 100 mg の添付文書に，重大な副作用として横紋筋融解症が記載されている．

③ サプリメント紅麹の情報

　今回の患者が服用した「紅麹」は，モナコリン K（ロバスタチンとも呼ばれている）という化学物質が主成分であり，1 カプセル当たり 2 mg 含有していた．我が国で初めて開発されたスタチン系薬剤ロバスタチンは，遠藤章博士が紅麹カビから分離した化学物質であり，脂質異常症治療薬アトルバスタチンと同じ HMG-CoA 還元酵素阻害作用を持っている．また，我が国で市販されている「紅麹」中のモナコリン K の含量は 1 カプセル当たり 0.1 ～ 10 mg 程度と様々である．

> ロバスタチン：我が国では医薬品として承認されていない．

　さらに，食品安全委員会の情報によるとヨーロッパで「紅麹で発酵させたコメに由来するサプリメントの摂取が原因と疑われる健康被害が発生した」と報告されている．また，欧州連合では一部の紅麹菌株が産生する有毒物質であるシトリニンのサプリメント中の基準値を設定する動きがあったことも報告されている．

> HMG：3-hydroxyl-3-methylgluratic acid の略である．

12.3.3　情報の評価

1）処方箋医薬品とサプリメントの安全性評価

　今回，アトルバスタチンによる横紋筋融解症が疑われた．しかしながら，高コレステロール血症に対する用法・用量は，「通常，成人にはアトルバスタチンとして 10 mg を 1 日 1 回経口投与する．なお，年齢，症状により適宜増減するが，重症の場合は 1 日 20 mg まで増量できる」とされている．この患者の場合，通常の維持用量（10 mg）の半量投与で必ずしも高用量を投与されているわけではない．また，

アドヒアランス（服薬遵守）は良好であった．

一方，この患者は紅麹を服用することにより，スタチン系薬剤を2剤服用したことと同様であると考えられる．

2）HMG-CoA 還元酵素阻害剤の薬物代謝と相互作用

OATP：organic anion transporting polypeptide の略である．

肝細胞の細胞膜上には有機アニオン輸送ポリペプチド（OATP1B1, 1B3, 2B1）などの数多くの取り込みトランスポーターが存在しており（図12.2），スタチン系薬剤は，OATP1B1 の基質であることが報告されている（Neuvonen PJ *et al. Clin Pharmacol Ther* 2006, 80, 565-581）．更に近年，OATP1B1 の活性抑制に起因する薬物相互作用の新規メカニズムが注目されている．今回の症例の場合，モナコリン K により OATP1B1 の活性抑制が生じ，アトルバスタチン及びモナコリン K の持続的な血中濃度の上昇が起こり，治療用量であっても「横紋筋融解症」が発症した仮説を立てることはできるが，現状では明らかにされていない事柄が多いため断定はできない．

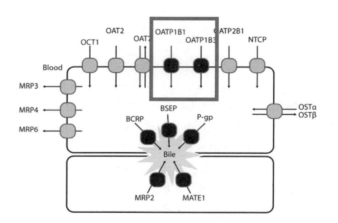

図12.2　ヒト肝細胞における一般的な取り込み及び排出トランスポーター
（Neuvonen PJ, *et al. Clin Pharmacol Ther* 2006, 80, 565-581）

12.3.4　情報の加工・提供

スタチン系薬剤と「紅麹」に含まれるモナコリン K は図12.3 に示す通り，枠（□）で示した酵素阻害の箇所の化学構造（メバロン酸類似構造）が類似していることから，HMG-CoA 還元酵素阻害作用を持つ化合物であるといえる．

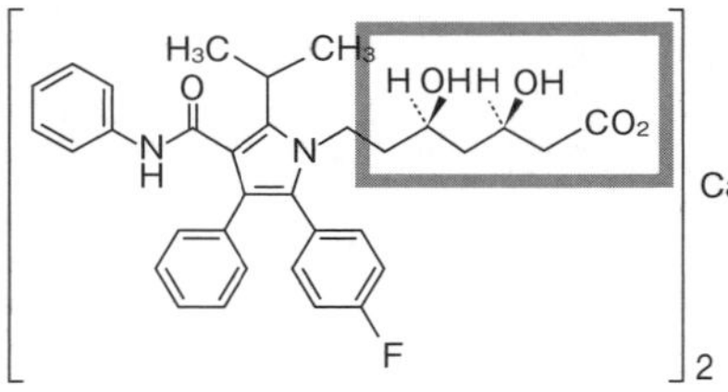

アトルバスタチン

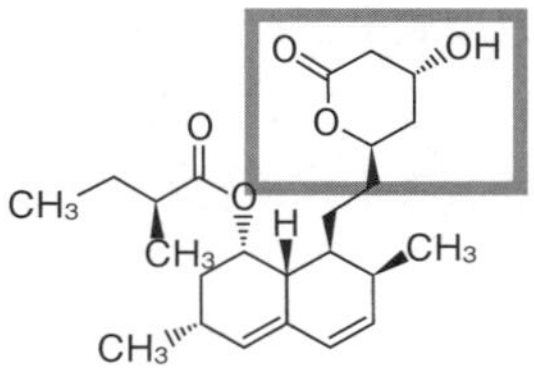

モナコリンK

図 12.3　アトルバスタチンとモナコリン K の化学構造

表 12.3 に示す通り，アトルバスタチン以外にもスタチン系薬剤は多く市販されており，いずれの薬剤もサプリメント「紅麹」との併用について，患者に対して十分に注意喚起を行う必要がある．

表 12.3　我が国で販売されている HMG-CoA 還元酵素阻害剤（販売開始順）

一般名	主な販売名	製造販売業者	横紋筋融解症関連症状の発生頻度 *	備　考
プラバスタチン	メバロチン®	第一三共	0.1 ～ 1％未満	再審査終了
シンバスタチン	リポバス®	MSD	0.01％	再審査終了
フルバスタチン	ローコール®	ノバルティス	0.1％～ 5％ 未満	再審査終了
アトルバスタチン	リピトール®	アステラス	0.1％～ 5％ 未満	
ピタバスタチン	リバロ®	興和	0.1％～ 2％	再審査終了
ロスバスタチン	クレストール®	シオノギ製薬	2％～ 5％	

*　添付文書に記載されている発生頻度で，「筋肉痛」，「脱力感」，「CK（CPK）上昇」，「血中及び尿中ミオグロビン上昇」を特徴とする疾病．

今回の患者からの相談について，薬剤師から処方医に報告するとともに，患者には以下の回答を行う．

> 副作用の疑いがあります．
> 服用している薬と「紅麹」の服用を止め，直ちに主治医へ受診してください．

12.3.5　情報の管理

スタチン系薬剤と紅麹サプリメントの併用に伴い重篤な副作用である横紋筋融解症が誘発された可能性が示唆された．製薬企業の医薬情報担当者（MR）や食品会

MR：Medical Representative の略である．

社の情報に加え薬局内でも自ら積極的に情報収集することが重要である．また製薬企業及び食品会社にこの情報をフィードバックする．

更に，スタチン系薬剤とフィブラート系薬剤との併用で急激な腎機能悪化を伴う横紋筋融解症が現れることから「原則併用禁忌」であることにも留意すべきである．

12.4　採用医薬品の検討

12.4.1　医薬品新規採用の検討事項

医薬品の新規採用は多くの病院では薬事委員会等が設置され，医師，薬剤師，看護師および事務職員から構成される委員会で採用の可否を審議し決定される．新規医薬品採用の一般的な手順を図12.4に示す．薬事委員会での審議の内容は一般的に該当医薬品の有効性，安全性，使用性および経済性等を既存医薬品と比較しながら検討される．近年は医療安全性の観点から名称や外見も審議の対象となっている場合がある．

当該医薬品の評価と位置付けを検討する際に次の情報が必要となる．

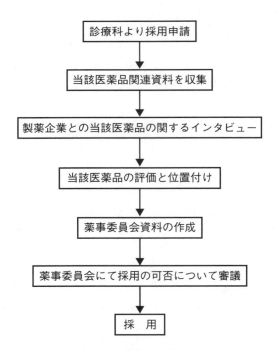

図12.4　薬剤部における医薬品の新規採用までの一般的手順

① 開発の経緯，海外での開発・販売状況

　　開発の目的，薬物治療での位置付け，我が国で承認されていない用法・用量，や他の剤形など

② 有効性・安全性

　　全くの新規医薬品はプラセボに対する**優越性**を検証する試験，類似薬がある医薬品はそれらとの非劣性を検証する試験，用法・用量を決定する根拠，臨床試験の方法，副作用の発現状況，副作用の発現機序，催奇形性を含む毒性，薬力学的相互作用の有無など

③ 体内動態

　　臓器移行性，吸収部位・吸収率，排泄経路（腎排泄，肝排泄），活性代謝物の有無，半減期，薬物動態学的相互作用の有無など

④ 品質（安定性に関する詳細情報も含む）

　　添加物の名称，製剤の光，温度，湿度による安定性，非包装状況の安定性，粉砕の可否，簡易懸濁法の可否，注射剤の希釈あるいは溶解後の安定性，配合変化一覧など

⑤ 使用性

　　投与回数など利便性，保存条件の制約，法的な保管条件の制約

⑥ 経済性

　　類似薬との薬価基準の比較，器具の使用の有無や回数など

⑦ 特　　徴

　　既存の治療薬と比べ，有効性や安全性が高い，使用性に優れているなど特記すべき特徴など

12.4.2　医薬品の採用を検討するに必要な情報源

① 医療用医薬品添付文書

　　医薬品医療機器等法で定められており，医薬品の基本となる情報がまとめられている．

② 医薬品インタビューフォーム

　　添付文書を補完する目的で作成されているが，開発の経緯，海外での開発・販売状況や製剤に関する情報を得ることができる．

③ 医療用医薬品製品情報概要

　　該当医薬品の特徴をわかりやすく説明している．

④ 使用上の注意の解説

　　添付文書の「使用上の注意」の背景や理由を詳細に解説している．

⑤ 承認情報（審査報告書・申請資料概要）

　　医薬品の申請承認に関する詳細な情報を得ることができる．有効性や安全性の根拠となるデータや効能・効果や用法・用量の設定理由などが記載されている．

⑥ 薬価基準

　　類似薬など既存の医薬品との経済的な比較に必要な情報.

⑦ 文　献

　　各情報の根拠となる論文. 提供された情報の引用文献の確認も大事であるが, 自ら関係論文の検索も必要.

⑧ 医薬品リスク管理計画

　　「重要な特定されたリスク」,「重要な潜在的リスク」,「重要な不足情報」と安全性の観点から有益な情報を得ることができる.

12.4.3　新医薬品の選定基準

　新医薬品の場合は有効性と安全性が一番の重要事項で, 薬効的に類似医薬品がすでに存在する場合はそれとの比較が必要である. 新医薬品の承認情報や医薬品リスク管理計画などを資料とすることで有効性と安全性の有益な情報を得ることができる. また, 製剤見本を入手し外観, 包装なども確認しておく必要がある.

12.4.4　後発医薬品の選定基準

　新医薬品と異なり後発医薬品は有効性と安全性は確保されている. 後発医薬品の選定基準は品質・情報・供給の3点に注目する必要がある. 品質について, 錠剤, カプセル剤などの溶出性は医薬品品質情報集（オレンジブック）で保証されている. しかし, 各種製剤における添加剤や製造方法は新医薬品と異なるので, 製品の安定性などは先発医薬品と異なる可能性があり, 添加剤や製造方法の情報は確認しておく必要がある. 各種の情報については迅速で的確な情報が得られる体制になっているか確認する. また, 供給についても絶えず安定な供給体制が維持できているか, 先発医薬品と同じ規格の製品が全て発売されているか, 時間外対応が可能かなどを確認する必要がある.

日本語索引

ア

アウトカム　141, 145
アジスロマイシン水和物　188
N-アセチルトランスフェラーゼ　179
アドヒアランス　162, 187
アトルバスタチン　223, 225
アピキサバン　215, 218
アモキシシリン・クラブラン酸カリウム　188
アレルギー性肝障害　200
安全性速報　64, 67
安全性定期報告　115
and 検索　124
Augsberger の式　187
I 統計量　143
ICH コモン・テクニカル・ドキュメント　99
IF 記載要領 2013　56
ITT 解析　144, 219

イ

イエローレター　65
異質性　143
イソニアジド　200, 212
一塩基多型　178
一次抗結核薬　210
一次資料　7, 8
医中誌データベース　126, 127
医中誌 Web　8, 126, 127
一般名　21
一般用医薬品
　環境整備　40
　情報提供　40
　製造販売後調査　117
　添付文書　37, 45, 46, 48
　販売サイト　45
　販売制度　43
　販売手順　40, 41
　薬剤師の役割　53
　リスク分類　39
一般用医療機器　105
遺伝子　178
遺伝子多型　178
遺伝子変異　178

遺伝的素因
　薬物療法　181
医薬品　1
　開発過程　4
　承認審査　99
　承認申請　96
　新規採用　226
　適正使用　2
　販売　99
　分類　38
　薬価収載　99
医薬品安全対策情報　70, 71
医薬品, 医薬部外品, 化粧品, 医療機器及び再生医療等製品の製造販売後安全管理の基準に関する省令　110, 118
医薬品, 医薬部外品, 化粧品及び医療機器の品質管理の基準　118
医薬品医療機器情報配信サービス　67
（独）医薬品医療機器総合機構　8, 21, 56, 79, 99, 132
　業務　82
　ホームページ　82, 83, 126
医薬品・医療機器等安全性情報　79, 80
医薬品・医療機器等安全性情報報告制度　112
医薬品, 医療機器等の品質, 有効性及び安全性の確保等に関する法律　1, 20
医薬品医療機器等法　1, 20
医薬品インタビューフォーム　8, 35, 55, 227
　活用　59
　記載項目　56, 57
医薬品インタビューフォーム検討会　63
医薬品開発
　全体の流れ　5
医薬品情報　1
医薬品情報室　14
医薬品情報担当者　67, 112
医薬品情報データベース　126
医薬品適正使用情報　59
医薬品等安全性関連情報　88
医薬品等の製造販売後安全管理の基準　6, 7

医薬品等の品質管理の基準　7
医薬品の安全性に関する非臨床試験の実施の基準　5, 7, 92, 109
医薬品の製造管理及び品質管理規則　6, 7
医薬品の製造販売後の調査及び試験の実施の基準　6, 7
医薬品の製造販売後の調査及び試験の実施の基準に関する省令　110, 113, 119
医薬品の臨床試験の実施の基準　5, 7, 93, 109
医薬品副作用情報管理体制　16
医薬品副作用被害救済　8
医薬品副作用被害救済制度　35
医薬品リスク管理計画　33, 71, 117, 228
　策定と見直し　72
医薬分業　13
イリノテカン塩酸塩　181
医療
　必要な情報　3
医療機器　104
　クラス分類　105
　使用成績評価　116
　承認申請　105
医療用医薬品　19, 91
　承認申請　97
　申請区分　98
　添付文書　19, 20, 23, 48, 227
医療用医薬品製品情報概要　227
医療用医薬品総合製品情報概要　69
　記載項目　70
医療用医薬品品質情報集　89
インタビューフォーム　59
イントラネット　123
インパクトファクター　10
インフォームド・コンセント　94, 154, 172
EBM
　実践の手順　147

ウ

後向き研究　11, 139
後向きコホート研究　141

エ

エタンブトール塩酸塩　212
エドキサバン　215, 219
エトレチナート　195
エビデンスに基づく医療　11
エベロリムス　200
エンドポイント　95
HMG-CoA 還元酵素阻害剤　225
　薬物代謝と相互作用　224
M/P 比　195, 211
NAT2 遺伝子多型　183

オ

横紋筋融解症　221
お薬手帳　170
オーストラリア医薬品評価委員会
　192
　リスクカテゴリー　194
オーダーメイド薬物療法　1, 177
オーダーメイド療法　11
オッズ比　146
オメプラゾール　182
オレンジブック　89
or 検索　124

カ

改訂年月　49
概日リズム　204
介入研究　10, 138, 139
外来担当医
　質疑　209
科学技術振興機構　128
科学性　94
化学名　21
かかりつけ薬剤師　170
化合物ライブラリー　92
学会講演要旨　8
過量投与　31
カルテ　154
加齢
　腎機能の低下に注意すべき薬物
　190
　体組織比率の変化　184
がん化学療法　181
看護　154
肝硬変　199
看護記録　154
観察研究　10, 138, 139
肝疾患

薬物療法　197, 199
患者情報　153
患者向医薬品ガイド　73
肝不全　199
管理医療機器　105

キ

企業中核安全情報　116
企業中核データシート　116
希少疾病用医薬品　114
既承認医薬品
　再評価　88
規制区分　26
基礎情報　155
急性腎不全　198
キーワード　124
キーワード検索　127
禁忌　27
緊急安全性情報　64, 65, 66, 162
KirstenRNA 関連ラット肉腫 2 ウイ
　ルス遺伝子　180
QT 延長症候群　178

ク

薬　38
くすりのしおり　73, 74
くすりの適正使用協議会　74
薬歴　157
クラバモックス　188
グレイ症候群　186
クロラムフェニコール　186
Clark の式　187
Crawford の式　187
Clinical Practice Guideline レビュ
　ー　134

ケ

経過記録　155, 160, 164
警告　27
ケースコントロール研究　140
血液透析　199
血液濾過　199
血液濾過透析　199
結核治療　183
血中濃度-時間曲線下面積　32
検査　154
検索効率　125
検査情報　160
　取り扱い　161
原則禁忌　27

原著論文　7

コ

抗凝固薬　215
　比較　215
　授乳婦への影響　212
厚生労働省
　資料・システム　88
構造化抄録　132
高度管理医療機器　105
効能・効果　28, 52
後発医薬品　100
　インタビューフォーム　62
　選定基準　228
　添付文書　31, 33
後発医薬品の生物学的同等性試験ガ
　イドライン　100
後発医薬品品質情報　89
交絡因子　140, 144
高齢者
　薬物療法　189
　薬物療法における工夫　191
高齢者への投与　29
コクランライブラリー　126, 132
コクランレビュー　132
コクランレビュー・アブストラクト
　134
個別化医療　11
個別化薬物療法　1, 177
コホート研究　11, 141
コモン・テクニカル・ドキュメント
　98
コルヒチン　195
根拠に基づく医療　1, 11, 35, 137
Cockcroft-Gault の式　199, 218

サ

再現率　125
最高血中濃度　32
最高血中濃度到達時間　32
再審査　22, 88, 114
再審査・再評価後の措置　111
再審査制度　113
再生医療等製品に関する感染症定期
　報告　113
再評価　22, 88
再評価制度　116
サーカディアンリズム　204
索引語　124
査読　8
サプリメント　222

日本語索引 *231*

三次資料　8
三次資料データベース　131

シ

ジェネリック医薬品品質情報　87
ジゴキシン　204
自主回収に関するお知らせとお願い　76
システマティックレビュー　132, 138
ジスロマック　188
シソーラス　124
指定第2類医薬品　39
至適血圧　163
してはいけないこと　50
シトクロム P450　178
市販後調査　6
市販直後調査　111
ジヒドロピリミジンデヒドロゲナーゼ　179
自由語　124
重大な副作用　29
重篤副作用疾患別対応マニュアル　86, 221
重要な基本的注意　29
主訴　153
出版バイアス　143
受動的情報提供　15
授乳婦
　薬物療法　192, 195
守秘義務　173
主要文献　33
錠剤表示変更のご案内　76
消失半減期　32
使用上の注意　28, 50, 227
使用成績調査　114, 115
小児　30
　薬物療法　183
　薬物療法における工夫　187
小児等への投与　30
小児薬用量　187
承認条件　33
承認情報　227
承認審査　87
承認申請　96
消費者相談窓口　52
情報
　医薬品の開発過程　91
　厚生労働省　9, 79
　種類　7
　製薬企業　9, 55
　評価　10

情報源　9
情報バイアス　144
症例集積研究　139
症例対照研究　11, 140
症例報告　139
初期計画　155, 164
書誌事項　127
処方箋医薬品　19, 223
ジルチアゼム　200
新医薬品
　再審査期間　114
　再審査制度　114
　再評価制度　116
　選定基準　228
新規経口抗凝固薬　216
心筋梗塞　200
新再生医療等製品
　再審査期間　116
　再審査制度　116
心疾患
　薬物療法　197, 200
腎疾患
　薬物療法　197
新生児　30
　薬物療法　183
慎重投与　28
真のエンドポイント　148
心不全　200
腎不全　198
心房細動　214
　抗血栓療法　217
心房細動治療ガイドライン　217, 220
新薬
　再審査　88
　承認審査　87
信頼区間　147
信頼性　94
診療録　159
CHADS$_2$ スコア　217
CHA$_2$DS$_2$-VASc スコア　217
CYP2C19 遺伝子多型　182
CYP 分子種　179
GFR 推算式　199
GVP
　製造販売業者　119

ス

推算糸球体濾過量　199
スイッチ OTC　41, 42
スクリーニング　92
ストレプトマイシン硫酸塩　212

セ

製造業者　33
製造販売業者　53, 119
製造販売後調査　6, 109
　規範　7
製造販売後臨床試験　114, 115
生体機能の日周リズム　205
生体リズム　205
製品情報概要　69
製品の特徴　50
生物学的同等性試験　32
生物由来製品
　添付文書　34
生物由来製品に関する感染症定期報告　113
成分　52
世界保健機関　37
絶対リスク減少　146
セルフメディケーション　37
選択バイアス　144

ソ

相互作用　29
総説　8
相対危険度　145
相対リスク　145
相対リスク減少　145
相談すること　51
ソース　129
組成・性状　27
その他の注意　31

タ

第1類医薬品　39
体外診断用医薬品
　使用成績評価　116
第3類医薬品　39
第2類医薬品　39
胎盤　195
代用エンドポイント　148
ダイレクト OTC　41, 42
ダウノルビシン　201
ダビガトラン　215, 217
多変量解析　144
探索研究　91
WHO 国際医薬品モニタリング制度　113

チ

チオプリン S-メチルトランスフェ
　　ラーゼ　179
治験　94
チーム医療　165
中毒性肝障害　200
治療　154
治療必要数　146
治療方針　154
Child-Pugh 分類　200

テ

定期的安全性最新報告　116
低出生体重児　30
テオフィリン
　　クリアランス　186
適合率　125
適用上の注意　31
データベース　123
テーラーメイド薬物療法　1, 11,
　　177
添付文書　8, 19, 37
　　記載項目　21, 49
　　記載要領の改訂　20, 48
　　注意点　35
　　必読及び保管　49
添付文書改訂のお知らせ　75
TDM
　　実践　203
TDM 対象薬物　201
TPMT 遺伝子多型　183

ト

統制語　124
投与計画　201
登録販売者　38
ドキソルビシン　201
特定使用成績調査　114, 115
特定生物由来製品
　　添付文書　34
特定薬剤治療管理料対象薬剤　202
特許申請　92
トピックス　134
トランスレーショナルリサーチ　13
トリアージ　41
取扱い上の注意　32, 52

ニ

二次資料　8
二次資料データベース　125
日常生活動作　155
日内変動　204
日米 EU 医薬品規制調和国際会議
　　5, 94
日周リズム　204
日本医薬情報センター　132
日本標準商品分類番号　22
日本薬剤師研修センター　88
日本薬局方　88
入院患者
　　ファーマシューティカルケア
　　　165
入院担当医
　　質疑　214
乳児　30
　　薬物療法　183
ニュースレター　15
妊娠
　　薬物療法　192
妊娠周期　195
妊婦，産婦，授乳婦等への投与　30
忍容性　95

ネ

年齢的素因　183

ノ

脳梗塞　214
能動的情報提供　14
not 検索　124

ハ

バイアス　144
肺結核　209
バイタルサイン　163
ハザード比　146
白血病治療　183
販売中止のご案内　76
販売名　49
HAS-BLED スコア　216
PubMed
　　検索画面　130
　　Filter 機能　130

ヒ

ビッグデータ　12
ヒト上皮増殖因子受容体タイプ 2
　　180
批判的吟味　149
非ビタミン K 拮抗経口抗凝固薬
　　216
ヒヤリ・ハット事例　85
病棟専任薬剤師　168
病棟薬剤業務　167
病棟薬剤業務実施加算　167
ピラジナミド　212
非臨床試験　4, 92, 93
PMDA 医療安全情報　85
PMDA メディナビ　67
PPK 解析　203

フ

ファンネルプロット　144
フィトナジオン　186
フォレストプロット　143
副作用　29
副作用・感染症報告　112
腹膜透析　199
物理化学的性状研究　92
ブルーレター　67
プロトロンビン時間国際標準比
　　216
文献　228
文献請求先　33
分量　52
von Harnack の表　187

ヘ

米国医療政策研究局　138
米国食品医薬品局　192
　　カテゴリー　194
ベイジアン推定法　203
紅麹　223
ベラパミル　200
ヘリコバクター・ピロリ除菌治療
　　182

ホ

包装　33
保管　52
保険薬局
　　ファーマシューティカルケア

169
保険薬局薬剤師 169
保存 52
母乳中/血漿中濃度比 195
ポピュレーションファーマコキネティクス 203

マ

前向き研究 11, 139
マッチング 144
慢性腎臓病 198
慢性腎不全 198
Minds アブストラクト 134
Minds ガイドラインセンター 126

メ

名称 27
メタアナリシス 11, 138, 142
メタ解析 142
メタ分析 11, 142
6-メルカプトプリン 179
MeSH 用語 129

モ

モナコリン K 223, 225
問診 154
問題志向型記録 163
問題志向型システム 163
問題志向型診療記録 163
問題リスト 155, 164

ヤ

薬害事件 4
薬機法 20
薬剤
　説明文書 158
薬剤管理指導業務 166
薬剤管理指導記録 155, 156
　記載事項 157
薬剤師
　患者との会話 159
　守秘義務に関する罰則規定 174

薬剤服用歴管理指導料 170
薬物
　半減期 185
薬物血中濃度モニタリング 32, 162, 201
薬物相互作用 29
薬物治療 154
薬物動態 31
薬物動態学的相互作用 29
薬物有害反応 110
薬物療法
　肝疾患 199
　高齢者 189
　授乳婦 192, 195
　心疾患 200
　妊娠 192
薬力学的相互作用 29
薬価基準 228
薬価基準収載年月 22
薬局
　患者からの相談 221
薬局医薬品 38
薬機法 1
薬効分類名 26
薬効名 49
薬効薬理 32
Young の式 187

ユ

有害事象 110
有効成分 21
有効成分に関する理化学的知見 32
輸入販売業者 33
UDP-グルクロン酸転移酵素 179
UGT1A1 遺伝子多型 181

ヨ

幼児 30
　薬物療法 183
要指導・一般用医薬品 101
　承認申請 102
　申請区分 103
要指導医薬品
　製造販売後調査 117

添付文書 37
用法・用量 28, 52

ラ

ライ症候群 186
ランダム化比較研究 141, 142
ランダム化比較試験 11

リ

リアルワールドデータ 12
リスク因子 145
リスク区分 49
リスク分類 213
リスボン宣言 171
リード化合物 91
リバーロキサバン 215, 218
リファブチン 212
リファンピシン 212
履歴検索 127
臨床研究
　エビデンスレベル分類 138
　研究デザイン 139
臨床検査結果に及ぼす影響 30
臨床試験 5, 93
　分類 95
　目的 6
臨床試験研究
　データベース 133
臨床成績 32
倫理性 94

レ

レギュラトリーサイエンス 13

ロ

ロバスタチン 223
論理演算子 124

ワ

ワイルドカード 125
ワルファリン 215

外 国 語 索 引

A

absolute risk reduction　146
N-acetyltransferase　179
activities of daily living　155
acute renal failure　198
ADEC　192
adherence　162
ADL　155
ADR　110
adverse drug reaction　29, 110
adverse event　110
agency for healthcare research and quality　138
AHRQ　138
area under the concentration-time curve　32
ARR　146
AUC　32
Australian Drug Evaluation Committee　192

B

bias　144

C

care　154
case-control study　140
case-control trail　11
case report　139
case series study　139
CCDS　116
CCSI　116
CDSR　132
Central　133
chief complaint　153
chronic kidney disease　198
chronic renal failure　198
CI　147
circadian rhythm　204
CK　223
CKD　198
C_{max}　32
Cochrane Database of Systematic Reviews　132

cohort study　141
cohort trial　11
common technical document　98
company core data sheet　116
company core safety information　116
confidence interval　147
confidentiality　173
confounding factor　140
creatinine kinase　223
critical appraisal　149
CTD　98, 99
CYP　178
CYP2C9　180
CYP2C19　180
CYP2D6　180
cytochrome P450　178

D

DARE　132
database　123, 155
Database of Abstract of Reviews of Effects　132
Definitions of Breastfeeding Recommendations　213
descriptor　124
diagnosis procedure combination　12
dietary supplement　222
dihydropyrimidine dehydrogenase　179
DPC　12
DPD　179, 180
Dr. Hale's Lactation Risk Category　213
drug information　1
drug interaction　29
Drug Safety Update　70
Drugs in Pregnancy and Lactation Tenth Edition　211
drug therapy　154
DSU　70, 71

E

EB　212
EBM　1, 11, 35, 137

eGFR　199
e-IF　56
elimination half-life　32
EMBASE　126, 131
evidence-based medicine　1, 35, 137
examination　154

F

FDA　192
Food and Drug Administration　192
food supplement　222
free term　124

G

GCP　5, 7, 93, 109
gene　178
genetic polymorphisms　178
genetic variation　178
GLP　5, 7, 92, 109
GMP　5, 7
good clinical practice　5, 7, 93, 109
good laboratory practice　5, 7, 92, 109
good manufacturing practice　5, 7
good post-marketing study practice　6, 7, 110, 113
good quality practice　7, 118
good vigilance practice　6, 7, 110
GPSP　6, 7, 110, 111, 113, 119
GQP　7, 118
GVP　6, 7, 110, 111, 118
GXPs　7

H

hazard ratio　146
HD　199
HDF　199
heart failure　200
hemodialysis　199
hemodialysis filtration　199
hemofiltration　199
hepatic cirrhosis　199
hepatic failure　199

外国語索引

HER2 180
heterogeneity 143
HF 199
HMG 223
HR 146
human epidermal growth factor
    receptor type 2 180
3-hydroxyl-3-methylgluratic acid
    223

I

ICH 5, 94
IF 55
impact factor 10
Index Medicus 128
informed consent 94, 154
INH 212
initial plan 155
INN 21
International Nonproprietary
    Name 21
interventional study 138
interview 154
invention trial 10
iyakuSearch 132
iyakuSearchPlus 126

J

JAN 21
Japanese Accepted Name 21
Japanese Pharmacopoeia 88
Japan Pharmaceutical Information
    Center 132
Japan Science and Technology
    Agency 128
JAPIC 132
JDream Ⅲ 8, 126
JMEDPlus 126, 128
JST 128
JSTPlus 128

K

keyword 124
KRAS 180

L

LactMed 126
lead compound 91
long-QT syndrome 178

LQTS 178

M

Martindale 88
maximum drug concentration 32
medical chart 154
medical representative 67, 112,
    225
MEDLINE 126, 128
6-mercaptopurine 179
MeSH 129
meta-analysis 11, 138
Micromedex 126
milk/plasma ratio 211
milk-to-plasma drug concentration
    ratio 195
Minds 133
6-MP 179
MR 67, 112, 225
myocardial infarction 200

N

NAT2 179, 180
NNT 146
NOAC 216
non-vitamin K antagonist oral
    anti-coagulant 216
novel oral anti-coagulant 216
number needed to treat 146
nursing care 154

O

OATP 224
observational study 138
observational trial 10
odds ratio 146
OR 146
order-made pharmacotherapy
    177
organic anion transporting
    polypeptide 224
original article 7
OTC 10, 37
outcome 141
over-the-counter 10, 37

P

package insert 8, 19, 37
PD 199

PDR 88
PECO 148
peer review 8
periodic safety update report 116
peritoneal dialysis 199
personalized pharmacotherapy
    177
Pharmaceuticals and Medical
    Devices Agency 8, 21, 56, 79,
    99, 132
Pharmaceuticals and Medical
    Devices Safety Information 79
pharmacodynamic drug interaction
    29
pharmacokinetic drug interaction
    29
pharmacotherapy 154
Physicians' Desk Reference 88
PICO 148
PMDA 8, 21, 56, 79, 99, 132
PMS 6, 109
POMR 163
population pharmacokinetics 203
POR 163
POS 163, 168
post-marketing surveillance 6,
    109
Precision Medicine 12
precision ratio 125
problem list 155
problem oriented medical record
    163
problem oriented record 163
problem oriented system 163
proceedings 8
progress note 155
prospective study 139
prospective trial 11
prothrombin time-international
    normalized ratio 216
PSUR 115
PT-INR 216
PubMed 8, 126, 129
PZA 212

R

RAD-AR 74
randomized controlled trial 11,
    141
RBT 212
RCT 141
recall ratio 125

relative risk 145
relative risk reduction 145
renal failure 198
retrospective study 139
retrospective trial 11
review article 8
RFP 212
Risk/Benefit Assessment of
  Drugs–Analysis and Response
  74
risk management plan 33, 72, 117
RMP 33, 72, 117
RR 145
RRR 145

S

self-medication 37
single nucleotide polymorphism
  178
SM 212
SNP 178
SOAP 164
strategy 154

structured abstract 132
surrogate endpoint 148

T

$t_{1/2}$ 32
tailor-made medicine 1
tailor-made pharmacotherapy
  177
TDM 32, 162, 201
test 154
The International Conference on
  Harmonisation of Technical
  Requirements for Registration of
  Pharmaceuticals for Human Use
  5, 94
therapeutic drug monitoring 32,
  162, 201
therapy 154
thesaurus 124
thiopurine S-methyltransferase
  179
T_{max} 32
torsades de pointes 178

TOXLINE 126
TPMT 179, 180
treatment 154
true endpoint 148

U

UDP-glucuronosyltransferase
  179
UGT 179
UGT1A1 180
Up To Date 126

V

vital sign 163
v-Ki-ras2 Kirsten rat sarcoma
  viral oncogene homolog 180

W

WHO 37
World Health Organization 37